当事者研究と専門知

生き延びるための知の再配置

責任編集＝熊谷晋一郎

編集委員＝
秋元恵一郎＋綾屋紗月＋樫原節子＋上岡陽江＋
倉田めば＋白井誠一朗＋山根耕平

JN193434

臨床心理学
増刊第10号

ψ 金剛出版

目次

1 みんなでつくる当事者研究

2 知の共同創造のための方法論
熊谷晋一郎

2 言いっぱなし聞きっぱなしの「当事者研究会議」

8 座談会
言いっぱなし聞きっぱなしの「当事者研究会議」
〔司会〕熊谷晋一郎
秋元恵一郎・綾屋紗月・楳原節子・上岡陽江・倉田めば・白井誠一朗・美郷・山根耕平

3 いっしょにつくる当事者共同研究

1─遺産継承

28 対談
継承すべき系譜① ──運動
熊谷晋一郎・尾上浩二

39 座談会
世代間継承① ──身体障害・難病編
〔司会〕熊谷晋一郎
川合千那未・川﨑良太・白井誠一朗・廣田喜春

53 継承すべき系譜② ──自助グループ
野口裕二

58 座談会
世代間継承② ——自助グループ編
秋元恵一郎・楳原節子・上岡陽江・熊谷晋一郎・倉田めば・美郷

2—スティグマ

65 **多重スティグマ① ——精神障害と恥**
樫原 潤・石垣琢麿

71 **多重スティグマ② ——依存症・セクシュアリティ・HIV/AIDS**
新ヶ江章友

76 **多重スティグマ③ ——依存症者の子育てとスティグマ**
熊谷晋一郎

83 **医療者の内なるスティグマ——知の再配置の試みから**
熊倉陽介

93 **差別されない権利と依存症**
木村草太

3—当事者性と専門性／当事者性の専門性

100 **専門家と当事者の境界**
信田さよ子

105 **ピアワーカーの政治(politics)**
松田博幸

112 **アカデミズムと当事者ポジション**
上野千鶴子

4─回復──言葉・集団・健康の視点から

119 　ハームリダクションのダークサイドに関する社会学的考察・序説
　　　平井秀幸

132 　言葉と組織と回復──当事者研究・自助グループと対話
　　　大嶋栄子

139 　「ゆるゆる組織」のエビデンス──当事者運営組織と高信頼性組織研究
　　　中西 晶

146 　食生活と回復のメカニズム──精神栄養学の立場から
　　　功刀 浩

4 「いっしょにつくる当事者共同研究」のその後

154 　「知の共同創造と再配置」のための編集後記──「当事者共同研究」への応答
　　　熊谷晋一郎

みんなでつくる当事者研究

知の共同創造のための方法論

東京大学先端科学技術研究センター
熊谷晋一郎

本特集の目的

　私たちのささやかな日常は，ほのかな期待に色づけられている。それほど大きな欲望や野心をもっていなくても，今日と同じくらいには明日も健康で，友人と同じくらいには幸せで，たまにはおいしいものを食べ，美しいものを観ることを期待しているものだ。大切に思う誰かと，心や体の深いところでつながりたいと願い，そして，ほんの少しでも誰かの役に立ちたいとも願ってしまう。

　しかし生きていれば，こうした期待を打ち砕くような現実に直面することは，けっして珍しいことではない。病気や怪我によって，昨日とは違う身体を生きなくてはならなくなることもある。経済的な問題で，予想していた暮らしを継続することが困難になることもある。友人にはできることが自分にはできないであるとか，友人はなれるものに自分はなれないという事実を突きつけられ，焦燥感や置いてきぼり感に飲み込まれるときもある。大切な誰かにとって，自分の存在がそれほど大切なものではないと知ったり，自分が不要な存在なのではないかという不安に飲み込まれることだってある。

　そんなとき，私たちは立ち止まらざるを得なくなる。淡い期待がそれなりに満たされているうちは，よどみなく流れる川のように，私たちの人生は順調に時を刻んでいく。しかし，期待が打ち砕かれるや否や，時は止まり，ぐるぐるとした反芻が始まる。なぜ，私だけうまくいかないのか。どうしたら，期待通りに現実を動かすことができるのか。人の心は，そして社会というものは，どのような論理や規則性をもっているのか。いつの間にか私のなかに胚胎していたこの期待は，どこからやってきた，誰の期待だったのか，などの「問い」の形で。

　躓きから発せられるこうした問いは，それに答えを与えてくれるような「知」を求める。そして専門知の体系は，同じように躓きを経験した先人たちが，蓄積し，練り上げ，継承してきたさまざまな知の巨大なアーカイブと言える。それはあまりに巨大で，自分の躓きにヒントを与えてくれるような具体的な知がどこにあるのか，簡単には見つけ出せないほどである。

　同時に，私たちの躓きにヒントを与えてくれる知とは，制度的に蓄積・更新・共有・継承される，整備された専門知だけを指すのではない。私たちは人生に躓くと，「私ほどの不幸を背負った人はいない」「どうせ誰も，等身大の私の苦悩を理解してくれない」と考え，孤立しがちになる。しかし多くの場合，数えきれないほどたくさんの，無名の先人たちが，専門知の制度の外で，自分と同じようないばらの道を通ってきている。確かに，まったく同じ人生を歩んだ人は二人といない。しかし，たくさんの先行く仲間が歩んできた，星の数ほどある物語のなかには，

私の物語とも重なる共通項がある。その先人の足跡は，いわば整備されていない「獣道」として，後から来た私たちの足元を照らしてくれている。

当事者研究は，こうした獣道の総体を，蓄積・更新・共有・継承すること，そして，そのための方法を探求することを目指している。そして今回の特集は，こうした獣道を背景に置いて，当事者の生にとって意味のある形で，舗装道路のように整備された専門知とともに再配置することを目的としている。

本特集の背景と編集委員の構成

獣道と舗装道路の2つを，前者を背景に置いてつなぐことが不可欠な課題と考えられるのはなぜだろう。以下，その社会的背景を2つの「制度化」として指摘しておこう。ひとつは，獣道の内部で生じている制度化，もうひとつは外部で生じている制度化である。そしてそれぞれは，本特集における編集委員の選定に関わっている。

ポスト制度化時代の当事者活動

まず，獣道の内部に生じている制度化に関して述べる。本特集の座談会「言いっぱなし聞きっぱなしの「当事者研究会議」」でも語られているが，自立生活運動や難病運動，依存症自助グループなど，獣道を開拓してきた当事者活動は，今，世代交代の問題に直面している。社会資源など何もない時代に，失うものもなく妥協なしに戦ってきた先行世代のおかげで，活動はある程度の社会的信頼を得てきた。こうしたいわば「制度化」は，当事者活動の運営を安定化させる一方で，例えば，社会的責任や専門性を求める周囲の価値観に沿う形で，拙速な専門家との連携を強いられ，先行世代が大切にしてきた理念が換骨奪胎されかねないリスクを伴う。

また，応招義務が期待されるようになるにつれ，メンバーやグループの多様性が増大し，モチベーションや志を共有していないメンバーや，身体的な特性や経験の異なる仲間が多数参入してくるようになった。結果，それに応じる形で，従来はなかった多様なプログラムが，専門家の意見も取り入れつつ試みられることになる。例えば，依存症の現場でも，自立生活運動の現場でも，従来の理念やプログラムに乗らない新しいメンバーに対して，「あの人は発達障害なのではないか」という解釈がなされ，発達障害の専門家との連携を進めるという事態は珍しくない。

つまりポスト制度化時代の当事者活動のなかでは，内部の多様性と社会的責任の増大という2つの課題が新たに浮上しており，自分たちを束ねる理念やプログラムが骨抜きにされバラバラになってしまうのではないかという危機感と，その危機感を専門知との拙速な連携で埋めようとする傾向が生じている。しかし，発達障害の専門家と連携するという方法以外にも，時間はかかるが，発達障害当事者のコミュニティが蓄積しつつある言葉や知恵を，依存症自助グループや自立生活運動とつないでいくという，いわばCross-disabilityという方向もありうるだろう。今回，編集委員会のメンバー構成も，十分とは言えないがこうしたCross-disabilityを考慮に入れて人選をした。

ピアワーカーとユーザー・リサーチャーの制度化

獣道と舗装道路の2つをつなぐことが不可欠な課題となった2つ目の背景，獣道の外部で生じている制度化は，専門機関に対する当事者活動のアウトリーチが，ピアワーカー（病院など対人支援サービスへのアウトリーチ）やユーザー・リサーチャー（大学など研究教育機関へのアウトリーチ）といった具体的な職務の形で制度化されつ

つあるというものである。

「どのような状態が望ましい状態なのか」「サービスは何を目標に置くのか」という問題に対する答えは，突きつめればエビデンスではなく価値観に基づいている。精神保健サービスの領域では，これまで，製薬産業，医療テクノロジー産業，学術界が新しい研究や治療法開発において先導的な役割を果たしてきたが，彼らの優先順位は必ずしも，当事者や支援者の優先順位と同じではない。こうした問題意識から，当事者（精神保健サービスユーザー）の価値観を基軸にしながら形成された支援や治療の過程をリカバリー（あるいは主観的リカバリー）と呼び，リカバリーを重視して行われる支援実践はリカバリー・アプローチと言われ注目されるようになった。また，精神科における身体拘束や薬物拘束を撤廃するための No Force First プロジェクト（Ashcraft, Bloss & Anthony, 2012）においても，ユーザーとスタッフ双方がもつ，相手への恐れの感情を減らすことが重要であり，そのためには，ユーザーの声と眼差しを精神科という文化的環境のなかに恒常的に組み込む必要があると言われている。例えば英国 Mersey Care Trust では，精神科に雇用されたピアワーカーが，スタッフの人事評価や指導，ユーザーへのピアカウンセリングなど，精神科のあらゆる側面に関わっており，上記の目標に貢献している。

一方，10年前に英国医療技術評価機構（National Institute for Health and Care Excellence：NICE）のボードメンバーによる「ユーザーの意見を重視する研究施設を作るべき」との議論を受けて設立されたマンチェスター大学の Psychosis Research Unit（PRU）では，研究課題の設定，研究のデザイン・実施・公表において当事者の参画は必要不可欠なものとみなしており，そのために，当事者をサービス・ユーザー・リサーチャー（service user researcher）として雇用するとともに，Service User Reference Group（SURG）

を設置し，コンサルテーションを行っている。

しかし編集会議（座談会「言いっぱなし聞きっぱなしの「当事者研究会議」）で綾屋も指摘するように，病院や大学に雇用されたピアワーカーやユーザー・リサーチャーは，当事者同士の共感的理解という「横の関係」が強調・尊重され，先行世代から受け継いだ「縦の関係」が軽視されがちであるという問題がある。当事者を病院や大学で雇用する場合，この「縦の関係」をないがしろにしてしまうと，支援や研究における方法や価値観が，無自覚のうちに健常者や専門家のそれに吸収されたり，2つの系譜の間で当事者が高葛藤状態に陥り，場合によっては燃えつきを引き起こしてしまうのではないかと危惧される。

そこで本特集では，時代を超えて伝承するべき縦の理念や方法を大切にするため，先行世代と現役世代の両方を編集委員のなかに含めることに留意した。

方法と今後の課題

獣道と舗装道路をつなぐ方法論を指し示す言葉のひとつが，「共同創造（co-production）」である。共同創造とは，公的サービスの創出に市民が参画する実践のことで，もともとは，警察官が巡回をやめ，パトカーでのパトロールに切り替えた1970年代後半に，シカゴ近隣の犯罪率が上昇した理由を説明するため，後にノーベル経済学賞を受賞した政治学者・経済学者のエリノア・オストロムたちによって提案されたものだ（Ostrom, Parks, Whitaker & Percy, 1978）。オストロムは，シカゴの警察官と，シカゴの住民との人間関係が希薄になったことで，警察官が効果的に自分たちの仕事をするのが難しくなったのだと考えた。言い換えると，犯罪を未然に防いだり，いち早く発見したりするという，警察官が提供すべき公的サービスは，警察行政のなか

に蓄積された専門知識と同じくらい，サービス利用者である市民がもつ知識，資産，努力に大きく依存しており，地域社会が警察を必要とするのと同様，警察は地域を必要としていたというわけである。

この共同創造という方法は，伝統的な「市民参画」とは異なり，市民は単に相談される存在ではなく，立案，設計，実施，そしてサービス管理の一員となる（Bason, 2010）。身体障害者運動などでは，街づくりや建築物のユニバーサルデザインなどの領域で共同創造の例は多い。近年では米国以外でも，デンマーク，フランス，英国，ドイツ，チェコ共和国など，多くの国で，保安，環境，医療分野における公的サービスの共同創造に関する社会実験が開始されている（Parrado, Van Ryzin, Bovaird & Löffler, 2013）。近年は，医学や対人支援の領域においても，共同創造というアプローチが注目されつつある。

具体的な共同創造の方法として，例えば2004年に設立された非営利組織ジェームズ・リンド同盟（James Lind Alliance : JLA）の取り組みは参考になるので，今回のわれわれの方法と比較しつつ紹介しよう。JLAは「臨床研究に当事者視点を導入する」という目的で活動を行っている。JLAでは，当事者，支援者，臨床家が「優先課題設定パートナーシップ（Priority Setting Partnerships : PSP）」を組み，合議によって，もっとも重要だと思われる課題を特定し，優先順位をつけ，その結果を公表している（Lloyd & White, 2011）。さしずめ本特集の編集会議に相当するだろう。

PSPでの合議の結果は，研究資金提供者に対して，当事者，支援者，臨床家にとって何が重要なのかを教えてくれる。PSPのメンバーは協力して，治療効果に関して不確実な事柄（uncertainties）を集め，National Library for Health の Database of Uncertainties about the Effects of Treatment（DUETs）に登録する。登録された内容はすべて，既存の知識や研究によってすでに解明されていないかどうか，データアナリストによってチェックされる。

今回われわれは，編集会議で優先度の高い不確実な事柄を抽出し，ヒントとなる専門知を提供してくれそうな執筆者にあたりをつけて執筆依頼をしたわけであるが，今後は編集会議を側方支援する仕組みとして，DUETsやデータアナリストチームに相当するものを組織することが必要であろう。しかし同時に本特集において，法学や社会学など，保健医療分野にとどまらない専門知も依頼対象となった点は，特筆に値する。当事者の直面する問いは，決して保健医療分野の専門知によってのみ回収できるものではない。

JLAでは，以上のプロセスを経て残った不確実な事柄を，優先順位づけの合議的プロセスを通じて，「優先して研究すべき課題：トップ10リスト」へとまとめている。2012年時点までに，統合失調症，喘息，尿失禁，めまいなど，30以上の疾患でリストが発表されており，その一部は公募研究として助成金が配分されている（Lloyd, White & Chalmers, 2012）。今後日本でも，助成機関との連携を通じた学知の民主化が目指されるべきだろう。

＊

以上，本特集の目的，背景と編集会議の構成，方法と今後の課題に関して述べた。まだまだ方法論的に残された課題の多い取り組みだが，当事者研究という獣道の地図の上に，専門知を再配置することを通じて，「わたしたちの，わたしたちによる，わたしたちのための知」とよべるものを生み出す第一歩になればと思う。

◉文献

Ashcraft L, Bloss M & Anthony WA (2012) The development and implementation of "No Force Frist" as a best practice. Psychiatric Services 63-5 ; 415-417.

Bason C (2010) Leading Public Sector Innovation : Co-creating for a Better Society. Bristol : Policy Press.

Lloyd K & White J (2011) Democratizing clinical research. Nature 474 ; 277-278.

Lloyd K, White J & Chalmers I (2012) Schizophrenia : Patients' research priorities get funded. Nature 487 ; 432.

Ostrom E, Parks RB, Whitaker GP & Percy SL (1978) The public service production process : A framework for analyzing police services. Policy Studies Journal 7 ; 381-389.

Parrado S, Van Ryzin GG, Bovaird T & Löffler E (2013) Correlates of co-production : Evidence from a five-nation survey of citizens. International Public Management Journal 16 ; 85-112.

言いっぱなし聞きっぱなしの
「当事者研究会議」

2

座談会

言いっぱなし聞きっぱなしの
「当事者研究会議」

東京大学先端科学技術研究センター
[司会]
熊谷晋一郎

東京ダルク
秋元恵一郎

東京大学先端科学技術研究センター／おとえもじて
綾屋紗月

京都マック
楪原節子

ダルク女性ハウス
上岡陽江

大阪ダルク
倉田めば

DPI日本会議
白井誠一朗

当事者スタッフ
美郷

浦河べてるの家
山根耕平

来たるべき当事者研究
──当事者研究はどこに向かうのか?

熊谷　本特集号の前身にあたる『臨床心理学』増刊第9号「みんなの当事者研究」をあらためて振り返ってみると,多岐にわたるテーマを取り上げた,さながら当事者研究の「見本市」という特徴があり,今まさに広がりつつある当事者研究を一望することに貢献できたのではないかと考えています。一方で,当事者研究が次のステップとして何をすべきかをさらに探究する必要があることも見えてきました。

　アカデミズムでは,専門家＝研究者が自分自身の関心に即して研究デザインを設計して研究成果を主張するのが一般的で,当事者にとって切実な問題にスポットが当てられるかどうかは専門家＝研究者の「胸先三寸」です。これでは研究リソースの配分はあまりに不均衡です。大切なのは,世界中で展開される研究リソースを当事者の目線と感覚で優先順位や相互の関連をレイアウトしていくこと,いわば当事者主導で知の地図を更新していくことではないでしょうか。目指されるべき当事者と専門家との共同作業──ここでは「共同

座談会 言いっぱなし聞きっぱなしの「当事者研究会議」

[司会] 熊谷晋一郎／秋元恵一郎＋綾屋紗月＋楠原節子＋上岡陽江＋倉田めば＋白井誠一朗＋美郷＋山根耕平

創造（co-production）」と呼ぶことにしましょう――は，単に既存の学問の「破壊」ではありません。それはむしろ当事者の利害関心によって既存の学問の新たな相貌を浮かび上がらせる「編集作業」になっていくはずです。

そこで今回，ひとつの挑戦的なアイデアを試みることにしました。身体障害，難病，依存症，精神障害，発達障害，LGBTなど多様な当事者による編集委員会を組織して編集委員による「当事者研究会議」を開催し，そこで協議されたテーマについて専門家に執筆を依頼する――いわば専門誌の編集委員会の通常のルートを転倒させる試みです。今日の「当事者研究会議」では白井さんと山根さんにはSkypeで参加していただいて，編集委員のみなさんと議論を進めながら，執筆すべき研究テーマについて，そして依頼すべき専門家についても，あわせて協議をしていきたいと考えています。

当事者による当事者のための「当事者研究学術会議構想」

熊谷 この「当事者研究会議」は，当事者による当事者のための知の見取り図を実装する実験場というわけですが，実はこのアイデアにはすでに「当事者研究学術会議構想」というプロトタイプがあります。まず，その考案者である綾屋さんにプレゼンテーションをお願いして，みなさんと「当事者研究学術会議構想」のイメージをわかちあうところから始めたいと思います[註1]。

綾屋 「当事者研究学術会議構想」を考えるようになったのは，研究機関や医療機関でピアスタッフが雇用されはじめたことがきっかけでした。ピアスタッフが認知・雇用されるようになったこと自体は歓迎すべきですが，同時に，立ち止まって考えるべきことも生まれて

きました。ピアスタッフのメリットとしては，①ピアスタッフがクライエントの回復のモデルや希望になる，②当事者と専門家をつなぐ通訳になる，③ピアスタッフが社会的承認を得る（「経験の専門家」として役に立ったという自尊心や収入の獲得），といったことが挙げられます。

ただ，もちろん課題もあります。それはピアスタッフのメリットとして経験への共感など「横の支援」ばかりが強調・尊重されがちだということです。本当は当事者におけるピアの関係には縦と横があって，特に歴史の長い依存症自助グループには「先行く仲間」からの知恵の伝承という「縦の支援」が存在するのですが，その点が見過ごされているように思います（図1）。

ピアスタッフの雇用には，他にも心配な点があります。たとえばピアスタッフが自分の成功例だけを提示した結果，「できること＝よいこと」という価値観が患者の中に温存され，過剰な努力をして症状が悪化するリスクを招きかねない。かえって重症の患者が退院したという事実のほうが，「あんなに状態が悪い人でも退院できるなら自分も……」と思わせてくれるといった例もよく聞きます。つまり

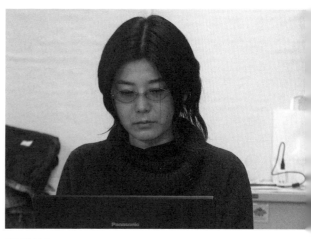

綾屋紗月

ピアの関係にも縦と横の両方の支援がある

ピアスタッフのメリットとして横の支援のみが強調・尊重されがちだが，歴史の長い自助グループでは縦の支援も存在する（古新関係）。

（例：依存症「先行く仲間」）

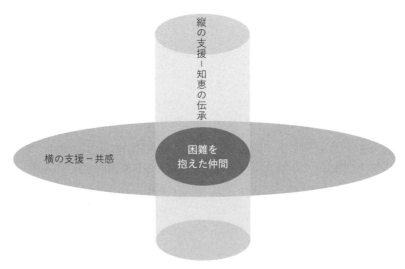

図1　ピア関係における縦軸と横軸

本当は「できなくても大丈夫」と思える人的配置や環境調整が大切なはずですが，その点が抜け落ちやすい気がします。また，解雇されたくないばかりに専門家に迎合するピアスタッフも出てくるかもしれません。そもそも専門家たちによって築かれてきた既存の価値体系に，ピアスタッフ一人で立ち向うほうが無理な話です。わたしも，専門家が集まる会議において，専門家に囲まれながら自分の経験や考えを言語化できずに孤立したことがあります。その背景要因として，当事者コミュニティの中に共有された専門知識の少なさ，当事者として提供できる知恵の積み重ねの薄さ，さらには同じ立場の当事者がいないために多数派の同調圧力に呑み込まれてしまうということが挙げられます。このようなビハインドのある状況からは「感情表出が逸脱する」「一人だけ意見が異なる」「言語化に時間がかかる」といった弊害が当然，生じやすくなり，

しかもそれらが個人の問題に帰責されはしないかという不安にも襲われます。「やっぱりコミュニケーション障害がある人はこれだから」「協調性がない」「空気が読めない」「感情制御ができない」「本当にこだわりが強いんだ」と誤解されることへの焦り，恐怖，疎外感が追い討ちをかけ，状況がさらに悪化する可能性も生じます。

このように，ピアスタッフを研究機関や医療機関で雇用する場合に「縦の支援」がないがしろにされると，専門家優位の構造が維持されるだけでなく，ともすれば当事者間で継承されてきた方法論や価値観が専門家という健常者に搾取される事態も起こりかねません。だからこそピアスタッフを雇用して機能させるには，研究機関や医療機関といった雇用先から独立した，ピア同士の「縦の支援」を伝承・擁護するネットワークが必要になります。研究機関や医療機関では専門職による専門職

座談会 言いっぱなし聞きっぱなしの「当事者研究会議」

[司会] 熊谷晋一郎／秋元恵一郎＋綾屋紗月＋楾原節子＋上岡陽江＋倉田めば＋白井誠一朗＋美郷＋山根耕平

のための「縦の支援」がスーパーヴィジョンとして制度化されていますが，まさに同様の「縦の支援」がピアスタッフにも必要だと痛感しています。それによってはじめて専門家と当事者の対等性が担保され，立場の違いを踏まえた協力と議論が可能になると，わたしは考えています。

このような批判的論議から立ち上がったのが「当事者研究学術会議構想」です。テーマとしては主に5つが挙げられます。①「当事者が仲間との関係で助けられたことは何か」というテーマでは，ピアスタッフが習得すべき「横の支援」が議論されます。②「先行く仲間がビギナーに伝承すべき知恵とは何か」「ビギナーが先行く仲間から教わりたい知恵とは何か」というテーマでは，ピアスタッフが習得すべき「縦の支援」が議論されます。③「当事者が求める学術研究（医療・支援現場も含む）は何か」というテーマでは，既存の学術研究が再検討されます。④「当事者を対象とした研究や現場で専門家が困っていることは何か」というテーマでは専門家から当事者への相談が検討され，⑤「ピアスタッフが独自に抱える困難とは何か」というテーマでは専門家から専門家と当事者の狭間に置かれたピアスタッフ同士の苦労が共有されていきます。

しかし，課題をかかえているのはピアスタッフとして働く当事者だけではありません。専門家にも当事者との関わり方を再検討してもらうために，ガイドラインを提示する必要があるでしょう。たとえば，当事者と専門家が同席する会議やシンポジウムで，専門家がある障害の類型化された特徴を挙げ，「笑いのネタ」にしている場面に出くわすことがありますが，ガイドラインではこの「笑い」はマナー違反であると指摘することになるでしょう。

また専門家は，当事者が参加している研究結果が当事者間の「本物らしさ争い」のトリガーになりかねないリスクを自覚すべきです。たとえば発達障害のように，外からは特徴が見えにくく診断における恣意性が高い障害の場合，当事者はニセ者扱いされることへの不安から，診断を含む専門家言説へと過剰に同一化したり，専門家言説に合致したことをことさらにアピールしたり，それを盾にとった仲間へのマウンティングを仕掛けたりすることもある。最悪の場合，本人たちが望んだわけではないのに，当事者同士が分断されてしまいます。それを避けるには，研究結果報告の際にグループ間の平均値の有意差のみを取り上げ，まるで真実は唯一であるかのように「ASDには○○という傾向が見られる」と研究結果を短絡化しないことが重要だと感じています。むしろ結果はすべて多様性のままに分布で公開するほうがいい。内部的多様性があるという事実を示すことで，その多様性のなかでの自分の位置がわかり，時に健常者と同じ結果の人もいるとわかることは，不毛な争いや分断を防ぐことにつながるでしょう。

当事者の組織の参加度合に着目した，組織のあり方の分類として，イギリスでは「参加のはしご（Ladder of participation）」というものが公表されていて，ピアスタッフの参加形式を考えるうえでも貴重な資料です（図2）。サービスユーザーが受身の消費者となる"No Control"から，最高レベルで意思決定を下す"Full Control"までの6段階で，当事者の参画レベルが概念化されています。「当事者研究学術会議構想」は共同創造（co-production）の試みとして，この"Full Control"レベルを目指すべきではないかと考えています。

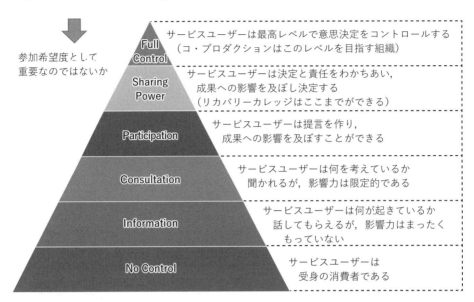

図2 参加のはしご（Ladder of participation）（参照：NHS Mersey Care）

世代間継承
――ポスト制度化時代の大事業

白井　「横のつながり」だけではなく「縦のつながり」があるというテーマはとても興味深いです。熊谷さんも『障害者運動のバトンをつなぐ』（日本自立生活センター，2016）のなかで，運動の継承ということを強調されていましたよね。今まさに，上の世代から何を受け継ぎ，次の世代に何を伝えていくのかが問われていて，ロビー活動や行政交渉の方法など細かな技術的側面も含めて受け継がなければ運動が停滞していくという岐路に立たされています。一方で，上の世代では前景化されていなかった課題が若い世代にはあって，継承すべきものを取捨選択していくことも重要です。

　難病分野ではかつて，充実とは程遠い医療費問題が議論の中心にあり，当事者活動のなかでもつねに医療費問題がクローズアップさ れてきました。ところが医療費問題が制度によってクリアされつつある現在，それなりに充実した治療によって日常生活を送れる人が増えてきました。では，彼／彼女にとって問題はすべて解消されたのか。もちろん，そうではありません。病気を抱えながらどのように生きていくか，就労や恋愛，結婚，家族形成など具体的な課題をどう乗り越えていくか，つまり生活＝人生という「ありふれた問題」がクローズアップされるようになってきました。それは考えてみれば昔からあった問題でもあって，第一世代の先輩は「がんばりなさいよ」とは言ってくれるけれど，若い世代と同じような課題意識をもっては話せない。また，わたしと同年代の若手世代のなかでは，若い難病当事者が集まる場をどうつくっていくのかということも注目されています。それは「横のつながり」でもあり，世代交代を実現させるという意味では「縦のつながり」で

座談会 言いっぱなし聞きっぱなしの「当事者研究会議」

[司会] 熊谷晋一郎／秋元恵一郎＋綾屋紗月＋楾原節子＋上岡陽江＋倉田めば＋白井誠一朗＋美郷＋山根耕平

もあります。

熊谷 難病領域と同じく身体障害領域でも「バトン交代」，つまり世代間継承が大きな課題です。なぜこの2つの領域において課題が同期しているのかを考えると興味深いですね。どちらの領域においても，運動の成果として制度が充実したことで生活水準が保障され，もはや運動のために連帯する積極的動機は失われ，障害当事者たちは個々に生活を送るようになった。そして家族や仕事への関心の比重は高まったものの，連帯の必然性と運動の求心力はすでに低下し，誰にも共有されているはずの「ありふれた問題」を語ろうにも対話の場そのものが空洞化している。したがって制度化によって問題がすべて消失したわけではなく，縦横両軸における当事者間のつながりはかえって脆弱になっているように見えます。身体障害領域と難病領域において共通している「ポスト制度化時代」の諸問題については，かつての運動論を繙きながら検討する必要がありそうですね。

白井 自立生活の礎となる制度の獲得を目指した運動史・運動論については，DPI日本会議の尾上浩二さんを執筆者として推薦します。交渉の技術的側面はもちろん大切ですが，運動にはやはりハートの部分，センシティブな人権意識が必要で，それは時代が変わっても揺るぎない基底ではないかと考えています。障害を理由に人権が蹂躙される理不尽と不条理をどう伝えていくのかということは，ポスト制度化時代の現在でも大きな課題ですから[註2]。

熊谷 医学モデルに偏向していたかつての歴史は批判的に継承しなければなりません。尾上さんとの対話を通じて，運動史の整理はもちろんのこと，身体障害・難病を巡る治療パラダイムの変遷をフォローすることもできるでしょう。

白井 尾上さんに先行世代としての言葉をうかがうのと同時に，先行世代の遺産を受け継ぐ若い世代からの言葉もぜひ聞いておきたいですね。

熊谷 たとえば白井さんセレクトでメンバーを選抜していただき，若手世代の座談会を企画するというアイデアはいかがでしょう。また，世代間継承に関しては，浦河べてるの家にも実績と経験が蓄積されていると思います。その点，べてるの山根さんはどのようにお考えでしょうか？

山根 仲間との関係を大切にしてきた浦河には，とにかく「横のつながり」が豊富にあります。そして縦軸のことで思い当たるのは，べてるの早坂潔さんのことです。10年前，僕がべてるに来たばかりの頃，早坂さんに言われたことがあるんです，「今，浦河に来たおまえは幸せだ」って。「30年前，見え方や聞こえ方が違う人は，どう対処したらいいかわからなくて困っていた。でも言葉を使って自分の感覚を仲間と伝えあえばいい，そうしたらみんなで受け止められるようになるとわかってきた。昔はその言葉がなかった。だから言葉を使えるおまえたちは幸せなんだ」……そう早坂さんは言うんです。当事者が自分の経験を伝えあっていく言葉，それを世代から世代へ受け

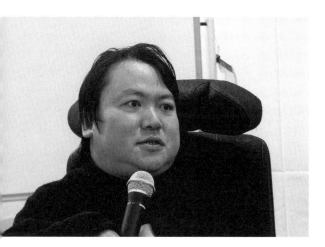

熊谷晋一郎

継いでいくことも，きっと「縦軸」に関連しますよね。

熊谷 やはり，べてるにも世代間継承という課題はあるのでしょうか？

山根 早坂さんも言っていたように，それぞれの感覚の違いについては仲間たちみんなでわいわい楽しく当事者研究ができていたんです。でも最近，「見た目は男だけど心は女子」という仲間を迎えることになって，身近にそういう人がいなかったこともあって，僕はすごくショックを受けていました。違うのは感覚だけじゃない，心と体が違っている人もいるんだって……。そこから性別(ジェンダー)の当事者研究もしないといけないと考えるようになりました。これまで先輩世代から学んできたことや受け継いできたことはたくさんあって，どれも大切なものばかりです。同時に，先輩世代が経験しなかったことも，僕ら若い世代は経験するようになっているんですよね。

もつれてからまるスティグマ問題
――多重スティグマ

上岡 今の山根さんの話に関連することだけど，実は依存症にもセクシュアリティという問題があって，依存症の問題をもっている人のなかにはセクシュアリティの問題で悩んでいる人も結構いるってことを知ってほしい。特にセクシュアリティって人それぞれ多様だからさ，単純にそのことを認めてほしいっていう希望も当事者にはあるんだよ。

美郷 セクシュアル・マイノリティということも影響していたのか，依存症から回復していくなかで，ずっと自分には支えになる「軸」がないような気がしていました。はじめは，たまたま薬物依存症のなかにセクシュアル・マイノリティの人が混じっているのかな……くらいの印象でした。回復のステップを歩んでいくなかで，セクシュアル・マイノリティというところに「生きづらさ」があって，それはどこかで薬物依存症につながっているとわかってきました。

倉田 わたしも女性ホルモンを打ったりするようになって，ようやく「自分の真ん中を歩きはじめた」って実感がもてるようになった。セクシュアリティやジェンダー・アイデンティティと依存症のことは密接につながっていて，薬物依存症からの回復が少し進むと，今度はセクシュアリティの問題が浮上してくるっていう関係。性同一性障害の診断では「縦何センチ(ジェンダー)，横何センチ……」とかいって性器のサイズを測るんだけど，「バカやってんじゃないよ！」って思いながら診断を受けていたことを思い出すなぁ。わたしは心に性別があるとはあまり考えてなくて，それより自分がどういう性(ジェンダー)で世のなかを渡っていきたいか，そっちのほうがずっと大切だった。

山根 僕には「絶対に人の要求に応えないといけない」と強く思い込んでしまう症状があって，「体は男で心は女子」という仲間ともしっかり話したいけれど，とても難しくて苦しくなることがあります。どちらの性(ジェンダー)に合わせたらいいのか，わからなくなってしまうんです

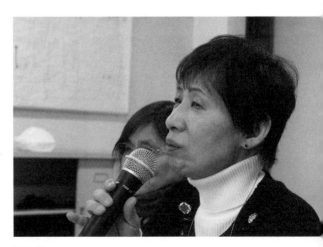

楳原節子

[座談会] 言いっぱなし聞きっぱなしの「当事者研究会議」
[司会] 熊谷晋一郎／秋元恵一郎＋綾屋紗月＋熊原節子＋上岡陽江＋倉田めば＋白井誠一朗＋美郷＋山根耕平

……。

倉田 トランスジェンダーで薬物依存，ゲイで依存症でHIVポジティブみたいな「多重スティグマ」を抱えている人って，スティグマが薬物依存だけの人に比べると再発率が高くて脆弱な面があるような気がする。多重スティグマを背負った依存症者がどんな風にアディクション以外のスティグマを負っているのか，そしてどうやって多重スティグマから回復していくのか，それについては専門的な研究が必要じゃないかな。

熊谷 とても興味深い発案ですね。この多重スティグマ問題は，「ジェンダー／セクシュアリティ＋n」といった具合に，単純に要素を加算していく思考法では歯が立たない。かけあわされたスティグマを複合態としてとらえる視点がなければ，解き明かすことは難しい。どのような専門家に解明を「発注」するのかは難しいところですね……。

上岡 複数のマイノリティ属性をもっていて，それがもとになって複数のスティグマを背負う多重スティグマ問題のことは，精神障害とかセクシュアリティとか子育てのこととか，実際に何が起こってるのか，いろんな専門家に聞いてみたいよね[註3]。たとえばハウスで仕事をしていると，「摂食障害＋アルコール依存症＋肝硬変」みたいな人に会うこともあるんだけど，こういう人って，アルコールを一定期間やめてないと医療機関で診てもらえないらしいんだよね。これって典型的な多重スティグマじゃない？

熊原 摂食障害で，アルコール依存症で，肝硬変を患っている人は，本来なら肝移植の対象になるはずですが，自力でお酒をやめていないと肝移植を受けることができない。医者からは「あんた，お酒やめるつもりないでしょ？」と言われ，看護師からは「あんた，食べないじゃん！」と言われ，医療者から大切に扱っ

てもらえなくて，病院には入院できたものの，食事がうまく取れず，結果的に肝臓の症状が悪化した。精神科に3カ月入院し，退院後すぐに膵炎の治療のために内科入院したものの良くならず入院も長引き，不安でうつ症状になり，病院内で飲酒をしてしまい病院を追い出されました。そのときに医師から，ずいぶん良くなりましたとの説明があった。家族はまだ不安で転院をさせましたが，良くなったどころか，多臓器不全で亡くなりました。ここでわたしが担当した，併発したいくつかの症状へのスティグマが理由で十分な治療を受けられなかった事例を紹介させてください。

　45才女性，アルコール依存症，食のこだわりが強く摂食障害が疑われていた。アルコール飲酒が原因の肝硬変で3カ月間，内科入院・断酒開始。その後，アルコール依存症治療のために6カ月間，精神科に入院する。しかし体調は優れず足の浮腫で靴も履けない状態のまま退院を余儀なくされ，京都マックのグループホームに1日だけ入寮する。痛みを訴えたため救急外来へ連れていくが，精神科退院時に詳しい身体の状態は本人もマックも聞かされておらず，救急外来の医師からは「精神科病院とはいえ，こんな状態で退院させるなんて考えられない。もとの病院に診てもらってください。救急では診られませんから」と言われ，ふたたび精神科へ。足の浮腫も悪化しており，マックでの入寮生活も難しいと訴え，ようやく入院を許可される。

　その後，精神科病院の内科医より京都マックに電話連絡が入り，精神科では対応できず内科に転科した後の精密検査の結果，肝不全状態が判明したという。本来なら肝移植対象となるはずだが，アル

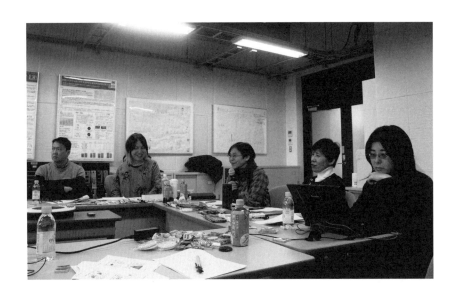

コール依存症は対象外だと医師は説明する。なぜアルコール依存症は対象外なのかを問うと,「病院や刑務所ではなく地域で生活しながら自力で断酒して6カ月以上経った「意志の強い人」なら対象ですが,彼女は該当しないんです。当然ですよね,自力でやめられていないので……」と説明された。それまで入院生活は9カ月続いて退院もできなかった彼女に,自力で止められるチャンスなどなかった。ところが家族からは「当たり前だ。こんな子に肝臓を提供するなんて,提供してくれる人に申し訳ない」と言われ,わたしはしばし呆然とした。さらに医師からは「合併症への対処はできても回復の見込みはなく,あと1年はもたないだろう」と言われた。それから3カ月後,彼女はこの世を去った。

この話をしたアルコール専門病院のワーカーからは,「肝移植をしたらまたいつでも飲めるようになる。それはイネイブリング(患者に巻き込まれて支援が逆に症状を悪化させる状態のこと)ではないか」と言われた。肝不全を患ったアルコール依存症者への肝移植は,医師が説明してくれた通りにガイドラインが決まっているらしい。肝移植をすれば助かる命かもしれないが,依存症というだけでチャンスが限られ,条件を満たしていないことを理由に,さも当然のように切り捨てられることが残念で仕方なかった。

アルコール依存症で実際に飲酒もしていると,入院はもちろん精神科救急にもかかれないんです。薬物依存症もそうですよね。マックには,飲酒したまま「死にたい」と駆け込んでくる人もいます。飲酒量だってさほど多くなくて話もできる状態だけど,精神的には不安定で,そのまま家に帰ってもらうことはできそうにない。「診察に来ても診られませんよ」と言われることもしばしばで,アルコール依存症と病名がついていて,飲酒があれば,精神科救急では対応してもらえません。たしかに精神科救急で対応できる人の条件は明記してありますが,これが非常にわかりにくい。それなのに,飲酒をしているというだけで状

座談会 言いっぱなし聞きっぱなしの「当事者研究会議」

[司会] 熊谷晋一郎／秋元恵一郎＋綾屋紗月＋楳原節子＋上岡陽江＋倉田めば＋白井誠一朗＋美郷＋山根耕平

況も聞いてもらえず，診察もしてもらえない。もうどうしようもなくなって，マックで一緒に泊まることもあります。窓から飛び降りないだろうか，手首を切らないだろうかと，びくびくしながらです……。

上岡 楳原さんが紹介してくれた事例だと，残された手段は肝移植しかないんだよね。それなのに医者から「決まりだから移植はできない」なんて言われたら，家族はどうなるわけ？

楳原 臓器を提供してもいいという家族もいますが，このケースの家族はそうではなかった。本人も「肝臓を移植してもらって元気になっても，お酒，やめられんかもしれんし……」と言うのですが，そもそもの問題は，内科入院中，命にかかわるほど肝臓が悪いと本人も家族も告知されていないことなんですよね。

秋元 「医療の受け入れ問題」については，東京ダルクでもちょっと近いケースを経験したことがあります。

　　ダルク通所利用中だったメンバーが，1年振りに覚せい剤を再使用した。それほど間を置かず，幻聴・妄想など精神不穏に陥り，助けを求めてダルクに飛び込んできた。精神状態が悪く自傷や事故のリスクもあったため，ダルクでリハビリ介入をするより医療機関での入院治療が先決と判断し，精神保健福祉センター医から紹介された都内のある公立病院をスタッフ同行で受診。たまたまその日は依存症専門医が不在で，一般の精神科研修医が担当して検査したところ，覚せい剤に陽性反応を示した。担当研修医は病院長の指示を仰ぎ，結果，所管の警察署に通報されるに至った。数カ月の入院治療期間を経て，退院と同時に警察署に移監され，裁判では実刑判決を受け，その後2年半受刑することになる。

京都マックで起こった出来事と同じように「医療の受け入れ問題」と括ることもできるのですが，東京ダルクで経験したケースには，2つの問題が絡まりあっていると思います。ひとつは医師法における守秘義務，病院に来た覚せい剤陽性者を通報することが守秘義務違反に当たらないのかという問題です。もうひとつは刑事訴訟法における公務員の犯罪告発義務，つまり公立病院に勤務する医師は公務員として覚せい剤陽性者を通報しなければならないという問題です。この2点を考慮すると，覚せい剤陽性者の通報は是とされそうですが，薬物依存は治療対象とされているわけですから，判断はジレンマに陥ります。まして今回のケースで受診した医療機関は依存症治療を標榜していて，地域随一の伝統も治療実績もあった医療機関でしたから，ダルクのスタッフにとっても本人にとっても「まさか」の展開でした。ダルクのスタッフとしては，再使用は薬物依存の症状のひとつであって回復のプロセスでもある，だから誰にでも起こりうると考えています。むしろ再使用という「失敗」はその後の治療を動機づけ，健康的に生きていくチャンスにもなる。ダルクは薬物依存症者が地域で安心して暮らせるためのアジールですから，基本，通報とは無縁なんですよ。

　薬物依存症者である前に一人の人間ですから，適切な治療を受ける権利，回復する権利，よりよく生きる権利がある。もちろん公衆衛生や社会防衛の観点からすれば，薬物依存症者に制限が設けられることも，強いスティグマにさらされることも，不本意ではありますが理解はできます。でも，依存症治療を標榜する病院で通報がまかりとおるようでは，安心して回復を歩むことはできなくなる。医療機関には急性期治療と，地域生活に向かうための「そこそこの精神安定」を求めているわけです

から。先ほど紹介したケースは、薬物使用者の医療受け入れ拒否よりもっと深刻な、医療による通報という問題です。回復の権利を守るためにどのようなアプローチができるのか、ぜひ専門家に検討してほしいと思います。

上岡　薬物依存症者への医療サービス提供拒否って、そもそも法的にまずいんじゃないの？ 法学者の木村草太さんに、通報の義務と医療提供の義務のことを整理して書いてもらえないかな？

熊谷　秋元さんが紹介してくれたケースは、医療機関による治療サービス提供という医学モデルと、通報による社会防衛という司法モデルの狭間で、いかに薬物依存症者が不利益を被っているのかという問題を浮き彫りにするものでした。木村さんにここでの議論をお伝えしたうえで論点を整理していただくのは、とてもいいアイデアですね[註4]。そして医療者自身に内面化されたスティグマの問題も、ぜひ取り上げるべきですね。横浜の寿町でも仕事をされている精神科医の熊倉陽介さんに執筆を依頼してみましょう[註5]。

縦の系譜をつなぐ・当事者性を問う

秋元　先ほど山根さんが、「今、浦河に来たおまえは幸せだ」と10年前に言われたエピソードを紹介してくれましたよね。僕は創立10年目にダルクに来て11年目からスタッフになった第二世代で、当時のダルクは本当にお金がなくて、実家暮らしじゃなければ食っていけない薄給でした。だから第二世代は資金集めから活動を始めているんです。その後、物質依存が病気と認められて国から補助金が降りるようになって、今はスタッフも普通の生活ができています。ところが今度は別の問題が浮上してきています。税金から補助金をもらう以上は国の政策・制度に活動方針を合わせていかなくてはならず、「困ったらカバンひとつでダルクに来い！」というこれまでの「ダルクらしい」やり方が通用しなくなっている。障害福祉サービスの手続きをして1カ月か2カ月くらい経って、やっと「ダルクに来い！」ということになる。世代を超えて伝えていくべき大切なメッセージのはずが、「カバンひとつで」ダルクに来たその日から補助金を使えるわけじゃないという現実に衝突する。

それなのに数年前、ある第一世代のメンバーに会ったときに、「行政の下請けみたいなことをやってると、みんなお前みたいな顔になるんだよ」なんて言われてもうショックで……（苦笑）。でも、たしかにいつの間にか長いものに巻かれるようになっているんですよね。ダルクではリラックスしてだら〜んと過ごせることを大事にしているのですが、一歩外の社会に踏み出すと、そういったスタイルの限界が露呈してきます。理念と現実にどう折り合いをつけていけばいいのか、今でも葛藤の日々です。

倉田　ここ最近で頭がざわついたことがあって、スタッフとして行政と交渉するときのことな

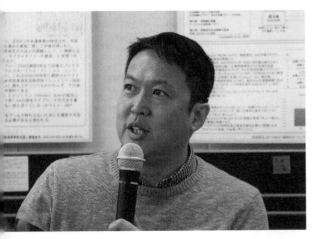

秋元恵一郎

座談会 言いっぱなし聞きっぱなしの「当事者研究会議」

[司会] 熊谷晋一郎／秋元恵一郎＋綾屋紗月＋楳原節子＋上岡陽江＋倉田めば＋白井誠一朗＋美郷＋山根耕平

んだけど，当事者メンバーと行政の間に立って交渉を進めようとすると，当事者サイドからしたら依存症の現実を踏まえて正当なことを言っているはずなのに，それがわかっていない行政に拒絶される。それで感情が引き裂かれるような思いをしたんだけど，一度そうなった感情の処理は本当に難しい。

上岡 ルールに従って処理する行政との交渉はたしかに難しいよね。行政にも歩み寄ってほしいけど現実には難しくて，当事者スタッフも消耗していく。それにちょっと行政担当者の立場になって考えてみると，もしかしたら当事者といっしょに作業や交渉をすることに慣れてないんじゃない？　当事者スタッフと行政担当者が対等でいられる人数やメンバー構成ってどうなってるのかな？

スティグマと回復
──ジェンダーと自立／依存

綾屋 もう一度，白井さんにうかがいたいのですが，身体障害や難病の当事者に対するスティグマや差別は，やはりまだ社会に残っていると感じますか？

白井 そうですね，自由に飲食店に入れなかったり，乗車介助で長時間待たされたり，まだまだ差別が残っていると感じています。たとえばアメリカに行くと，どの飲食店でも車椅子のまま入れてくれて，日本との差を痛感します。

熊谷 白井さんがおっしゃったパブリックスペースでの差別だけでなく，身体障害者が家を借りるとき，結婚するとき，就職するときには差別がつねにあって，プライベートスペースでの差別も根強いですよね。遠くならいいけど至近距離に入ると必ず差別が侵入してくるということかもしれません。

上岡 スティグマと差別にはジェンダーの問題

も絡んでいて，たとえば重度身体障害者の女性には身体介護のサービスもあって子どもの世話もしてもらえるんだけど，薬物依存症の女性たちにはそれが全然ない。まして薬物依存症で軽度の知的障害でシングルマザーだったりすると，支援はどんどん届かなくなっていく。家にヘルパーが介助に入って，子育ての支援を受けて，「じゃあ自助グループのミーティングに行ってきま〜す！」なんて，ちょっと考えられないしね。今まで不思議に思わなかったんだけど，熊谷くんとつきあうようになって，女性薬物依存症者へのケアが全然ないってことに気づかされて，やっと真剣に考えはじめたんだよね。女性依存症者は社会進出もかなり制限されてて，いつでも「依存症になったおまえが悪い」って言われる。仕方ないから子連れで自助グループのミーティングに行くと，子どもを連れ回すことになって，それはそれで「おとなの勝手で連れ回すな」なんてことも言われる。子育てを手伝ってくれるヘルパーさんがいたら，その時間を使ってミーティングに行くことができるはずなんだけど，現実はそうなっていない。なぜ疑問に思わなかったんだろうって，今になってみれば不思議なんだよね……[註6]。

楳原 きっと依存症からの回復は自立することだっていう思い込みがあって，人の手を借りると自立にならない，依存症から回復できないという医療者の考えがあるんじゃないでしょうか。だから「ヘルパーの手を借りずに回復せよ」と言われる。もちろん育児中の依存症者も支援を受けられないけれど，単身者への支援もしっかり届いていないのが現実ですよね。

熊谷 依存症者を取り巻く世界のことをうかがっていて，ちょっと前の身体障害者の世界にどこか似ているという既視感を覚えていました。1980年代以前は「自立＝頼らないこと」という価値観が流布していて，1980年代以降

当事者研究と専門知 **19**

には「自立＝頼ること（依存）」という大きな価値観の変遷がありましたが，依存症に対する社会の認識は，「自立＝頼らないこと」というパラダイムを旋回しているのかもしれません。そしてスティグマの作用の仕方は障害の属性によって異なる部分があるとも感じています。たとえば身体障害や知的障害へのスティグマは，「かわいそうだけど，絶対近くに来ないでほしい」「迷惑をかけない範囲なら，生きていてもいい」という形で作用します。一方，依存症や一部の発達障害へのスティグマは，「それってもう少しがんばれば何とかできるんじゃない？」というように，当事者の抱える問題が自己コントロールの水準へと還元されていくわけです。

みんなでとりくむ「知の再配置」

熊谷 綾屋さんのプレゼンテーションに始まり，ポスト制度化時代の問題，世代間継承の問題，ピアスタッフの問題，スティグマの問題など，実にさまざまなテーマを討議してきました。考えてみれば，充実した制度がなかった時代の問題は，ある意味でシンプルだったのかもしれません——制度がないから要求する，そのために仲間たちと連帯する，というように。しかし制度が整ってきた現在は複数の問題が交雑し，国家の論理と当事者の論理という異なるロジックの間で，当事者は身動きが取れなくなっています。ここでもう一度，この編集会議の起点に立ち戻り，「当事者が求める研究とは何か」「当事者が必要とする専門知とは何か」という論点を考えていきたいと思います。

綾屋 わたしはこの10年で以前より人とつながれるようになってきたのですが，その分，過酷な困りごとの真っ只中にいた時期とは課題が変化しています。そのためビギナーの語りに距離を感じ，共感しづらいことがありま

す。これは世代間継承というテーマに直結することでもあると思います。ダルクやマックのように歴史と伝統のある組織では，当事者スタッフとして行政交渉するなど，新たな役割がやってくるのかもしれませんが，わたしが主催する「おとえもじて」はあまり組織的ではないので，どうしたら仲間とつながりつづけていけるのかという点は大きな課題です。また，世代間継承の回路がきちんと整備されていないグループでは，健常者言説に染まっていくことで仲間への蔑視感情が生まれるリスクもあります。そこで，中西正司さんが主導してきた自立生活センター（Center for Independent Living : CIL）や，ダルク，マックに当事者スタッフを育てるノウハウがあるのであれば，世代間継承のポイントをぜひ教えてほしいと思います。

それから，当事者研究はいま，アカデミズムの世界に参入する段階を迎えていますが，その際の心構えや知恵をぜひ専門家に聞いてみたいです。たとえば女性当事者として女性学を掲げてアカデミズムに乗り込んでいった上野千鶴子さんは，当事者研究にモデルを提供してくれるのではないでしょうか。

熊谷 綾屋さんからの問題提起は，イギリスで当事者主導研究を視察したときに現地スタッフから語られた葛藤とも共通しています。ある意味では，世界中で同質の問題が同時に起こっているとも言えます。そこでは医療機関や刑務所だけではなく，大学など学術研究機関における当事者のポジションも問われている。上野さんは，運動からもアカデミズムからも「反逆者」と呼ばれながら闘ってきた，いわば当事者研究の先駆者です。当事者と専門家のポジショナリティについては，ぜひ上野さんに執筆をお願いしてみたいですね[註7]。

そして，ダルク，マック，浦河べてるの家といった長期継続型組織と，綾屋さんの「お

座談会 言いっぱなし聞きっぱなしの「当事者研究会議」

[司会]熊谷晋一郎／秋元恵一郎＋綾屋紗月＋楾原節子＋上岡陽江＋倉田めば＋白井誠一朗＋美郷＋山根耕平

とえもじて」のような「一期一会」のグループを比較していくと，「おとえもじて」のような形態で運営されるグループは今後どのように組織化すればいいのかという課題も見えてきます。

上岡 AA（アルコホーリクス・アノニマス）やNA（ナルコティクス・アノニマス）は「言いっぱなし聞きっぱなし」で解散するから，そこは一期一会のグループって言えるかもしれない。どちらも社会に異議申し立てをしない，スポンサー・スポンシー制度を重視するっていう特徴があって，スポンサー・スポンシー制度は「縦の継承」を担っているよね。

倉田 AAやNAといった自助グループでは，オールドタイマー（古参）はどうあるべきかということがずっと議論されていて，「元老になるか執事になるか」というような話がAAのテキストに載っていた。「元老」は後ろから眺める存在で，「執事」は絶えず目を光らせて監視する存在。自助グループは基本的に縦軸で回復のプログラムを伝えていて，わたしが参加した当初，「1年間は一切文字を目にしてはいけない」と言われて，とても興味深かった。つまり，ミーティングで見聞きする以外の知識を入れるな，メンバーとの口伝のみに準拠せよっていう教え。自分が知りたいことはすべて口伝で秘伝として学ぶんだけど，シンナーを吸いながらオカルト本を並べて「導師(グル)」を召喚してファンタジーに浸っていたわたしにはぴったりだった（笑）。

熊谷 自助グループ内の継承問題については，倉田さん，上岡さん，秋元さん，楾原さん，美郷さんで，じっくり議論してもらいたいですね。そこでは綾屋さんからの問題提起への解答も生まれてくるのではないでしょうか[註8]。

白井 それと連動して，身体障害や難病の運動の遺産を継承していく若い世代だけの座談会も計画したいです。運動をどう継承するのか，そもそも運動を継承すべきなのかという本音の議論から，若い第二世代が置かれている環境がクリアになるはずです[註9]。

美郷 秋元さんや楾原さんのレポートにもあった依存症と医療との接点について，目下わたしが直面していることがあります。今まさに再就職活動をしているところなのですが，多くの病院から断られる日々を過ごしています。依存症専門病院でも事情は変わりません。レジデントとして働くときに依存症という経歴がリスクになると判断されているのか，医療として患者を受け入れるときの基準と依存症者をレジデントとして受け入れる基準が異なるダブルスタンダードなのか，医療機関はどのような価値観をもっているのかなど，悩みは尽きません。しかもそれは，再就職活動という個人的な体験談にとどまらないようにも感じています。社会は薬物依存症というリスクをどう受け入れようとしているのか，またはそもそも受け入れる姿勢がないのかという，社会のスティグマ意識にも関連しています。薬物依存症が原因で起きた問題が「薬物依存症であるあなたの責任」へと回収されてしまう，社会にはそういった認識があるのかもしれません。

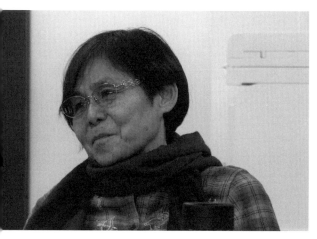

上岡陽江

熊谷 美郷さんの問題提起には共感します。わたしもかつて身体障害をもちながら医療に携わろうとしたとき，肝心の勤務先がどこにも見つからないという問題に直面しました。同業者として障害者を受け入れるケースと，患者として障害者を受け容れるケースとでは，別の論理が医療に働いていることを痛感しました。アメリカのように，障害をもった医療者のアソシエーションがあって研究活動も進められている例外もありますが，当事者性のある医療者は受け入れられない，しかし当事者性をもったピアスタッフという別の職種でなら雇用される，というのが多く見られる傾向です。つまり医療者としての専門性と当事者としての専門性は厳密に切り分けなければならない，「混ぜるな危険」というわけです。ただ，当事者としての専門性（縦の系譜）と，医療者としての専門性（縦の系譜）を混ぜないというのは，綾屋さんの問題提起にもあった，当事者固有の縦の系譜の独立性を確保するうえではむしろ譲れないポイントといえるかもしれないですね。したがって，障害や依存症をもつ医療者が入職などの時点で差別されるという問題の取り扱い方は，ピアワーカーの論点とは区別されたスティグマの論点から取り組む必要があるように思います。

上岡 依存症業界にも専門性と当事者性の切り分けに関するエピソードがあって，昔から依存症専門医が「お気に入りのピアスタッフ」を「お気に入りの患者会」に配置することがよくあった。その人はたしかに当事者ではあるんだけど，あまり社会生活を送っていなくて，「先生のお気に入り」ってことだけでピアワーカーになってるから，自助グループの経験を積んでいない可能性もあるわけ。それだと依存症の「縦の系譜」には属していないってことになる。だから，わたしたちから見るとすごく危なっかしく感じちゃう。だって，「もしここでピアスタッフとして失敗したら，仲間とつながっていないこの人のその後の支援はどうなるんだろう」「一切合財すべてのポジションを失うんじゃないか」って思うじゃない？「先生のお気に入り」のピアスタッフを見ると，いつも不安に感じてきたんだよね。

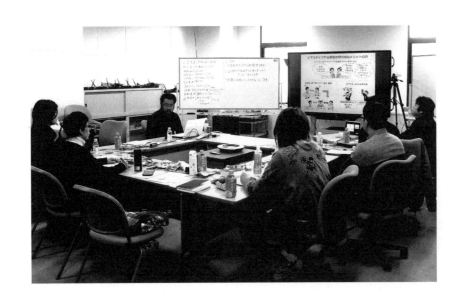

座談会 言いっぱなし聞きっぱなしの「当事者研究会議」

[司会]熊谷晋一郎／秋元恵一郎＋綾屋紗月＋楪原節子＋上岡陽江＋倉田めば＋白井誠一朗＋美郷＋山根耕平

熊谷 人ごとではないのですが，依存症をもつけれど，依存症自助グループの縦の系譜には乗っていない医療者が，当事者としての顔と専門家としての顔をなし崩し的に活用しながら，依存症自助グループに参加し，発言力を不当に高めることの弊害が起きた時代もあったと，色々な方からうかがいました。精神保健福祉士（PSW）の資格をもって支援者として仕事をしながら，同時に当事者の仲間としても活動している上岡さんは，2つの系譜の両方に深くコミットしてきたという意味で，ある意味，「規格外」ということですね。

倉田 ハルエは専門家でも当事者でもある「例外」で，しかし専門資格をもってる当事者の大半はあまり役に立たない。障害者総合支援法で加算になるから，そのくらいのメリットはあるけど（笑）。それに専門性が幅を利かせるようになって以来，自助グループに大きな影響を与えていることをわたしは危惧している。かつての自助グループには回復の言葉が氾濫していたけど，専門家が推奨するCBTのようなプログラムが急速に流行するようになって，言説の多様性が失われつつある。かつてのような回復の言葉を取り戻さないといけないとわたしは思っている。回復が専門化されるほど，専門家に権威が与えられていく。だからこそ当事者はそれに対抗する知識や感性を養わなければならない。わたしにとっては，クスリを使わずにどうぶっ壊れるかがずっとテーマだから，「めばちゃん，今日も壊れてるね！」なんて言われるとうれしい（笑）。

熊谷 回復の語彙と物語の枯渇，そして専門性と当事者性の差異と混同というのは非常に重要なテーマですね。リカバリーが自分の人生＝物語を語ることにあるとすれば，言説資源が多いに越したことはない。倉田さんの言葉を借りれば「クスリを使わずにぶっ壊れる」，つまり言説資源は「過剰」であればあるほどい

い。この回復の言説資源の過剰性というテーマ設定は，ひとつの研究領域になりうるポテンシャルがありますね。

秋元 そして専門化への対抗を可能にしてくれるのが，当事者研究ということですよね。東京ダルクでも当事者研究をやってみて，メンバーそれぞれの人生＝物語を言葉にしてみると，変な奴がいかに多いかってよくわかります（笑）。

上岡 そうそう（笑）。「疲れてる身体は寂しさに似ている」「栄養を取る（ポテチ）ではない」「セックスの話を真面目に正しく語るとなぜか周りが倒れます……なんでですか？」みたいな訳がわからないことを言う「変人」って結構多いよね（笑）。でも，たしかにちょっと変わってるかもしれないけど，めばちゃんだったらそれがパフォーマンスになり，わたしだったら表現活動になるみたいに，その「変」な部分って，実は回復の言葉をたくさん過剰にもってるってことだよね。

倉田 わたしが一番危惧しているのは，回復そのものが目的化していること。でもそうじゃなくて，回復を使ってその後に何をするかが大事でしょ？　わたしが自助グループに入ったときは「回復」なんて言葉すらなかったけど，今はこの言葉が医療機関の依存症プログラムでも使われるようになって，まるで「回復」がゴールみたいになっている。手段と目的が転倒しちゃってるんだよね。それを覆すためには，「回復」はあくまで手段という正常なステータスに戻さないと。そもそも回復というのはプログラムの実践や行動の先に訪れるというより，よくなろうと歩き始めている今この瞬間こそが回復だと思う[註10]。

熊谷 回復の過剰性という点については，べてるの活動にもつながりそうですね。

山根 昔からべてるには苦労があふれていて，苦労に応じたさまざまな研究をしてきまし

当事者研究と専門知　23

た。今はさらに新たな苦労をもったメンバーが集まってきています。昔は統合失調症がメンバーの中心だったけど，今は発達障害やジェンダー／セクシュアリティの苦労を抱えるメンバーも少なくない。自分が一番大切にしているのは「勝手に治す自分の病気」という早坂潔さんのキャッチフレーズで……とにかく「問題は終わらない」ということなんです！[註11]

上岡　いいね，「問題は終わらない」！

綾屋　論点を専門性と当事者性というところに戻すことになるかもしれませんが，依存症当事者が医師として医療に関わることと患者として関わることの違いは，やはり明確に研究対象にする必要がありそうです。両者が混雑すると危険であるというのが一般的認識ですが，ピアスタッフを活用するときには，この区別がとても重要になってくるように思います[註12]。

熊谷　専門家がみずからの当事者性を突如喧伝して当事者を「偽装」する……最も警戒すべき「当事者」ですね[註13]。

上岡　自分のセックスの問題の話をしちゃう人も結構多いんだよね（笑）。支援者でアダルトチルドレン（AC）とか発達障害者っていう人も結構多いし，自分から「当事者宣言」をする人もいるし。でもね，たしかに当事者ではあるんだけど，自助グループなんかで築かれてきた「縦の系譜」にはやっぱり入ってないんだよ。だから「縦の系譜」のなかではアウトサイダーになっちゃう。

熊谷　専門性と当事者性の境界侵犯という現象はこれまでにも繰り返されてきた大問題ですが，ここまでの議論からも対処法は明らかです。当事者の仲間たちの知恵の伝承による連帯という「縦の系譜」がしっかりしていれば，おそらくこのような境界侵犯への抵抗になる。しかしながら，ある意味では当事者のステー

タスがどこか定まっていないがゆえに繰り返されている問題でもあります。当事者としての「縦の系譜」の構築は，それを可能にしてくれるはずです。

上岡　そうだね。専門家と当事者の関係もそうだけど，当事者同士の関係っていうのも，またこれが複雑でね……（「世代間継承②──自助グループ編」へつづく）

● 2018年2月20日
東京大学先端科学技術研究センター

●追記
　「言いっぱなし聞きっぱなし」の「当事者研究会議」はその後，自助グループにおける世代間継承の問題が深められていくことになる。議論の詳細は「世代間継承②──自助グループ編」として収録されている。

▶註
1　「当事者研究学術会議構想」の詳細については，本特集における熊谷晋一郎の論考「知の共同創造のための方法論」を参照。
2　数々の闘争と連帯を通じて「ポスト制度化時代」を到来せしめた運動史については，本特集「継承すべき系譜①──運動」において，尾上浩二を迎えた熊谷晋一郎との対談として詳細が語られている。
3　多重スティグマについては，本特集における樫原潤・石垣琢麿の論考「多重スティグマ①──精神障害と恥」，新ヶ江章友の論考「多重スティグマ②──依存症・セクシュアリティ・HIV/AIDS」を参照。
4　依存症におけるスティグマと医療機関における「義務」の諸相については，本特集における木村草太の論考「差別されない権利と依存症」を参照。
5　医療者（特に医師）におけるスティグマの形成と解体のダイナミズムについては，本特集における熊倉陽介の論考「医療者の内なるスティグマ──知の再配置の試みから」を参照。
6　女性依存症者の子育てに伴うスティグマについては，本特集における熊谷晋一郎の論考「多重スティグマ③──依存症者の子育てとスティグマ」を参照。
7　アカデミズムへの新規参入障壁と専門家のポジショナリティについては，本特集における上野千鶴子の論考「アカデミズムと当事者ポジション」を参照。
8　ダルクとマックにおける世代間継承については，新旧メンバーによる座談会「世代間継承②──自助グループ編」として収録されている。また自助グルー

座談会 言いっぱなし聞きっぱなしの「当事者研究会議」

[司会] 熊谷晋一郎／秋元恵一郎＋綾屋紗月＋楝原節子＋上岡陽江＋倉田めば＋白井誠一朗＋美郷＋山根耕平

プにおける系譜と当事者研究の系譜の比較考証については，本特集における野口裕二の論考「継承すべき系譜②——自助グループ」を参照。

9 後続世代によって「ポスト制度化時代」を問うというアイデアは，白井誠一朗からの呼びかけに応じた3人の当事者——川﨑良太，川合千那未，廣田喜春——に，熊谷晋一郎と白井誠一朗を加えた座談会へと結実している。本特集の座談会「世代間継承①——身体障害・難病編」を参照。

10 新自由主義的主体としての薬物使用者が回復言説を失いつつあるポスト制度化時代の兆候に抵抗する試みについては，平井秀幸の論考「ハームリダクションのダークサイドに関する社会学的考察・序説」を参照。

11 当事者研究と回復言説の関係については，本特集における大嶋栄子の論考「言葉と組織と回復——当事者研究・自助グループと対話」を参照。また，身体的ケアとしての回復については，功刀浩の論考「食生活と回復のメカニズム——精神栄養学の立場から」を参照。

12 ピアスタッフを取り巻く専門家－当事者間で働く力学については，本特集における松田博幸の論考「ピアワーカーの政治 (politics)」を参照。

13 専門性と当事者性との境界と差異については，本特集における信田さよ子の論考「専門家と当事者の境界」を参照。

◉ **文献**

日本自立生活センター (JCIL) 編，尾上浩二，熊谷晋一郎，大野更紗，小泉浩子，矢吹文敏，渡邉琢 (2016) 障害者運動のバトンをつなぐ——いま，あらためて地域で生きていくために．生活書院.

医学書院の新刊書籍

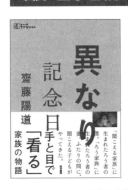

異なり記念日

齋藤 陽道

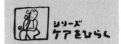

手と目で「看る」とはどういうことか

「異なる身体」をもった者同士が出会うときの作法を、私たちはどれだけ知っているだろうか。そんな問いに誘われる、ケアが発生する現場からの感動的な実況報告。

●A5 頁240 2018年 定価：本体2,000円＋税 ［ISBN978-4-260-03629-0］

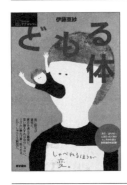

どもる体

伊藤 亜紗

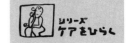

しゃべれるほうが、変。

吃音とは、言葉が肉体に拒否されている状態。しかし、なぜ歌っているときにはどもらないのか？ 徹底した観察とインタビューで、吃音という「謎」に迫った画期的身体論！

●A5 頁264 2018年 定価：本体2,000円＋税 ［ISBN978-4-260-03636-8］

大人の発達障害ってそういうことだったのか その後

宮岡 等／内山 登紀夫

好評の対談書、待望の続編

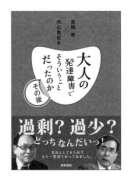

一般精神科医と児童精神科医が、大人の発達障害をテーマに忌憚のない意見をぶつけ合う。疾患概念が浸透してきたからこそ浮き彫りになってきた新たな問題点についても深く斬り込む。

●A5 頁330 2018年 定価：本体3,000円＋税 ［ISBN978-4-260-03616-0］

認知症の心理アセスメント はじめの一歩

編集 黒川 由紀子／扇澤 史子

アセスメントも支援へのつなぎ方もわかる1冊

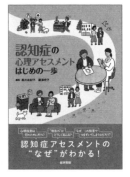

病院や地域、福祉施設など様々な場面でのアセスメントと支援、報告書の書き方も明快に提示。認知症にかかわる心理職が"はじめの一歩"を踏み出せる1冊！

●B5 頁184 2018年 定価：本体2,800円＋税 ［ISBN978-4-260-03262-9］

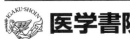

医学書院　〒113-8719 東京都文京区本郷1-28-23 ［WEBサイト］http://www.igaku-shoin.co.jp
［販売・PR部］TEL:03-3817-5650 FAX:03-3815-7804 E-mail:sd@igaku-shoin.co.jp

いっしょにつくる当事者共同研究

[対談]

継承すべき系譜①
運動

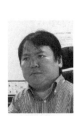

東京大学先端科学技術研究センター
熊谷晋一郎

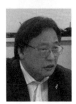

DPI日本会議
尾上浩二

熊谷　DPI日本会議の尾上浩二さんをお迎えした今回の対談は，『臨床心理学』増刊第10号「当事者研究と専門知——生き延びるための知の再配置」に収録されます。多様な当事者から構成された編集委員会による「当事者研究会議」を開催し，そこから導かれたテーマの解明を専門家に依頼して集められた「専門家による専門知」を一望するなかで，専門知だけでは解消されない問い，つまり「当事者による専門知」によって解消されうる問いが見えてきました。それは，先行く先輩たちの知識や経験というバトンを，後追うわたしたちがどう受け取るかという問いです。そこで今日は尾上さんに，行政交渉の方法やロビー活動の方法といった「戦略の伝承」，さらにはポスト制度化世代において浮上してきた「生活・仕事・恋愛・結婚」という古くて新しいテーマなどを巡って，さまざまなご経験をお聞かせいただき，共に「継承すべき系譜」について討議していきたいと思います。

差異と統合のあいだで
──大阪府立堺養護学校

尾上　まずは私の生い立ちからお話ししましょうか。1960年，大阪市生まれ，脳性まひ，早産で「20歳までは生きられない」と大学病院で診断された子どもでした。父はアルコール依存症で定職をもたず，母が一家の稼ぎ手となり，兄は健常児でした。小学生の頃から大阪府立堺養護学校に通うようになったのですが，今とは時代が違ったんでしょうね，地域の小学校にも一時在籍していて，「二重籍」だったんですよ（笑）。でも，そのまま養護学校に行くことになりました。片道1時間半かけてスクールバスで通学して，家に帰ったらすぐに外に飛び出して，こう手にスリッパをつけてね，よつんばいで公園に遊びに行っていました。当時，男は野球と相場が決まっていたけど，私は歩けなかったらボールを転がしてもらって参加，走るときは代走を立てる，守備は私にボールが当たるとアウトというルールをみんながつくってくれて，活発な少年時代でした。朝7時から通学して15時に帰宅するから，遊んでいる子どもたちの輪に遅れて参加していました。ところが仲間たちはみんな同じ小学校に通っていて，徐々に知らない子どもが集まってコミュニティが広がるので，小学2年生頃からあまり公園には行かなくなりました。ただ，通っていた養護学校には大阪府下の広い地域から生徒が集まっていて，遠くに住んでいる友達とも遊べない。だから本を読んだりラジオ工作をしたり，よくひとりで過ごしていました。

　私には下肢痙縮があって，膝や腰が動かなくて，踵が突っ張る。それで小学生の頃は両足に20キロのおもりをつけたまま80キロの作業療法士が体重を乗せる，リハビリ「のようなもの」を受けていて，「男は泣いちゃいけない！」と痛みに耐えていました。小学3年生頃からは松葉杖を使うようになっていました。

医学モデルと権力構造
──肢体不自由児入所施設

尾上　その後，小学5〜6年の2年間，肢体不自由児入所施設に入所することになります。養護学校の保護者室で過ごしていた親同士の情報交換がきっかけでしたが，そこで医学モデルの恐ろしさを思い知らされることになります。その施設の園長をしていたアメリカ帰りの医者に手術してもらったら，脳性まひでも歩けるようになるという「伝説」があって，親も本人も医学モデルに骨の髄まで侵されていました。この学校は1階が寄宿舎で2階が校舎の全寮制，外出許可は年3回，親の面接は土日だけ，看護師が生活面の世話を担当していました。大好きな本を持ち込むのも禁じられた男15人部屋で，プライベートは自分のベッドだけ。衣類にはすべて番号と名前が書かれた大きな名札を貼らなくていけなかったのですが，それも生徒たちを管理しやすくするためのものだったのでしょう。6時に起床，7時台に朝食でそのあとは授業，昼食を挟んで15時まで授業，17時に夕食が終わると，「ポジショニング」といって，脳性まひで曲がってしまった脚を伸ばすために，うつぶせに寝た状態のまま腰をさらしできつく縛り上げて固定する「治療」を受ける時間でした。夜18時30分から翌朝6時まで一晩中そのままの状態で寝かされて，そのことも苦しかったけれど，自由にトイレに行けないことも本当に苦しかった。通常の時間にトイレに行っても，急いでいると緊張で体が硬直して用が足せない，でも「ポジショニング」の時間中にトイレに行こうとすると「訓練サボりたいだけやろ！」と叱る看護師もいた……人をパワーレ

スにする施設内の権力構造を嫌と言うほど経験しました。支配的世界への反発，医学モデルではない社会モデルの視点——あの時代の経験が，その後の運動に関わる原点になりました。

肢体不自由児入所施設では「ポジショニング」以外にも「治療」があって，私は関節の延長手術を合計8カ所受けています。ただ，手術をすればするほど歩けなくなって，足と松葉杖を使った四点歩行もできなくなり，頭も使ってバランスをとる歩き方になりました。そのおかげで，20代半ばには二次障害で首も痛めていきました。手術のたびに歩き方や姿勢が変わって帰ってくるので，一時帰宅した私を見て両親は心配していました。当時，脳性まひ児は生存権も人権も認められない医療の実験台のように扱われていたのだと思います。

身体刑の時代から規律＝
訓練の時代へ——中学校時代

尾上 後に施設を辞めて地域リハビリテーションで活躍するようになった理学療法士が，小学校6年のときに私の担当になりました。その人たちが私に地域で暮らすこと，中学校から通常学校に行くことを勧めてくれたのは，ちょうどその頃のことでした。1972年に中学校に入学する前，親と一緒に学校と交渉する機会があって，教頭から学校の階段で転んだらどうするのか，実際に階段を上ってほしいと言われて，実際にやってみせると，これなら問題ないだろうと入学を許可されました。ただ「歩けないからといって特別扱いはしないよ」とも言われ，特別な設備は求めない，教員の助けもクラスメートの助けも求めないという念書を親が書かされました。時代的制約はもちろんあるとはいえ，合理的配慮のかけらもありませんでした。

熊谷 私も大学病院で研修医として過ごしたとき，「逆差別になるから特別な配慮はしない」と言われ，今まさに尾上さんがおっしゃったのと同じ経験をしています。あれは2001年のことですから，1970年代から社会の認識は大きく変わっていないことがわかります。ドイツ留学を経験した作業療法士や理学療法士による「ボイタ法」も経験しました。「ボイタ法」はヴァツラフ・ボイタが開発した，反射性移動運動を利用した運動機能障害への治療法でしたが，当時，自分の身体を新しい治療法の実験場のように感じていました。

尾上 熊谷さんも私と同じ経験をしてきたのですね。肢体不自由児入所施設では木曜日が手術日でした。水曜日が回診日で，午前中，ベッドの上で園長と看護師長が巡回するのをビクビクしながら待っていました。ベッドの前にワゴンが止まれば，翌週手術というわけです。私たちにできることは「自分のベッドの前で止まらないでほしい」と願うことだけでした。そのときの無力感は例えようがありません。アーヴィング・ゴフマンの言うアサイラムそのもの。それに，どれほど痛くても仕方がない，術後に状態が良くならなくても「あの先生は合わなかっただけ」と納得してしまう専門家信仰もあって……医学モデルの本当の恐怖は，「障害を治す，克服する」という名目ならば，あらゆることを甘受しなければならないと思い込まされることだと思います。そして，ある決定が自己決定かどうかを認識さえできなくなるんですよ。自立生活運動がずっと求めつづけてきた自己決定の権利って，実はとてもシンプルなことで，言ってみれば「トイレに行きたいときにトイレに行く」ということですよね。

熊谷 私の場合，6人のドイツ人医師に裸にされて身体を触診されつづけた体験が幼少期の記憶として残っているのですが，あれは夢だっ

たのか現実だったのか，今でも本当にはっきりわからなくて……

尾上 いや，それはきっと現実で，障害者に特有の侵襲体験じゃないかな。

熊谷 かつての手術の時代からリハビリテーションの時代へ移行して，何かが劇的に改善されたのかというと，私はむしろすべてが本人の努力に帰責されるようになってしまったのではないかと考えています。ミシェル・フーコーが語る身体刑の時代から規律＝訓練の時代へ，脳性まひをはじめとする身体障害を取り巻くパラダイムは，日本社会において急速に移行したのではないでしょうか。医療実験台として自由を剥奪された身体刑の時代が終わり，生権力が作用する規律＝訓練の時代に生きてきた世代においては，ほぼ自動的に自己反省を繰り返し，責任を一身に背負い，おのずと内向的になり，もはや怒りの声を上げる動因さえ根こそぎ奪われている。

尾上 身体刑の時代を生きた世代として記憶をたどると，肢体不自由児入所施設の回診の時間に身体にマーカーで印をつけられたりしていたのは，まさに身体の物化でした。優生保護法が母体保護法に変わるのは1996年です。優生保護法がまかり通っていた時代は，障害がなくなるなら何をしても構わないという価値観がまったく疑問視されなかった。優生思想の本当の恐怖は，ほほえみながら善意の顔をしてやってくるところにあるんでしょう。夜になると「おかあさん，家に帰りたい！」と叫ぶ子どもたちの声が施設中に鳴り響いていたけれど，看護師は「頑張って歩けるようになれば帰れるよ」と言っていました。それは歩けなければ絶対に帰れないということですよね。医療者だけでなく家族，当事者さえ医学モデルの内部でしか思考できなくなり，しかもそれが当事者を救おうとする善意の装いをまとっている……だからこそ青い芝の会の横田弘さん[註1]や横塚晃一さん[註2]は「愛と正義を否定する」と宣言したわけですよね。

熊谷 私も子どもの頃から母からの愛情をずっと感じてはいましたが，同時に，このままではいつか来る親亡き後を生き延びられないだろうともひそかに感じていました。「泣きながらでも親の偏愛をけっ飛ばす」と宣言して自立生活に向かった横塚晃一さんの言葉を，当時，とても強いメッセージとして受け取っていました。

葛藤と解放──中学校時代〜高校時代

尾上 肢体不自由児入所施設は不遇の時代でしたが，それでも音楽という楽しみがありました。ただ施設内への私物の持ち込みは禁止されていましたから，蓋のついたタッパーに自作ラジオを隠して，身体を拘束されながらブリティッシュロック（ロック）を聴いていました（笑）。あのときはラジオが私にとって世界へ開かれた窓でした。

中学校に入学して地域生活を送るようになって，友達との顔が見える関係を取り戻していくのですが，そのときも私を救ってくれたのは音楽でした。あるとき同級生の友達が大

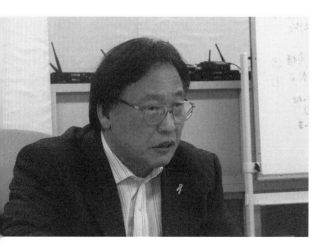

尾上浩二

阪・心斎橋の輸入レコード店に行こうと誘ってくれて，親以外と電車に乗って出かけたことがなかったので随分悩んだのですが，階段などは友人に背負ってもらって出かけることに決めました。それはもう思う存分レコードを物色して，喫茶店で夕食をとって帰宅したのですが，あれは大きな転換点でした。親とレコード店に行くと20分もしたら「はよしーやー（怒）」と急かされていたけれど，友達と出かけたときには解放感がありました。家族ではない人と街へ出かけることが，私にとって社会参加の第一歩，自立の第一歩だったわけです。

熊谷 友達との外出は，それまで分断されていた同世代の友人との関係の修復となっただけではなく，社会参加の契機にもなったのですね。そして尾上さんの場合，ラジオや音楽などの文化資本が変革のチャンスになったのではないでしょうか？

尾上 実家はほとんど本がありませんでしたが，祖母が貸本屋で借りるためのお小遣いをくれたり，ラジオ工作のパーツなども買ってくれました。私がいわゆる普通のルートで生きていくのは難しいだろうと悟った祖母が，手に職をつけさせようとしたのかもしれません。

熊谷 お祖母様が尾上さんに文化資本を提供したパトロンだったわけですね！ そして肢体不自由児入所施設にラジオを持ち込んだ手管，さながらハッカーですよね！（笑）

尾上 本当にそうだね（笑）。でもね，中学3年生のときは修学旅行に連れて行ってもらえず，教室でずっと自習をさせられて，「松葉杖で窓ガラス割ったろか！」と思ったこともあるんですよ。でも，明らかに他の生徒とは異なる差別的な取り扱いを受けて，苦しい体験をしているはずなのに，「好きなだけ本が読めるからいい」と自ら信じ込もうとしたり，奴隷根性が染みついていたのだと思います。それで

も修学旅行が終わってから，友達におみやげをもらって，「ああ，一生の思い出をなくしたんだ」とようやく気づくのですが……それも後の祭りでした。

高校で勉強をがんばれば何とか社会でやって行けるという幻想は，同級生たちと同じようにはアルバイトができないという現実を突きつけられ，はかなく消滅していきます。同級生のようには歩けないし働けないという決定的差異を痛感させられました。以来，休み時間は校庭にも行かず，図書館で本を読んで過ごすことが多くなったのですが，ここでも私を救ってくれたのは音楽でした。同級生のバンドでミキシングのアルバイトを任されて，やがて通うようになったジャズ喫茶の手書きノートから，大江健三郎，高橋和巳，吉本隆明という作家たちのことをはじめて知りました。

熊谷 尾上さんの場合，本を読むという行為がその後の運動に影響を与えたのでしょうか。

尾上 自分の内側にたまったものを読書によって昇華していたのかもしれませんね。

運動の時代──1970～1980年代

尾上 大阪市立大学文学部に入学した1978年当時，文学で高橋和巳か，哲学でヘーゲルかを勉強しようと心に決めていたのですが，ふとしたきっかけから「大阪青い芝の会」と出会うことになります。大学1年の頃は学生運動の名残りがあって，在日問題や部落問題など，差別問題への取り組みが活発でした。その一環として「障害者と語ろう会」という企画が介助者を集める目的で開かれていて，集まった健常者に向かって主催者が「君たちは障害者差別の上に成り立って生きているんだ！」なんて言ってましたね（笑）。私もその企画に誘われて参加して以来，いくつか関連する集会にも参加するようになったのです

が，「障害者解放研究会」で，当時，大阪青い芝の会・事務局長だった坂本博章さんと出会います。脳性まひで全身に障害があり1日2箱煙草を呑むヘビースモーカーの坂本さんが，人に頼んでタバコに火を点けさせる姿は衝撃でした。「おい，タバコ！」と言ってくわえタバコを吹かす彼の姿は，障害者の自立生活はかくあるべしと雄弁に語りかけていました。それほどのリアリティと説得力があった彼の姿こそ，私にとって自立生活の原風景です。それまでずっと座学で学んでいた文学や哲学には障害者の姿がなかったことを痛感しましたし，大阪青い芝の会の活動は「障害があって何が悪いのか？」と厳しく問いかけてくる「生きた思想」を教えてくれました。

　大学入学後は「運動漬け」の日々でしたが，特に印象に残っているのは，坂本さんをリーダーとした大阪での「1979年養護学校義務化阻止共闘」です。大学に入学した1978年は反対運動が盛り上がっている時期でした。ある日，大阪市教育委員会との交渉があり，「13時に集合」とだけ伝えられて参加しました。30分の押し問答があって，そのまま夜8時まで座り込みを続けていたとき，「坂本さん，いつ終わるんでしょうねぇ？」と聞いたら「そんなもんわかるかボケ！」なんて言われてね，その頃はまだ本格的な参加には程遠かった（笑）。

　本格的な運動への参加は，翌年の「身体障害者実態調査阻止運動」からです。1960年から始まっていた厚生省主導の「身体障害者実態調査」が，障害当事者の声を聞かずに実施されている現状への抵抗運動でした。大阪から東京まで，車椅子を使って鈍行の電車で行くのですが，大垣駅での乗り換えを挟んだ大移動でした。当時，障害者，特に言語障害がある者が自分の意志をもっているはずがないという偏見があり，行政は障害者の発言を聞こうとしませんでした。そのため，この運動

では，交渉が始まると介助者を会場から出して交渉相手の役人に障害者の発言を聞かせるようにしたり，座り込みの最中に介助をさせたりと，プロセスそのものが当事者の実態を学ばせる場でした。脳性まひ特有の金釘文字ながらも筆記のできる私は，やがて書記の手伝いをすることになり，少しずつ制度のことも覚えていきます。

　「身体障害者実態調査」への抵抗運動の一環として，1980年から大阪青い芝の会は，当事者による当事者のための実態調査として「障害者生活要求一斉調査」を実施します。私も名簿をもとに家庭訪問を担当していたときに，養護学校時代の先輩宅を訪問することになります。父子家庭の家で，1回の訪問で3時間くらい彼を交えて話し込んだのですが，父親がずっと話しつづけて，本人は言語障害でうまく話せない。それでも何度も訪問するなかで話を聞き取っていきました。外出に関する質問に対して，月に1〜2回ほど片道5時間もかかる道のりを父親と徒歩で往復しているというので，詳しく聞いてみると，車椅子のままでは交通機関は使えないと思っていたのですね。それを知って驚きました。当時，車椅子で交通機関を使っている人は障害者運動の活動家だけだったんです。同時にこうも考えました。権利や機会を奪われた状態に恒常的に置かれていると，もはや自分が何か大切なものを剥奪されていること自体に気づけなくなる。この体験以後，ひとり思索にふけるより周囲を巻き込んでいく運動を本格的に志向するようになりました。

　学生時代後の活動では，1984年に開所された中部障害者解放センターを活動拠点とした一連の活動がターニングポイントになります。大阪青い芝の会で大阪市内初の当事者運営による作業所設立計画が立ち上がり，「赤おに作業所」がオープンし，同時に行政説明会にも

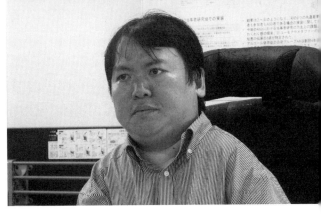

熊谷晋一郎

代表を務める障害者が参加しました。しかしその席上，質問をしようとした彼女が制止されるという「事件」が起こります。当時，作業所は親が運営するところばかりで，障害当事者は利用者にすぎないという見方が根強く，大人になった障害者のケアも育児の延長のように考えられていたからです。この活動を通じて，地域のなかでどう運動を展開していくかを模索していくことになります。議論を重ねて導き出された回答は，ふたたび施設収容されないための自立生活を志向し，そのための行政制度や社会的条件をつくりだしていくべきだというものでした。大阪青い芝の会はケア付き住宅やグループホームを否定しない路線をとっていましたが，発想の原点は，大仏空（おさらぎあきら）が主導した「マハラバ村」にまで遡れると思います[註3]。

熊谷 運動よりも生活を優先するという分岐点は，田中美津らのウーマンリブを思い起こさせます。また，グループホームを否定しないというのも，新鮮ですね。いわゆる対抗文化の拠点となるコロニーのイメージですね。

尾上 そうです，障害者が社会に打って出るための場所というイメージですね。1986年に「全身性障害者介護人派遣制度」が実施され，在宅生活をしている当事者が対象となり，チケットを使って自薦の介護者に介護を依頼できるようになります。その制度ができるまでのヘルパー制度は家事援助のみで，トイレや入浴などの身体介護はできず，外出介護は認められないといった，多くの問題がありました。そこで大阪青い芝の会でも行政交渉に力を入れて，月12時間のサービスを獲得し，さらに時間を伸ばしていく過程で，1985年から3～4年間ほど大阪市との行政交渉で坂本さんの秘書のような形で動き，学者も交えた研究会を大阪市とつくり，その事務局を担当したりと，活動の幅を広げていきました。

世界へ──1980年代～現在

熊谷 ここまで尾上さんの濃密なライフヒストリーを振り返りながら，大阪青い芝の会を中心とする当事者運動史をたどっていただきました。ここからは，さらに歴史をたどりながら，運動において今後継承すべきものについて，考えをお聞かせいただけないでしょうか。

尾上 では，1986年に設立されたDPI日本会議の事務局業務を担当するようになった1988年のことからお話ししましょう。この年，RI（Rehabilitation International／国際リハビリテーション協会）世界会議が新宿で開催されました。その機会に障害者運動を活性化させようと企図した実行委員会の事務局を担当し，一週間泊まりがけで準備に当たりました。ジュディ・ヒューマン，マイケル・ウィンター，ジャスティン・ダート，アドルフ・ラッツカ，カッレ・キョンキョラなど，世界に名だたるリーダーたちが参加しました。この世界的動向を象徴するように，その後，1990年にはアメリカでADA，正式名称「障害を持つアメリカ人法（Americans with Disabilities Act of 1990）」が成立しています。世界で初めての包括的な障害者差別禁止法で，雇用，公共サービス，公共施設，通信など幅広い領域での差別の撤廃が標榜されています。そうした障害者の権利確立の動きを広げようということで，世界会議が開催された京王プラザホテルから新宿駅まで300名の障害者がデモ行進をしました。

その後，新宿駅から集団乗車し，新橋駅を経由して当時の運輸省まで行きました。当時，駅にはエレベーターはなく，たくさんの車いす利用者が乗り込もうとしたから，駅は一時大混乱になりました。そのため，運輸省との交渉の時間に遅刻するという「事件」が起こります。この行動をきっかけに，翌年から毎年，全国各地で一斉乗車をする運動が展開され，各自治体での「バリアフリー条例」へとつながり，2000年に「交通バリアフリー法（正式名称「高齢者，身体障害者等の公共交通機関を利用した移動の円滑化の促進に関する法律」）」成立の導火線になりました。行政交渉はさまざまなルートから始まるものですが，今ではありふれた光景になった駅のエレベーター設置義務が実現したのも，車椅子による行進という直接行動が障害者の地域生活・社会参加を阻むバリアの存在を，社会に知らしめたからこそです。

その後，2002年にはDPI世界会議・札幌大会があり，その参加を呼びかけるためのプレイベントで，私は全国各地を飛び回ることになります。DPI世界会議が無事終わりホッとしたのもつかの間，2003年1月に国が障害者の介護サービスの時間に上限を設ける方針を打ち出そうとした「ヘルパー上限問題」が勃発し，何とか撤回させるまで2週間に及ぶ厚生労働省前での座り込み闘争が続きました。一方，国連で障害者権利条約の特別委員会が設置され検討が始まり，こうした動きに対応するため，2004年には「日本障害フォーラム（Japan Disability Forum：JDF）」が設立されました。こうして2000年代に入っても実にさまざまな活動に参加してきました。

こうした運動を継続していくために，もちろん交渉のためのテクニックやスキルを継承することは重要だと実感しています。しかしテクニック以上に大切なことは，「閉められつつある扉に体当たりし，何とかこじ開けようとする感覚」ではないでしょうか。2004年のDPI日本会議事務局長選任後もこの感覚に正直に，2006年からは障害者制度と介護保険との統合を目的にしていた「障害者自立支援法」に体当たりしつづけ，さらには，2013年の「障害者差別解消法」の実現へとつながります。

熊谷　「閉められつつある扉に体当たりしつづける」という感覚は，運動よりも生活を優先させる態度から，自然にほとばしり出るものかもしれないですね。

囲いの向こうへ
——ポスト制度化時代の運動

尾上　私が所属しているDPI日本会議のことにも少し説明が必要かもしれませんね。DPI（Disabled Peoples' International／障害者インターナショナル）は，もともと1980年のRI世界会議・カナダ大会で決定機関の過半数を障害当事者にするという要求が否決されたことを受け，国際障害者年にあたる1981年，障害者自身の声を代表する国際組織として組織されたという歴史的経緯をもちます。DPIの主な活動は，あらゆる障害者の人権の確立と地域生活の実現を目的としています。そのために，さまざまな分野での政策提言を行うとともに，必要に応じて交渉や集会，デモンストレーションなどを行ってきました。意思決定の過半数を当事者としている団体に会員資格が認められるネットワーク組織で，現在のDPI日本会議は97の加盟団体を数えます。医学モデル＝疾病モデルではなく社会モデルに基づいた活動を行い，障害種別を超えた連帯を進めるクロス・ディスアビリティという発想も重視して，障害者権利条約の完全実施を進め，どんな障害があっても地域で学び暮らし活動する

インクルーシブな社会の実現を目指しています。活動方針は総会で決まり，加盟団体から選出された理事会を執行機関とし，事務局が実務を担います。たとえば障害者差別解消法見直しに向けた事例募集，自治体での差別禁止条例の作成，パーソナル・アシスタントのような地域生活のための自立生活支援サービスの制度化に向けた厚生労働省との交渉，バリアフリー法改正，理事のジェンダーバランス是正といったことも含むジェンダー課題の解消，そして2016年に起こった相模原障害者施設殺傷事件に対しても継続的にコミットしています。

ただ，優生思想と社会における貧困な障害者観の是正，障害のある者とない者が共に学ぶインクルーシブ教育制度の実現などは，今なおDPI日本会議の積年の課題です。これまでの運動によって自立生活を営むための福祉サービスが多少なりとも充実したポスト制度化時代の今日でも，たとえば重度障害者の自立生活を阻む状況はまだ多く残されています。「あらゆる差別を許さない」「当事者が立ち上がることが社会を変える」という論理が，DPIの底流に流れる思想だと私は考えています。

熊谷 生きたいように生きることを阻む差別の撤廃は，未完のプロジェクトです。そして，運動はあくまで生きたいように生きるための手段でしかない。しかし同時に，この運動の原点である「こんな風に生きたい」という素朴な願望や，それが満たされないときに掻き立てられるあの焼けるような思いは，分断によって容易に奪われるものでもあります。だからこそ，健全者や他の障害，同じ障害をもつ他者を求めて，囲いの外へ踏み出しつづけなくてはならない。

尾上 これまで長く制度や政策を是正する活動に関わってきましたが，制度や政策はあくまで手段にすぎない，制度は変えていくものであっ

てそれに振り回されてはならないと最近よく考えます。制度改革を実現してきたのは「自分が生きたい社会」を実現しようとする人々の熱い思いでしたが，同時にその伝承はなかなか難しいのではないかという危機感を抱いています。そしてもうひとつの危機感は，地域生活のための介助者派遣が単にサービスそのものへと還元され，障害者と介助者が共に生きる関係をつくっていく機会が少なくなっているのではないかということです。青い芝の会の行動綱領に「われらは自らがCP者であることを自覚する」というものがありますよね。これは，自分自身を見つめる自己凝視を呼びかけたスローガンですが，同時に，自分が変わることは社会が変わることであり，社会が変わることは自分が変わることであるという意味をもちます。他者から隔絶して個に閉ざされているだけでは，社会を根本から変えていくことは難しいでしょう。

熊谷 制度化されたサービスに囲い込まれ，他者から隔絶して個に閉ざされた状態は，青い芝の言う自己凝視とはまるで違うものですね。社会に出て，他者と自分とを隣り合わせ，比較し，嫉妬し，憤り，そしてそんな感情もろともぶつけ合って，一部を分かち合えて初めて，自己凝視が可能になる。そして，「自分が行きたい社会」が構想されていくのでしょう。

尾上 だからこそ自分と社会とを往復する視線がなくてはならないと私は考えています。なぜそのサービスが成立したのかを知らないまま，ただサービスの内部で生かされるのではなく，あるひとつのサービスを成立させているシステム全体に目を向けると，これまでとはまったく違った光景が広がってくるはずです。かつて大阪青い芝の会は「そよ風のように街に出よう」というスローガンを掲げ，外出の機会が極度に制限された重度障害者が街へ歩き出せるようにすることを運動の中核に置

いてきました。私が障害者運動に関わるきっかけになった坂本さんは「犬も歩けば棒に当たる。障害者が街に出れば差別に当たる」と口癖のように言っていました。以前に比べて多少はバリアフリーが進んだといわれる現在でも，ひとたび街に出れば，まだまだ壁は残されている，あるいは新たな形での壁がつくられていることがわかり，次にその壁をどう打ち破るかという課題が生まれてくる。2018年という現在において，第二の「身体障害者実態調査阻止運動」や第二の「府中療育センター闘争」，「そよ風のように街に出よう運動」は起こるのか，またそれを起こす必要があるのかということを，若い世代にはぜひ問いつづけてほしい。

連帯と行動
——そよ風のように街に出たあとに

尾上　身体障害者運動史において1970年代の府中療育センター闘争や障害者殺し事件に対する闘いを担ったのが第一世代，1986年のヒューマンケア協会設立を主導したのが第二世代とすると，私は，その端境のいわば「1.5世代」にあたります。もちろんこの世代だからこそ伝えられる経験もあります。ただ，行政交渉で活用されるロビー活動のスキルは伝承可能ですが，押したり引いたりしながらも「絶対に引かない一線」を死守するという戦略の要は，数値化したりマニュアル化したりすることのできない皮膚感覚をも内包するものだから，どうしても伝承は難しい。ひとつの制度が成立した背景思想や価値体系を理解しなければならないし，なにより自分自身がどのような社会を生きていきたいかを問いつづけなくてはならないからです。

熊谷　その自己凝視が共同的な作業だとすると，先行世代の遺産伝承が急速に難しくなってい

る時代においては，誰がどのように伝承を担うのか，そよ風のように街に出たあとに誰にどのように出会えばいいのか，ということも切実な課題です。自分が望む生活について語り合うにも，望ましい社会について議論するにも，人と人とのつながりがなくてはならないはずですが，その「連帯」そのものの成立が難しくなっているというジレンマがあります。

尾上　私の経験から言うと，この対談でご紹介した私の中高生時代から障害者運動に飛び込むまでの人々との出会い方が重要なのかな。大阪青い芝の会では2カ月に1度くらい合宿を開催して，結論をまとめるプロセスのなかで相互の価値観をすりあわせていくことを大切にしていました。渇きを癒やすように仲間を求め，読書や音楽などの文化資本をきっかけにして仲間との出会いを引き寄せていくことが，その後につながっていくのかもしれません。

熊谷　大阪青い芝の会が，サービスに囲い込まれ，個に分断された自立生活ではなく，コロニーや合宿などの仲間との出会いの場を大切にしてきたことは，運動の継承を考えるうえで極めて重要なポイントになるように思います。

＊

熊谷　今日は当事者運動の大先輩であり「1.5世代」を自称される尾上さんをお迎えして，生い立ちから現在までの自伝的ナラティヴを中心に，大阪青い芝の会からDPI日本会議に至る運動への参画，そして今日の後続世代へのメッセージまで，縦横無尽に語っていただきました。生活は運動のためにあるのではないという認識が，運動において「絶対に引かない一線」を死守するという情熱の根拠になるということ，まだまだ差別撤廃や完全参加と平等は未完のプロジェクトであるということ，そして，「どのような生活を自分は望んでいる

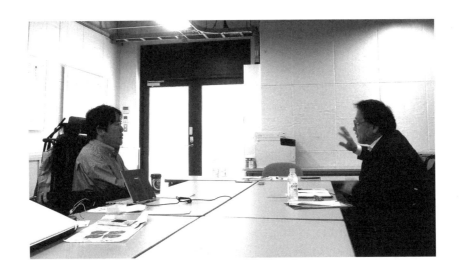

のか」という自己凝視にとって不可欠な，他者と出会う「場」が消滅してしまったかに見える現在，生温かい制度化されたサービスの囲いの外に，再びそよ風のように出ていくことが重要なのではないかということなど，多くの学びをいただきました。尾上さん，今日は長い時間にわたってお話をお聞かせいただき，ありがとうございました。

●2018年4月26日
東京大学先端科学技術研究センター

▶註

1　横田弘（1933〜2013）。1933年5月15日鶴見に生まれる。1964年マハラバ村へ移住。1966年結婚，1967年長男出生，1968年春にマハラバ村を出て青い芝の会・神奈川県連合会に参加。1973年同会長，1977年青い芝の会・全国総連合会会長。主著：横田弘（2015）『増補新装版 障害者殺しの思想』（現代書館），横田弘・立岩真也・臼井正樹（2016）『われらは愛と正義を否定する――脳性マヒ者 横田弘と「青い芝」』（生活書院）。

2　横塚晃一（1935〜1978）。1952年整肢療護園へ入園，1953年小学校卒業。同年4月中学校入学，1954年児童福祉法適用切れにより退園。1955年国立身体障害センター入所。1964年4月マハラバ村へ移住，1966年関口りえと結婚，1969年マハラバ村を出て川崎市生田に移る。1970年「青い芝」神奈川県連合会副会長及び会長代行。1972年「青い芝」神奈川県連合会会長。1973年日本脳性マヒ者協会全国青い芝の会総連合会会長，1976年全国障害者解放運動連絡会議代表幹事。1977年都立駒込病院に入院，1978年7月20日同病院にて胃ガンのため死去。主著：横塚晃一（2010）『母よ！ 殺すな 第4版』（生活書院）［初版：すずさわ書店（1975）］。

3　「マハラバ村」は，大仏空が茨城県石岡市の閑居山願成寺を脳性まひ当事者のために開放した共同体であり，親からの資金援助，大仏空の収入，生活保護などすべてを活用して最低限の生活を行なうことを目指したコロニーでもあった（立岩，2013）。

◉文献

ミシェル・フーコー［田村俶 訳］（1977）監獄の誕生――監視と処罰．新潮社．

アーヴィング・ゴフマン［石黒毅 訳］（1984）アサイラム――施設被収容者の日常世界．誠信書房．

定藤邦子（2011）関西障害者運動の現代史――大阪青い芝の会を中心に．生活書院．

立岩真也（2013）私的所有論 第2版．生活書院．

立岩真也（2017）はやく・ゆっくり――自立生活運動の生成と展開．In：安積純子，立岩真也，岡原正幸，尾中文哉：生の技法 第3版――家と施設を出て暮らす障害者の社会学．生活書院．

横田弘，立岩真也，臼井正樹（2016）われらは愛と正義を否定する――脳性マヒ者 横田弘と「青い芝」．生活書院．

横塚晃一（2010）母よ！ 殺すな 第4版．生活書院［初版：すずさわ書店（1975）］

座談会

世代間継承①
身体障害・難病編

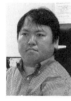

東京大学先端科学技術研究センター
［司会］
熊谷晋一郎

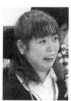

全国障害学生支援センター
川合千那未

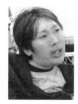

NPO法人自立生活センターてくてく／
全国自立生活センター協議会（JIL）
川﨑良太

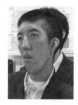

DPI日本会議
白井誠一朗

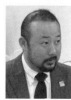

全日本ろうあ連盟
廣田喜春

熊谷　東京大学先端科学技術研究センターの熊谷晋一郎です。この座談会が収録される『臨床心理学』増刊第10号「当事者研究と専門知——生き延びるための知の再配置」は，昨年刊行された『臨床心理学』増刊第9号「みんなの当事者研究」のいわば続編にあたります。そのコンセプトを引き継ぎながら今回の特集号では，ある挑戦的なアイデアを試みています。専門誌の編集会議は専門家が編集委員となって協議するのが常ですが，この特集号では，身体障害，難病，依存症，精神障害，発達障害，LGBTなど多様な当事者から構成された編集委員会による「当事者研究会議」を開催し，そこから導き出された多彩なテーマについて専門家に執筆を依頼しています。通常のルートを転倒させて，いわば専門誌の編集会議をジャックしようという試みですね（笑）。

　この会議のなかで，分野を超えて，当事者活動の先行く先輩たちの知識や経験を，後追う現役世代のわたしたちがどう受け取るか（または，受け取らないか）というテーマの重要性が確認されました。この「世代間継承」について，今日はわたしと同時代を生きるみなさんと意見を交換したいと考えています。

　日々を生きていくことが切実だった先輩世

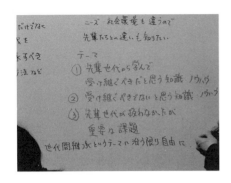

代にとって重要だったテーマと、ポスト制度化時代の若い後輩世代にとってのそれは、おそらく質的に異なるはずです。そこで第二世代・第三世代のみなさんをお招きしたこの座談会では、先輩世代から何を継承すべきか、あるいは逆に何を継承すべきでないか、そして先輩世代が解決できなかった重要な課題は何か、このような点を踏まえながら考察をご紹介いただきたいと考えています。本日はわたしがファシリテーターを務めながら、みなさんと意見を分かち合いたいと思っています。

ポスト制度化時代の仲間が集える場
―― 難病カフェという取り組み

白井　DPI日本会議事務局次長の白井誠一朗です。難病当事者として、わたしからは難病法を巡る諸問題をご紹介したいと思います。2015年に施行された難病法[註1]によって難病に対する医療助成制度が正式に確立されて以来、毎年予算請求をしていた以前から状況は大きく変わり、裁量的経費から義務的経費となり、医療費助成の対象疾患も大幅に増えました。しかし同時に、難病ごとに患者会が存在し、集合体として厚生労働省に団体交渉を試みていた難病法成立以前に比べ、現在は運動の目的が失なわれ、いわば模索の日々が続いているように見えます。インターネットの普及によって情報へのアクセシビリティが向上したことも、実は功罪一体です。それまでは患者会に所属して情報を収集していたのですが、インターネットでほぼ調べがつく現在、患者会に所属するメリットはきわめて希薄になっています。メンバーの新規参入が大幅に減少した患者会はメンバーが高齢化し、その結果、若い難病者が抱える課題とのギャップが広がりつつあります。そして患者会に所属していない若い当事者には、ありふれた日々の話をしたくても集まる場がないというジレンマも生まれています。

この現状を打開するために、難病の当事者たちが始めたのが「難病カフェ」です。九州発祥の「難病カフェ」は関東方面などにも広がりはじめていて、病気の種別を超えて集まれる場にする、パブリックな交流会ではなく出入自由にするなど、参加への抵抗を減らす工夫を凝らしています。ポスト制度化時代のひとつの特徴として、福祉制度を活用して一般就労をしている若手世代は多くなってきたのですが、週末は疲れ果ててベッドで横になっている人も多い。かといってパブリックな交流会はハードルが高いし、「当日欠席可」を謳っても、本人としてはやはり気が引けて

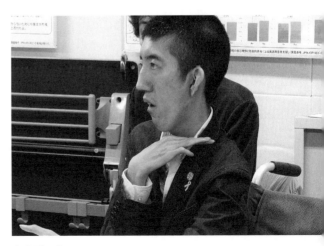

白井誠一朗

しまう。ですから「行けるときに行けばいい」というゆるやかなスタイル、「中途半端なモチベーション」、「気軽に集まるだけの場」であることを心がけています。通常のカフェ営業をしているスペースを休業中に借りるレンタルカフェの形式でやっているところなど、多様な形態のカフェが広がっていますが、今のところ、かなり成功しているという実感があります。もちろん集まって話しているうちに交流会のような雰囲気になることもありますが、仕事や恋愛・結婚など社会生活に関連する話題がテーブルごとに自由に飛び交っていて、通常想定される患者会とはずいぶん雰囲気が違います。

熊谷　白井さんが先行世代として想定されている難病運動のリーダーたちは、医療へのアクセス保障を、まさに生存の要として希求してきたわけですよね。そして2015年の難病法の施行によって運動の目的が達成された以後の若手世代、いわゆる「ポスト制度化世代」は、先輩たちの遺産によって自分たちの生活の質の向上や社会参加に関心を向けられるようになったものの、同時に、新たな課題を引き受けることになった。先行世代とは別の仕方での社会参加を今後どう実現していくか、この大きな課題に対して、白井さんが紹介してくれた「難病カフェ」プロジェクトは、すでに現実的なひとつの回答を提示しているのではないでしょうか。

障害の不可視性と
アイデンティティの希釈

廣田　全日本ろうあ連盟理事・青年部長の廣田喜春です。わたしにとってのロールモデルは聾学校の先輩たちです。ただ、2017年に創立70周年を迎えた全日本ろうあ連盟の青年部に所属するメンバーのなかにも、聾学校では

なく地域の学校を卒業する人が以前より多くなり、ろう者の先輩と出会う機会は減少傾向にあります。学校生活を終えて社会生活を送るようになって、初めてろう者に出会う人もいるくらいです。これまでの運動で、民法11条の改正や、条件付きながら普通免許取得を認めさせたりと、歴史的に大きな成果を上げてきました。一方で、ろう者同士が出会うコミュニティを縮減させてしまったという意味では、運動が「仇」になった側面は否定できないのかもしれません。それが現在の青年部が抱える大きな課題のひとつです。

そしてもうひとつの課題が、きこえない人には何ができないのかを社会に正しく知ってもらう啓蒙活動です。聴覚障害には「見えない障害」という特徴があります。本人は特に問題だと感じていなかったものの現実にはできないことがあって、それが「見えない差別」につながることも珍しくありません。差別が見えなくなれば、問題の所在を自覚することもできなくなる。そうなれば、これまで以上に問題を議論すること自体が稀になり、ろう者同士が出会う機会もますます減っていく悪循環が生まれかねません。若手世代が直面している現在進行中のもうひとつの課題です。

先行世代からの継承として重要だと考えているのは、わたしたちのアイデンティティとしての手話言語です。かつて、聾学校を一歩出たら手話言語を使ってはならないと言われ、学校を出た瞬間に後ろに手を組んで、同級生との手話言語の使用を禁じられた時代を経験しています。それはすべて一般社会への同化を促す目的からですが、同級生とのコミュニケーションを大幅に制限されたわけですから、大きすぎる代償を払うことになりました。手話言語は音声言語の代替ではありません。ろう者にとっては紛れもない第一言語であり母語なのです。その手話言語をアイデンティ

ティとして確立するためにも，先行世代が知る手話言語の成立史，文字に書き残されていない発展史を，若手世代は継承しなくてはならないと考えています。

　そして，1996年に廃止された優生保護法[註2]の問題も，決して消滅したわけではない，未だ延命している深刻なテーマです。聴覚障害もその対象とされてきた歴史があり，発足50周年を迎える青年部も絶えず議論を重ねてきました。だからこそ青年部では，恋愛や結婚も必然的に関心の対象でありつづけてきました。今の若いメンバーたちにとっても大切な生活のテーマが先輩世代からずっと語られつづけてきたことを，運動の歴史を知らない若手世代にも知ってほしいですね。

熊谷　運転免許の承認，手話言語とアイデンティティ，優生思想への抵抗……歴史の継承というテーマを巡って展開された廣田さんのレポートは，いずれも身体障害と共通するものばかりです。なかでも「ロールモデル不在」という課題は，先人たちが福祉制度を勝ち取ったポスト制度化時代だからこそ逆説的に生じている，ある意味では障害の別を問わない普遍的テーマかもしれません。聴覚障害にしても身体障害にしても，かつてのように介助者が見つからずに困り果てることは少なくなりました。しかしながら，メンバーを束ねる明確な運動の目的がなくなった今，仲間とつながるモチベーションも薄れ，ついにはロールモデルとなるべき仲間と出会う機会すら減少している。先達が万感の思いで手に入れた自立生活が「孤立生活」になっているという逆転現象が，新たな問題として浮上しているようです。

　一方で，廣田さんが言及された問題を，「見えやすい障害」と「見えにくい障害」の区分から補足させていただくと，前者のほうが圧倒的にロールモデルを見つけやすいという特徴があります。もしかしたらこの区分は，健常者との統合教育を是とするか非とするかという相違を決定するのかもしれません。「見えやすい障害」，つまり仲間を見つける障壁が低い障害の場合は統合教育を求めるのに対し，聴覚障害のように「見えにくい障害」，仲間を見つける障壁が高い障害は安易な統合教育に否定的で，均質のコミュニティを求めるところがある。これは発達障害のような「見えにくい障害」にも共通しているのですが，これはアイデンティティ形成を左右する重大な問題です。難病でも一見それとわからずパスする当事者がいることを考えると，障害の種類を超えて普遍的な問題提起ではないでしょうか。

清貧の押し付けと施設化する地域
―― 「自立生活イデオロギー」という桎梏

川﨑　鹿児島にあるNPO法人自立生活センターてくてく代表，JIL（全国自立生活センター協議会）オブザーバーの川﨑良太です。やはり自立生活運動のルーツ，アメリカから輸入されてきた歴史と日本における現在までの歴史は知っておくべきだとわたしは考えています。自立生活運動が活発だった1960年代から1970

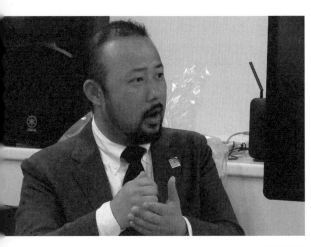

廣田喜春

座談会 世代間継承① ［司会］熊谷晋一郎／川﨑千那未＋川﨑良太＋白井誠一朗＋廣田喜春

年代は，生きるか死ぬかの闘う姿勢が前景化し，被差別意識にも敏感で，当事者のあいだでも広く問題意識が共有されていた——この歴史的事実は，当事者の紐帯が稀薄化している今だからこそ継承されるべきものです。先人たちが築いた歴史を知ることで支えられる部分もありますから。ただ，自立生活センターでも自立生活運動の遺産継承は最もホットで然るべきですが，自分自身のテーマとして引き寄せられるかどうかは個人差も大きく，そのジレンマがあります。それは，社会を変革する運動の成果によって障害者年金，生活保護，特別障害者手当を受給しつつ，重度身体障害があっても地域生活ができるようになった一方，今度は「制度内で生かされる」という新たな問題が生まれていることと関係するのかもしれません。

地域で趣味を楽しみながら慎ましやかに生きることを望む当事者もいるのですが，福祉制度を勝ち取った先輩から「制度内で生かされる」ことを暗に強要される場合もあります。いわばこれは障害者が障害者に「自制」を強いる「負の遺産」であり，かつてと比べて自立生活運動が若い世代に響かない一因にもなっていると考えています。自立生活センターは，事業体としてスタッフを雇用して，利用者にサービスを提供するようになってからもずっと，障害当事者同士であるスタッフと利用者間の対等な関係を求めてきたはずです。しかし，本来は当事者同士の関係を支えるべきピアワークやエンパワメントが，いつの間にか上から目線のトップダウン型に変質してはいないかと危惧しています。自分の生活を楽しむという個人の希望と自立生活運動の目標がクロスしなくなっているという現状が，わたしたちの周囲に広がりつつあります。

運動においてもまた，このようなパワーバランスの不均衡が生じています。障害が軽度で，

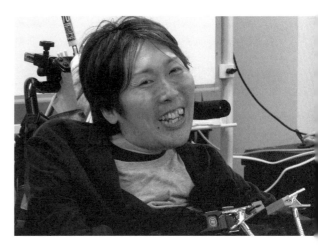

川﨑良太

社会生活が送りやすく，運動に従事しなくても生きられ，介助者を思いやる余裕のある当事者に比べ，重度障害をもつ当事者はどこか劣勢に立たされてしまう局面もあります。そして障害の軽い当事者が運動を実働的に担っていく傾向があることも否定できません。これは障害の別なく当事者が運動を主導していくことを標榜した自立生活運動が直面している，大きなジレンマです。

ポスト制度化時代の今日でも，わたしの暮らす鹿児島では（また全国的にも）ヘルパーが自動車運転をすることは認められていません。だから事業所が費用を肩代わりするといったこともあって，いざ自立生活を始めてみると，サービスは完全に行き届いているはずもなく，やはりどこかで管理されているという現実があります。自由を約束してくれるはずだった制度に管理されてしまうという奇妙な逆転現象は，恋愛や結婚にも及びます。先達から継承されてきた自立生活のスタイルに強く原理主義的に固執すればするほど，本当に自分らしく生きられているのかという疑問が生じてしまう——それを日々感じています。

熊谷 川﨑さんが提示されたさまざまなテーマ

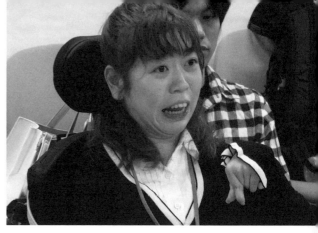

川合千那未

群を,「自立生活イデオロギー」という言葉で整理してみたいという思いに駆られます。川﨑さんが紹介されたジレンマは,解放運動でありながら自省と禁欲を強いるという,かつての学生運動が陥った罠,人生を運動に捧げる転倒した運動の論理を思わせます。そして最低ラインの生存権の保障の先にある,「わたし(たち)は何のために生きているのか?」というテーマの重要性や,障害の軽重を超えて連帯すべきであるはずが運動においては障害の軽い当事者が「実働部隊」として重用されるジレンマなど,いずれも強く心に残りました。

この「自立生活イデオロギー」をまた別の言葉で整理すれば,そこには「二重の抑圧」があると考えられそうです。ひとつには運動が人生より優先されるという先輩からの抑圧,もうひとつには解体されたはずの施設的管理は根本をそのままに地域へ移管されたにすぎないという制度からの抑圧として,いわば二重化されている。この別々に見えて実は同根である自立生活運動のジレンマを,川﨑さんのレポートは抉出するものでした。

産むことへの自由と産むことからの自由

川合　全国障害学生支援センターの川合千那未です。地域生活を始めて5年目になり,運動にも関わっているのですが,近年,地域生活分野における運動が衰退しつつあることを強く感じています。近年自立生活を始めた若い世代は,先駆者たちが築いてきてくれたものを継承しているという実感も薄いまま,その遺産を糧に自立生活が送れてしまっているからです。たとえば東京都内では障害の程度によって各種保障が制度化され,介助サービスによってさほど決して十分とはいえないなかで,自立生活を送っている人が大多数です。行政との交渉をさほど重ねなくとも,行政が認める範囲内で,生活に必要な最低限の介助を保障されます。ですから,あえて運動に参加する必要性を感じない人も珍しくありません。

しかしながら同時に,「みんな制度(行政の裁量)で決められたサービスでやりくりしているから,あなたも我慢してください」という「自制」を強いられてもいます。つまり,介助制度の確立と自由な生活を求めて闘ってきた先行世代と違って,ある意味で後輩世代は「制限された自由」を生きていることになります。「制限された自由」のなかにいるだけでは見えてこない問題は当然あるはずですが,たとえば親元にいる場合でも,食事や排泄など,少なくとも生理的欲求が満たされる状況であるがゆえに,あえて親元を離れて外に出ようとする動機が生まれにくい——そういった現状があります。

運動に参加しなくなった後輩世代は,さらに仲間の必要性を感じる機会も奪われていきます。先駆者たちは自分たちが望む生活を考え抜いて実現しようと闘ってきたわけですから,生活の向上と運動は切り離せなかったはずです。ですが後輩世代は,生活の質の向上も重要だと考えることそれ自体が難しくなっています。だから運動や社会進出に繋がりにくい。今後は「自分たちが本当はどのような生活を望んでいるのか」と問うことが,重要

になってくると考えています。

わたしが全国障害学生支援センターで携わっているのは，主に外務事業です。大学における障害学生の受け入れ状況に関する調査を実施し，その結果をもとに，障害学生支援のあり方や高等教育における合理的配慮について，大学をはじめ多くの人に知っていただけるよう講演活動をしています。インクルーシブ教育は健常者と障害者が共に同じ環境で学び合うことを理念に掲げ，学校という環境で教員やクラスメートとの摩擦や葛藤も含めて学びを深め，ひいては主体性を学んでいけるメリットがあります。学校教育のカリキュラムの策定においても，話は学校制度のなかにとどまりません。たとえば学校に入ったあと，健常者仕様のカリキュラムに障害者が合わせていくべきなのか，それとも学校と交渉して教育カリキュラムに留まらない対応を求めていくべきなのか，ということが課題になってきます。制度化が達成されたあとの地域生活，つまり自立生活運動とも課題は共通していくことになります。

また，障害者のジェンダー問題についても報告させてください。かつて障害者は恋愛も結婚も出産もしないほうがいい，いえむしろ，すべきでないとされてきましたが，現在では，たとえ障害があっても実現できることが多くなり，人生の選択肢も可能性も大きく広がりました。ただ，その道を切り開いてきた先輩方からの「恋愛も結婚もしたほうがいい」という言葉は，後輩世代に届くとき，希望を見出すとともに，プレッシャーへと転じるところがあります。障害の有無にかかわらず，恋愛も結婚も出産も，それらを選択する権利が個人に保障されるべきですが，現実には障害者コミュニティ内部でその権利が侵されていると感じることがあります。「産んではならない時代」から「産んでもいい時代」になった

のは先輩方の運動の成果で，それは十分に評価されるべきです。しかし，運動の成果としての「出産できる権利」とは別に，「出産するかどうかを選択する権利」が認められるべきではないでしょうか。女性障害者運動の流れとして，多様なライフステージが認められつつありますが，今もなお，世間から逆行している障害者コミュニティのジェンダー問題を，適切な状態へ引き戻す必要があると感じています。

熊谷 以前に比べれば充実はしたものの不充分な部分を残している制度に囲い込まれ，制度の外に広がる世界を想像することさえできなくなっている——これはまさにポスト制度化時代の大問題ですね。今ある生活とは別の生活，今いる世界とは別の世界への想像は，仲間との比較によって生まれるものですが，それを想像する可能性さえ奪われているとき，そこでは何が起こるのか。外の世界がすべて捨象された自分を取り巻く世界への馴致，つまり仲間から切り離された「分断統治」[註3]，たとえ貧しい生活でも徐々に慣れて自分の意志で選び取ったかのように思わされてしまう「適応的選好」[註4]の完成ではないでしょうか。川合さんのレポートは，この重い問題を鋭く指摘するものでした。

そしてもうひとつの大切なテーマ，障害者のジェンダー問題にも触れてくださいました。閉ざされていた恋愛・結婚・出産の可能性を切り拓いた先輩世代からのアドバイスは，後輩世代に届くときにその力を倍化させ，イデオロギーと化してハラスメントに転じかねない危うさをはらんでいます（そもそも障害者コミュニティだけがなぜか世間に逆行して「産めよ殖やせよ」になっているという疑問もあるのですが……（苦笑））。おそらく個人の人生は運動のためのツールではないこと，そして「出産できる権利」と「出産を選択する権利」を明

確に切り分けること，これら個人に認められるべき権利が侵害されるとき，素朴だったはずのアドバイスがハラスメントに転じる。これは言い換えれば，「産むことへの自由（free to...）」を達成した先輩世代と，「産むことからの自由（free from...）」を求める後輩世代の間にある，大きなスプリットと呼べるかもしれません。

5つの主題の間 奏 曲 _{インテルメッツォ}

熊谷　ここまでの議論をさらに展開していくため，大きく5つのテーマ，「歴史の継承」「継承すべきではない遺産」「分断統治と適応的選好」「反優生思想」「新しい場所」にみなさんの論点をまとめあげ，わたしからそれぞれについて若干の補足説明をしてみます。

　まず「歴史の継承」については，若手世代が現在享受しているものは決して自然に与えられたわけではない——みなさんの議題から，改めてこの事実を痛感させられています。重度障害を抱えながらでも自立生活を送ることができる条件として福祉制度があり，1960年代から続けられてきた先行世代の闘争なくして，その制度的実装はありえませんでした。わたしたち若手世代の生活は先行世代が勝ち取った土壌の上に成立しているということ，それは賞賛に終わりがないほど大きな遺産です。

　しかしながら一方，「継承すべきではない遺産」については，人生より運動を優先させる圧力の問題として，いくつもの議論が展開されました。障害当事者コミュニティ内部で働く自制の力学が，ある意味での「禁欲生活」をわたしたち若手世代に強制してくるわけです。このパワーポリティクスが恋愛・結婚・出産に及ぶとき，そのインパクトはさらに甚大になります。あえてこのようなグロテスクな言い方をするなら，先行世代の恋愛・結婚

観という鋳型にわたしたち個人の人生が流し込まれ，数ある人生の選択肢が狭められると同時に，人生を選択する権利まで侵されていく……そう表現できるかもしれません。

　このことは若手世代に広く共通する「分断統治と適応的選好」というテーマとも地続きです。福祉制度の庇護の下，不自由の少ない生活が保障されるようになったものの，その反動として運動へのモチベーションは低下し，必然的に障害をもつ仲間同士が集まる場は減少し，自分の生活と他者の生活を比較する機会は失われつつあります。このことの一番の問題点は，他者との比較の減少が想像力の欠如を招き，自分は果たして自由なのか，日々の生活は本当に理想的なものなのか，それらを問う機会そのものが根こそぎ奪われていくということです。この問いが失われるとき，与えられた条件下での生活に慣れ，もしかしたら充分でも理想でもないかもしれない生活を甘受することになりかねない。「分断統治」が手繰り寄せる「適応的選好」の罠は，わたしたち若手世代のすぐ隣にあるようです。

　そして「反優生思想」も，ここまでの要約に関連させて考えるべきテーマです。たしかに1996年の優生保護法の廃止とともに優生思想は消滅したかに見えます。しかし優生思想の「亡霊」は未だ根絶されていない。まだ国家は，優生保護法の下で過去に犯した人権侵害に対して十分な謝罪や救済的対応を取っていませんし，出生前診断や尊厳死などの形で新しい優生思想は活発に実践されています。

　もちろんここまでの議論のなかでは，若手世代が新たに開拓しつつあるプロジェクトも紹介されています。白井さんが紹介してくれた「難病カフェ」のプロジェクトは，「新しい場所」をつくりだそうとする，ポスト制度化時代の新たな試みのひとつです。障害の種別や軽重，障害の重複，ジェンダー／セクシュ

座談会 世代間継承① ［司会］熊谷晋一郎／川合千那未＋川﨑良太＋白井誠一朗＋廣田喜春

アリティにかかわらず，多様性を認めながら人々が集う「場」を創出する試みが，「難病カフェ」で花開きつつある。行政に要求を提起する運動がなかば自動的に人々の集う「場」となっていた先行世代に対し，運動の積極的な動機が失なわれてしまった後続世代にとっては，「難病カフェ」のようなゆるやかな連帯は，人生や生活を語り合う新たな意見交換の「場」として機能していく可能性を秘めています。

問われる人生──鼓動する運動の胎動

熊谷 ここまでの議論を受けて，さらにみなさんから意見を募りたいと思います。まずは白井さん，いかがでしょうか？

白井 「難病カフェ」という試みは，障害の種別や軽重を問わず若い世代が集う「場」を生み出すことを目指しているのですが，障害の種別や軽重の差をどうとらえていくのかは，それ自体ひとつの課題でもあります。重度障害者への介助サービスが充実してきた一方で，このサービスを利用できる人とできない人が分類され，特に障害が認定基準に満たないためにサービスを利用できない人もいます。では認定基準に満たないから障害が軽度かというと，決してそうではありません。そもそも画一的な基準では判断できないことですし，むしろサービスを利用できなかったことによる代償は大きく，その不利益によって生活水準が低下することも考えられます。これまでのアクティビストたちは，かけがえのない多くのものを勝ち取ってきました。ポスト制度化時代のわたしたちが推し進める運動は，すでに手にしたものを保持しつつ，たとえば当事者のニーズに真に合致した介助サービスを充実させるといったように，その質を高めていく方向に進むべきだと考えています。

熊谷 ここでも適応的選好が重要なポイントですね。すでに与えられた福祉行政サービスのレジームに自分の人生を押し込めるのではなく，むしろ制度が充実している今だからこそ，自分の人生がどうあるべきかをあらためて考えなくてはならない。仲間同士で情報と認識を共有する「難病カフェ」のような試みの役割は，これからますます大きくなるでしょうね。

廣田 世代間継承には，やはり教育の問題が大きく関わってきます。たとえば，「役所」を表わす手話は，「半分に切り分ける」表現を用いたことがあります。障害者手帳にもとづ

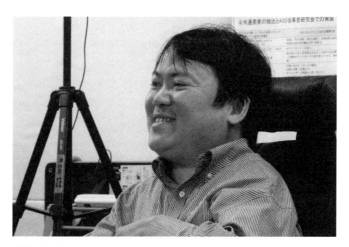

熊谷晋一郎

当事者研究と専門知

く「割引」処理が役所で為されていたことからの連想らしいのですが，このような手話言語の起源，文字言語だけでは伝わらない歴史は，先輩との何気ない会話で伝えられるだけでなく，明確な形で後世に継承されていく必要があります。そして日本に限定されることなく，アジア諸国や世界各国との交流を通じてグローバルに伝えられることも必要です。たとえば世界ろう連盟アジア地域青年部代表者会議もあります。教育現場やミーティングでいくらコミュニケーションを重ねたとしても，きっと当事者同士のギャップや摩擦は残るでしょう。それでも，ギャップや摩擦があるということ自体を知る「場」が生まれていくことが，今後はさらに大切になっていくのかもしれません。

熊谷 廣田さんのレポートには，白井さんの「難病カフェ」との共通項が多くありますね。コミュニケーションを通じて同じ障害当事者同士の「多様性」と「共通性」を再確認すること，そして手話言語の歴史研究を通じて先行世代との「比較」を実現すること——横断的であると同時に縦断的でもあるこのようなスタイルは，今後，若い後続世代が継承を実現するスタンダードになっていくのではないでしょうか。

川﨑 今の議論は自立生活運動にも共通するのかもしれません。自立生活運動の歴史を学ぶことは，自立生活運動の多様性を知ることです。運動を主導してきた先輩たちから「武勇伝」として語られる歴史の背景には，運動を駆動した意図や戦略が伏在している。「武勇伝」の背景に秘められたものを正しく詳しく知ることで，わたしたち後輩世代は多くを学んでいける。もちろん運動に専従する人々の生活保障は今後も不可欠です。運動を仕事として確立するための基盤をしつらえなければ，運動は生活から離れ，生活から離れた運動は日々取り組める営みではなくなり，ますます若い世代の訴求力を失ってしまいますから。

川合 わたしも運動はもちろん大切だと考えています。でも，「誰のための運動なのか？」という問いは，それよりもっと重要ではないでしょうか。社会を動かしていくためなのか，それともこれから自立生活を送っていく仲間たちのためなのか，人によって目的は異なって当然です。わたしの場合，「自分にとって必要なものだから」運動に参画しているという意識が強くあります。自分の望む生活をつくりあげるために必要なものとしての運動，その視点がひいては自立生活の樹立，そして主体性の確立へとつながっていきます。「自分の生活のすぐそばにあるもの」として運動をとらえなおす視点の再転換がシェアされれば，運動の意義は，若い世代にもしっかり伝わっていくのではないでしょうか。

歴史と闘争を学ぶ
——歴史記述のプリズム

熊谷 ここでちょっと議論の方向を変えて，みなさんにうかがってみたいのですが，本や映像など，これまでの歴史を学ぶうえで参照している資料があれば教えていただけないでしょうか。

川﨑 そうですね……ひとつは，渡邉琢さんの『介助者たちは，どう生きていくのか——障害者の地域自立生活と介助という営み』（渡邉,2011）です。府中療育センター闘争[註5]や新田勲さん[註6]のことなど歴史的事実が詳しく解説され，さらに介助者視点から歴史が記述されている点も重要だと思います。それからやはり，『生の技法 第3版——家と施設を出て暮らす障害者の社会学』（安積ほか，2017）ですね。当事者運動史をどう考えていくのか，その基本がこの本には書かれています。

廣田　全日本ろうあ連盟創立60周年を記念した映画「ゆずり葉」があります。1999年の運転免許取得や民法11条改正を勝ち取った，ろう者と手話通訳者による差別法令改正運動の歴史など，ろう者の歴史を知るための格好の資料になっています。そして『季刊みみ』での10年にわたる連載を書籍化した写真集『道——ろうあ運動を支えて』（豆塚，2016）は，ろう者の生き方を記録した，さながら一大人物絵巻で，ろうの子どもたちに今後の生き方を教えてくれる本です。

白井　わたしは，花田春兆さんの『支援費風雲録——ストップ・ザ・介護保険統合』（花田，2004）を挙げたいです。2003年に急浮上した「支援費制度」と「介護保険制度」の統合プランへの抵抗運動[註7]を，当時の空気とともに伝えてくれています。『知っていますか？障害者の権利一問一答』（DPI日本会議，2016）や『障害者が街を歩けば差別に当たる?!——当事者が作る差別解消ガイドライン』（DPI日本会議，2017）といった，DPI日本会議が編集した本は全部買って読んでほしいというのが本音なんですけど（笑）。

川合　脳性まひの遠藤滋さんを伊勢真一さんが撮影した映画「えんとこ」（伊勢，1999）は，支援費制度以前，介助者の給料が時給600円程度だった時代の風景を収めたドキュメンタリーです。「えんとこ」という言葉は，世田谷の住宅街にあるマンションの一室にある「遠藤さんのいるところ」，そして人が集まってくる「縁のあるところ」という2つの意味を込めて名づけられています。遠藤さんを取り巻く，パブリックな利用者派遣とは異なる人間関係が描かれていて，わたしの大好きな作品です。

運動を，ふたたび
——世代間継承の彼方へ

熊谷　では最後に，若い世代による運動を新たに起動させていくためのヒントについてご意見をうかがって，今日の座談会を閉じたいと思います。

白井　さまざまな歴史資料に学ぶことや先行世代の遺産を継承することはもちろん大切で，いずれも折に触れて参照すべきですが，運動にはOJTで「やってみるしかない」「身体で覚える」という側面が多分にあります。あるサービスの改善交渉ひとつ取っても，ネゴシエーションをもちかける相手によってアプローチはめまぐるしく変わっていきます。ですから実際に体験するほかない部分，経験とともに精緻させなくてならない部分は残ると考えています。

廣田　行政交渉では，特に地方自治体間の情報をつなげていく作業が欠かせませんよね。行政にはつねに理念とエビデンスをもって働きかけたい。そこで自分が属する自治体では認められていないサービスが別の自治体では認められているという情報をつかんでいれば，交渉を有利に進める強力な手札（カード）になります。後続世代はたしかに運動に消極的になっていますが，わたしたちが生きていく前提を築き上げることに等しい国家や自治体への交渉は，今も昔も変わらず重要です。運動と交渉を手放さないために何ができるのかを，わたしたち若い世代はあらためて問いつづけなくてはなりません。

　そしてまた「障害者は見世物ではない」ということを，あらためて強く主張したいと思います。たとえ先輩から運動のために人生を捧げよと言われても，ここは譲れない一線です。歴史上，障害当事者たちは幾度も政治取引のツールとして利用されてきました。それ

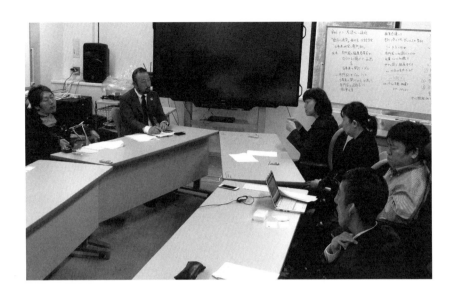

でも今,「手話言語法」の制定を国に求める意見書が,47都道府県も含めて日本国内の全1,788地方議会で採択されているのは,政治取引とは異なるコンテクストで,障害当事者が自分自身の死活問題として行政に働きかけてきた成果です。これからは政治交渉をどのように進めていくのかを検討する場,メタレベルの議論のフォーラムも必要になってくるでしょう。

川合　2006年からの地方分権によって,地方自治体間の横のつながりを利用して運動を強化するという戦略が加わりました。そしてこの戦略を前進させるためには,「なぜこのサービスが必要なのか」を合理的に説明するロジックもまた必要になってきます。「当事者が困っていること」と「その解決策」,そして「具体的な施策やサービスの変更案」について,順を追ってロジカルに,データを提示しながらエビデンスベイストで説明できるテクニックが求められています。

川﨑　行政交渉は机上論でもなければ小手先のスピーチ・テクニックでもありません。実際に自治体の役所に出向いて,担当者と話し合って,そこではじめて形を伴ってくる。そのときに重要になってくるのは,「なぜこのサービスが必要なのか?」という先方からの疑問に答える入念な準備です。これまで自立生活センターは「生活体」と「運動体」という両輪を実装しながら活動してきました。つまり,一方では介護サービスを提供する機関,他方では当事者の声を伝えるセクションの役割を担ってきたわけです。この伝統をしっかり継承しながら,何のために何を要求するのかを問い,「我を通す」ことをためらってはならないと考えています。

*

熊谷　「身体障害・難病における世代間継承」というテーマから出発したこの座談会は,さまざまな重要なテーマを跡づけながら,最後にはOJTやエビデンスといった運動の方法論というテーマに着地することになりました。みなさんからのご意見をうかがってあらためて提案してみたいのは,自分の属する地方自治体の事情しか知らずに交渉が「密室化」するリスクを回避するための,「交渉アーカイブ」

創設というアイデアです。たとえば「〇月〇日に担当責任者が□□と言った」という記録に誰もがアクセスできて簡単に検索もできるとしたら，障害の種別や所属機関に応じて個々に進められていた交渉は，もはやスタンドアローンではなくなります。過去の運動史を継承した「縦のネットワーク」と，全国各地で同時展開する交渉を束ねていく「横のネットワーク」，それらを手にした交渉は必ずやさらなる前進を始めるはずです。これからの運動を担っていく後続世代における「世代間継承」というテーマに，より広範なネットワークを展開していくこの試案を接木し，来たるべき課題として提起して座談会を終えたいと思います。みなさん，今日はとても貴重なお話を本当にありがとうございました。

● 2018年4月26日
東京大学先端科学技術研究センター

● **付記**
写真はすべてDPI日本会議提供による。

▶ **註**
1 正式名称「難病の患者に対する医療等に関する法律」，2014年6月公布，2015年1月施行。「発病の機構が明らかでなく，かつ，治療方法が確立していない希少な疾病であって，当該疾病にかかることにより長期にわたり療養を必要とすることとなるもの」と難病を定義し，難病患者への医療の確保および療養生活の質の維持向上を目的とした法律。
2 1948年7月に公布，1948年9月に施行された優生保護法は，「優生上の見地から不良な子孫の出生を防止するとともに，母性の生命健康を保護すること」を目的として，遺伝性精神疾患や遺伝性身体疾患とされたものを対象とする優生手術を規定する。1996年「母体保護法」への改正とともに優生思想に基づく部分は削除され，優生手術の規定も廃止された。
3 古代ローマに遡る「分断統治（Divide et impera）」は，植民地ごとに市民権・自治権の格差を設けて被支配者を分割しながら統治する手法を指す。古代以後においても，人種，言語，宗教，経済的利害などを階層化して被支配者間の抗争を促進する一方で連帯の可能性を防衛し，支配者の統治を強化するコロニア

リズムの基本原則とされてきた。
4 ハンディキャップやスティグマなどに起因する抑圧的環境に置かれたフラストレーションを回避すべく，自らの選好そのものを環境に適合させる操作を「適応的選好（adaptive preference）」と呼ぶ。一見して自由意志による選好でありながら，前提においてその選択肢は制限されており，見えない不平等が発生している（Sen, 1992/1999）。
5 1968年4月に設立された府中療育センターは，日本ではじめて重度障害児・者を収容する大規模療護施設として同年6月に開所された（院長＝白木博次・東京大学医学部教授）。1970年前後より同センターの管理体制への疑義が在所生から提起され，特に障害種別分類によって山間部新施設に移転する計画発表後に抗議行動は激化し，在所生の有志グループが東京都庁前に座り込むなど，1年9カ月にわたった一連の抵抗運動が「府中療育センター闘争」と呼ばれる（深田, 2013；中西, 2014；立岩, 2017）。
6 新田勲（1940～2013）。脳性まひ当事者である自らを「全身性重度障害者」を呼び，1970年から府中センター療育闘争に参画後，1973年に「在宅障害者の補償を考える会（在障会）」を結成。公的介護保障要求運動を展開するとともに，脱家族・脱施設の自立生活を自ら実践しつづけた。その特筆すべきライフヒストリーは，晩年の介助者のひとり深田耕一郎によって記録されている（深田, 2013）。
7 2003年に施行された「支援費制度」は，行政措置のサービス給付に代わって障害者が事業者と直接契約を結んでサービスを利用し，自己負担分を除くサービス利用費を地方自治体が支援費として制度を指す。1994年の「高齢社会福祉ビジョン懇談会」を経て2000年に施行された「介護保険制度」は財源不足など慢性的問題を抱え，2003年，「支援費制度」との統合プランが急浮上したが，介助サービス上限が4時間と定められ，24時間介護を必要とする重度障害者の自立生活を阻むなど，すでに多くの問題を露呈させていた。この統合プランに対して，日本障害者協議会（JD），日本身体障害者連合会（日身連），全日本手をつなぐ育成会，DPI日本会議からなる4団体が緊急抗議運動を展開することになる（花田, 2004）。

◉ **文献**
安積純子, 立岩真也, 岡原正幸, 尾中文哉（2017）生の技法 第3版——家と施設を出て暮らす障害者の社会学. 生活書院.
DPI日本会議 編（2016）知っていますか？ 障害者の権利一問一答. 解放出版社.

DPI日本会議 編 (2017) 障害者が街を歩けば差別に当たる?!——当事者が作る差別解消ガイドライン. 現代書館.

深田耕一郎 (2013) 福祉と贈与——全身性障害者・新田勲と介護者たち. 生活書院.

花田春兆 編 (2004) 支援費風雲録——ストップ・ザ・介護保険統合. 現代書館.

伊勢真一 監督, 映画「えんとこ」上映委員会 製作 (1999) えんとこ [映画].

豆塚猛 文・写真 (2016) 道——ろうあ運動を支えて. 全日本ろうあ連盟.

中西正司 (2014) 自立生活運動史——社会変革の戦略と戦術. 現代書館.

Sen A (1992) Inequality Reexamined. Cambridge, MA : Harvard University Press. (池本幸生, 野上裕生, 佐藤仁 訳 (1999) 不平等の再検討——潜在能力と自由. 岩波書店)

立岩真也 (2017) はやく・ゆっくり——自立生活運動の生成と展開. In：安積純子, 立岩真也, 岡原正幸, 尾中文哉：生の技法 第3版——家と施設を出て暮らす障害者の社会学. 生活書院.

渡邉琢 (2011) 介助者たちは, どう生きていくのか——障害者の地域自立生活と介助という営み. 生活書院.

全日本ろうあ連盟創立60周年記念映画製作委員会 製作 (2009) ゆずり葉 [映画].

継承すべき系譜②
自助グループ

東京学芸大学
野口裕二

はじめに

　当事者研究は自助グループから何を受け継ぎ，何を新たに生み出したのか，これが本稿で検討する課題である。当事者研究はその創始者である向谷地生良が述べるとおり，AAやSAといった自助グループの存在から大きな刺激を受けている（向谷地，2016）。べてるの家では，当事者によるミーティングがもつ豊かな可能性が早くから認識され，「三度の飯よりミーティング」という独自の文化を生み出してきた。そうした文化のなかで当事者研究は生まれた。ミーティングを生活の中心に据える文化のなかで，当事者研究という新しいミーティングの形式が生まれたのである。では，当事者研究のミーティングと自助グループのミーティングはどこが同じでどこが違うのか。まずは自助グループの特徴を確認することにしよう。

自助グループの特徴

　自助グループは現在では多くの領域に広がっているが，それらの先駆けとなったのが1930年代にアメリカで生まれたAA（Alcoholics Anonymous）である。それまでこれといった治療法もなく回復の道筋が見えなかったアルコール依存症の領域で回復者が出たことでそれは注目されるようになった。そして，アルコール依存だけ

でなく，薬物依存，ギャンブル依存，買物依存，セックス依存，摂食障害，その他，広義のアディクション領域を中心に広がっていった。統合失調症者によるSA（Schizophrenics Anonymous）も1980年代にアメリカで生まれたが，日本にはほとんど導入されなかった。その理由は，当時，統合失調症においては薬物療法に注目が集まっていたこと，また，統合失調症の患者がAAのようなミーティングをすることは困難だと思われていた点があげられる。一方，アディクション系の病気には有効な薬物療法が存在せず，ミーティングが重要な治療手段のひとつとなりえたという違いがあった。

　では，自助グループはどのような特徴をもっているのか。ここでは，AAに即してその特徴を見ていくことにしよう。その特徴は以下の4点に整理できる。

　第1は，「専門家に依存しない」という点である。まさに自助グループの自助グループたる所以がここにある。AAはビルとボブという二人のアルコホリックの伝説的な出会いから生まれたが，そのときのことをボブは次のように語っている。

　「もっともたいせつなことは，彼がアルコホリズムに関連して，自分の話していることを体験によって知っている，これまで私と話した最初の生きた人間だったことである。いいかえれば，彼は私のことばを話したのである」（Alcoholics

Anonymous, 1939)。

　医師などの専門家との会話では得られなかった重要な何かが得られたという感覚と感動が自助グループを生み出す原点にあったことがわかる。ここで，専門家に頼るのではなく，当事者同士で会話をすることの重要性が発見された。そして，こうした活動のなかから回復者が現れてくることで，このやり方の重要性が広く認識されていった。

　第2は，「グループのなかに上下関係を作らない」という点である。AAにおいて，この原則は，グループの名前にもなっている「アノニマス（匿名）」に端的に表れている。上下関係は実名の関係のなかで発生する。指導する側とされる側といった役割関係は匿名の関係のなかでは継続しにくい。ミーティングでの発言をあくまでその場での発言として扱い，そのひとの属性として固定化しないことが匿名のミーティングによって可能になる。ミーティングの場では誰もが対等な一参加者であることを保証する。そのための優れた工夫が匿名性なのだといえる。

　上下関係を作らないもうひとつの工夫は「12の伝統」のなかにある。「金銭や所有権や名声の問題が，われわれを大事な目的からそれさせる恐れがある」（伝統6）。「新聞・電波・映画の分野で，われわれはいつも個人名を伏せるべきである」（伝統11）。匿名性の原則はミーティングのなかだけでなく，外部の世界に対しても貫かれる。外部に実名を出すことによって，たとえば，アルコール依存症を克服した立派なひとという「名声」を手にすれば，その名声に振り回されて自分を見失い，再びアルコール依存に舞い戻る危険性がある。また，そうした名声を手にすれば，ミーティングで対等な一参加者ではいられなくなる。そうした危険性を徹底的に排除する仕組みがAAには備えられている（野口，1996）。

　第3は，「言いっぱなし聞きっぱなし」という独特のミーティングの形式である。通常の「話し合い」ではなく，参加者ひとりひとりが順番に発言するだけで，質問や応答などのやりとりを一切行わない。自助グループという言葉からは，それぞれの経験や知恵を伝え合い学び合うことが想像されがちだが，そうしたやりとりはなされない。

　この特異な形式には2つの意味があるが，ひとつは先に触れた第2の特徴と関連する。通常の話し合いでは，経験や知識が多いひとが優位に立ちがちであり，結果として参加者の間に上下関係を作りやすい。経験豊富なひとの意見がミーティング全体を支配することにもなりかねない。「言いっぱなし聞きっぱなし」は，そうした関係が生まれるのを回避する見事な仕掛けになっている。

　もうひとつの重要な意味は，「誰に向かって語るか」という点である。AAの12のステップには「神」や「自分を超えた大きな力」といった言葉が何度か出てきて，初めて接するひとを戸惑わせる。しかし，ここで明らかなのは，神に向かって語ること，あるいは，すくなくとも神の存在を意識しながら語ることがAAの基本に据えられている点である。参加者に向かって語るのではなく，神に向かって語る。だからこそ，「言いっぱなし聞きっぱなし」という形式をとらざるをえない。このとき，個々の発言に対する他者の評価は意味をもたなくなる。評価できるのは神しかいないからである。こうして，通常のミーティングに伴いがちな他者による評価の視線が無効化され，「評価と査定のない空間」（野口，2002）が生まれる。そして，こうした空間のなかで，他者がどう思うかではなく，自分と神にとってどういう意味があるかということを大切にする語りが生まれる。

　第4は，「12のステップという独自の回復の指標をもつ」点である。自助グループのなかにはAAを参考にしてこうしたステップを持つもの

と持たないものとがあり，持つものは「ステップ系のグループ」という括りで呼ばれる。つまり，独自のステップを定めていることは，自助グループの重要な特徴のひとつとなる。ただし，このステップは，ひとつのステップを達成しなければ次のステップに進めないといった厳格な指標ではない。そもそも，ひとつのステップを達成したといえるかどうかの判断は難しい。重要なのは，ステップに示されたことを自分なりに受け止め，実行してみることにある。

　ステップは，「回復」に具体的なイメージを与えてくれる。アルコール依存の場合，断酒が当面の目標となるが，酒をやめていれば「回復」といえるかというとそうともいえない。では，「回復」とは一体何なのか。あるいは，やめ続けるには何が必要なのか。なぜ，やめ続けなければならないのか。こうした数々の疑問にステップはなんらかのヒントを与えてくれる。直接の答えではないが，どう考えればよいのかの方向性を示してくれる。そして，こうした方向性を仲間と共有することによって，グループにゆるやかな共同性が生まれる。たとえ，ステップの達成度や理解度が異なっていても，問題に向き合うときの基本的な姿勢が共有され，グループとしての共同性が生まれるのである。

自助グループと当事者研究

共通点と相違点

　以上，4点にわたって自助グループの特徴を整理した。では，当事者研究はこれらの特徴をどのように受け継ぎ，また，何を新たに生み出したのか。

　第1の特徴，「専門家に依存しない」については，当事者研究もまったく同様である。専門家はファシリテーターとして参加するが，指導や助言はしない。参加者の発言を整理しわかりやすくする役割に徹している。研究を進める主体

はあくまで当事者とその仲間である。

　第2の特徴，「グループのなかに上下関係を作らない」もそのまま受け継がれている。匿名でもなく，12の伝統ももたないにもかかわらず，そこに上下関係は発生していない。ではなぜ発生しないのか。その理由は次に述べる第3の特徴と関連している。

　第3の特徴，「言いっぱなし聞きっぱなし」については明らかに異なっている。当事者研究でそれを用いる場合もあるが（Necco当事者研究会，2013），べてるの家ではそのやり方を用いていない。では，この方式をとらない場合，上下関係が生まれる心配はないのか。結論からいえば，その心配はない。その理由のひとつは，当事者研究が共同研究という形をとっているからである。誰かひとりのアイデアではなく，みんなで作り上げたアイデアとなるので上下関係と結び付きにくい。もうひとつの理由は，そこで出てきたアイデアが有効かどうかは実際の行動によって検証されるからである。アイデアを出すことはスタートにすぎず，それが実際に有効かどうかが重要になってくる。個別のアイデアの優劣ではなく，共同研究全体のプロセスが大切になってくるのである。

　第4の特徴，「12のステップという独自の回復の指標をもつ」点も大きく異なっている。当事者研究に「回復」のステップは定められていない。その代わりに，研究の進め方のステップが定められている。それは次の5段階からなる（浦河べてるの家，2005）。

①〈問題〉と人との切り離し作業
②自己病名をつける
③苦労のパターン・プロセス・構造の解明
④自分の助け方や守り方の具体的な方法を
　考え，場面をつくって練習する
⑤結果の検証

「回復」のステップではなく「研究」のステップを定める。この違いは一体何を意味しているのか。その違いの意味を次に検討しよう。

「垂直モデル」と「水平モデル」

この違いを考えるうえで重要なのが，12のステップが描き出す個人と問題との関係である。AAの12のステップは次のようなステップから始まる。

①私たちはアルコールに対して無力であり，思い通りに生きていけなくなっていたことを認めた。
②自分を超えた大きな力が，私たちを健康な心に戻してくれると信じるようになった。
③私たちの意志と生き方を，自分なりに理解した神の配慮にゆだねる決心をした。

ここで，自分ではアルコールをコントロールできないことを認め，神の配慮にゆだねることが宣言されている。これまで続けてきたアルコールとの不毛な戦いに終止符を打ち，敗北宣言をして，これ以上戦わないことが述べられている。そして，「自分を超えた大きな力」＝「神」にすべてをゆだねる決心がなされる。こうして，「自分」対「アルコール」という構図から，「自分」対「神」という構図へと自分の立ち位置が再定義される。神との関係のなかで自己を定位するのである。そして，「言いっぱなし聞きっぱなし」のミーティングは，参加者が互いに神に向き合う姿勢を見せ合うことで，ひとりでは不安定な営みを支え合う。皆，神という同じ方向を向いていることを確認し，神に向かう上向きの矢印を束ねて支え合う。ひとりでは倒れそうになるのを皆で同じ方向を向くことで支え合うのである。

一方，当事者研究では，その最初の段階で「ひと」と「問題」が切り離される点が重要である。

まず最初に，この切り離し作業が行われ，次に，「自己病名」がつけられる。個人のなかにある病理や欠陥にどう向き合うかではなく，個人を苦しませてきた「問題」に対してどう向き合うか，あるいは，どう付き合っていくかという形で，「ひと」と「問題」の関係が再定義される。こうして，外在化された「問題」へと皆の視線が向かう。参加者全員が「問題」という同じ方向を向くのである。そして，皆で同じ方向を向くことで，本人が「問題」に向き合う姿勢を支える。同時に，本人以外の参加者も自分が「問題」に向き合うときの姿勢を再確認するのである。

このように考えると，自助グループと当事者研究は，参加者が皆で同じ方向を向いて支え合うという点で共通していることがわかる。違いは，皆が向く方向が「垂直」か「水平」かという点である。自助グループは神に向かう上向きの矢印を束ねて支え合い，当事者研究は自分の行く手を阻む問題に対する横向きの矢印を束ねて支え合っている。いずれも，ひとりでは折れてしまうかもしれない矢印，あるいは，倒れてしまうかもしれない矢印を束ねることで安定させている。問題に個人で立ち向かうことの困難を，自助グループは「垂直モデル」で乗り越えようとし，当事者研究は「水平モデル」で乗り越えようとする。その方向性に違いはあるが，それを個人的な営みにせずに共同の営みにする点で共通している。

このことは，われわれが個人で問題に立ち向かうことの危険性を示している。個人で立ち向かうことが問題をより一層大きくし困難なものにする。AAは，個人で立ち向かう戦いの敗北宣言をすることによって共同性を手に入れた。一方，当事者研究は，問題がひとの内部にあるという考え方をやめて問題を外在化することによって共同性を手に入れた。問題が個人のなかにあり，それを個人の力でコントロールすべき

という考え方は，現代社会において一般的な考え方である。しかし，その一般的な考え方こそが，当事者を苦しめている。そこからの脱出は，この考え方に含まれる2つの要素のどちらかを手放すことで果たされる。AAは，個人の力でコントロールすべきという考え方を放棄し，当事者研究は，問題が個人の内部にあるという考え方を放棄する。そうすることで，「共同性」という妙薬を手に入れたのである。

おわりに

　自助グループと当事者研究はそれぞれ別の角度から共同性を達成して問題に立ち向かう。では，この2つをわれわれはどう使い分ければよいのか。この問題を最後に検討しておこう。この2つの方法は「垂直モデル」と「水平モデル」という異なる認識論の上に成り立っており，一見両立不可能なようにも見える。しかし，べてるの家ではこの両者が併用されている。べてるのメンバーは，AAやSAのミーティングにも参加するし，当事者研究のミーティングにも参加する。一方で，自己を神にゆだねつつ，他方で，仲間とともに問題に立ち向かう。この一見矛盾する試みは一体何を意味しているのか。この謎を解く鍵はAAのミーティングでおなじみの「平安の祈り」のなかにある。

　　神様，私にお与えください。自分に変えられないものを受け入れる落ち着きを。変えられるものは変えてゆく勇気を。そして，2つのものを見分ける賢さを。

　垂直モデルは「無力」という認識を出発点に

して「変えられないものを受け入れる落ち着き」を育む。一方，水平モデルは問題を「外在化」することで「変えられるものは変えてゆく勇気」を育む。変えられないものを変えられると思いこむ傲慢さ，変えられるものを変えようとしない臆病さ，われわれはつねにこの2つの誤りと隣り合わせに生きている。そして，「2つのものを見分ける賢さ」をなかなか手に入れることができない。しかし，垂直モデルは「変えられないもの」をわれわれに意識させ，水平モデルは「変えられるもの」をわれわれに意識させてくれる。「2つのものを見分ける賢さ」をひとりでもつことは難しくても，みんなで一緒に考えれば見分けることができるかもしれない。自助グループと当事者研究という2つの方法はそうした可能性を広げている。2つの方法が違和感なく両立する理由はこのあたりにあるように思われる。

◉文献

Alcoholics Anonymous (1939) Alcoholics Anonymous. (AA文書委員会 訳編 (1979) 無名のアルコール中毒者たち——アルコール中毒からの回復. AA日本ジェネラル・サービス・オフィス)

向谷地生良 (2016) 当事者研究と精神医学のこれから. In：石原孝二, 河野哲也, 向谷地生良 編：精神医学の哲学3 精神医学と当事者. 東京大学出版会.

Necco当事者研究会 (2013) 発達障害者による当事者研究会. In：石原孝二 編：当事者研究の研究. 医学書院.

野口裕二 (1996) アルコホリズムの社会学——アディクションと近代. 日本評論社.

野口裕二 (2002) 物語としてのケア——ナラティヴ・アプローチの世界へ. 医学書院.

浦河べてるの家 (2005) べてるの家の当事者研究. 医学書院.

座談会

世代間継承②
自助グループ編

東京ダルク
秋元恵一郎

京都マック
楳原節子

ダルク女性ハウス
上岡陽江

東京大学先端科学技術研究センター
熊谷晋一郎

大阪ダルク
倉田めば

当事者スタッフ
美郷

ゆるゆる組織の生きる道
——支配から遠く離れて

熊谷　ダルク（DARC）やマック（MAC）には民間リハビリテーション施設ゆえの独特のルールと世界観があって，また第一世代から蓄積されてきた遺産の世代間継承にも独自のルートがあることが知られています。今日ここに集まっていただいたみなさんは，それぞれの組織に所属していて，世代も第一世代から第二・第三世代と異なります。そこで自助グループに伝承されてきた伝統のこと，そして各世代から見えてくる世代間継承をテーマに議論を進め，そこから見えてくるものを探っていきたいと考えています。

上岡　まずわたしの経験で言うとね，スタッフが従順で規律を守っている状態って，再使用のリスクが高まっていたり，弱い立場のメンバーへの「いじめ」が起こっていたりする。でも本当は，グループに統一感がなくて，メンバーが好きなことをしていて，ミーティングでも好き勝手にしゃべっている状態のほうが健全で自立してる状態なんだよ。それに依存症施設は民間施設として運営されてるから，外部の専門家とのつきあいにも工夫が必要に

なってくる。そうじゃないと専門家のペースに乗せられて，制度に回収されていくリスクがあるからね。ただ，依存症からの回復や生活を安定させるためには，ある程度は「制度に乗る」必要もある。このあたりの匙加減には熟練の技があるから，これって世代間で継承されていくべきものだよね。

倉田 わたしが施設長の大阪ダルクでは，開設後10年前後の間にスタッフが1人亡くなって3人がリラプスして以来，スタッフが薬物を再使用しない構造をつくることを目標に活動するようになって，そのための三カ条をつくってみたわけ。1つ目，安定した収入と休暇を確保する。2つ目，できるだけ会議を開かない。これは会議を開くとすぐにスタッフのメンバー同士のパワーゲームになるからで，代わりにアプリのLINEを使って連絡を取るようにしたら，会議が理由でメンバー同士が険悪になることが激減した。そして3つ目が「わたし倉田がしっかり休むこと」（笑）。ほら，施設長のわたしが休まないと，ほかのスタッフが休めないからね（笑）。でも，会議をまったく開かないと，それはそれでメンバー個々の主張が出てこなくなるから，会議はやっぱり上手に利用したい。NA（ナルコティクス・アノニマス）にはビジネス・ミーティングでもめたところもあるし，スペインの自助グループでもビジネス・ミーティングで大ゲンカになったって聞くし，自助グループの運営はそんなに簡単じゃない。パワーゲームに陥らずにきちんと会議ができるようになることが，グループとしてもメンバーとしても成熟した証かもしれない。

上岡 「豆ネット」という女性当事者スタッフの勉強会では，会議を一度すべてやめて，ごはんを食べるだけにしたことがあってね。あとはみんなで観光したりして，とにかく一緒になって遊ぶ。ひとまず人に相談できるネットワークをつくることだけに専念したんだよね。依存症のメンバーって権威的なところがあるから，誰だか知らないのに偉い人が話すってことになると，みーんな会議に参加したがるところがある（笑）。私，実はそれってまずいんじゃないか，形式的に会議を開いて参加することが目的じゃなくて，本当に大事なことはほかにあるんじゃないかと思ってて。大切なのは，困ったときや調子が悪いときに相談できる人とのネットワークがきちんとあることなんだよ。だからセミナーや会議で顔を合わせて話すのも大事だけど，あらかじめ電話番号を交換してあって，自分が一番危ないとき何も考えずにすぐ電話ができる相手が3人いれば，その人は安全だし，そのあとの生活も安定していくだろうっていう目安になる。

倉田 ハルエの言ってることはよくわかる。スタッフ会議でパワーゲームにならずに自由にやり取りできる目安は，だいたい参加人数7人くらいかな。

秋元 お二人の話，「やっぱり第一世代だな〜」と思って聞いていました。僕と同じ第二世代や，たぶん美郷さんのような第三世代からすると，もうぜんっぜん感覚が違うんですよ！（笑）　まず，会議をまったく開かないでダルクを運営しようとすること自体が本当にすごい！　いや，ありえない！（笑）　第二世代以降は今，むしろ積極的に会議を開こうとしています。東京エリアだけじゃなくて首都圏にも広げての施設長会議を開催していて，半年に一度は施設長クラスが集まっています。ダルクが多様化して虐待問題が危惧されはじめたことも影響していて，東京では施設長会議を開こうという合意が得られて以降の傾向です。

上岡 それはもちろん知ってるんだけど，あれ，私はちょっと反省してるところがあってね。集まってごはん食べるくらいでよかったんじゃないかって……

秋元　うーん，なるほど……会議は正式に招集されるようになったけど，みんなだんだん「これって意味あるのかな？」と思いはじめているのもたしかです。第一，ハルエさんのダルク女性ハウスは参加してないし（笑）。会議はやや形骸化しつつありますが，会議を開くべきか否かを検討する段になると，みんなやっぱり開いたほうがいいという結論になるんですよね……

上岡　いや，そうだよ，やっぱり会議は開いたほうがいい。でもね，ただ話し合うだけじゃだめで，一緒に何かに取り組みながら出会うような工夫が大切なんだよ。それからね，今度の会議には行くから大丈夫（笑）。

リーダーは今日も不在？
──ワーク・リカバリー・バランス

秋元　それでも第二世代としては，第一世代のハルエさんやめばさんに言いたいことがあるんです。そうやって会議を開かない伝統をつくっちゃったもんだから，施設長が一体どこで何をしてるのかわからなくて，現場スタッフが混乱するんですよ！（笑）施設に何か問題が発生しても，第一世代の施設長はみんな揃いも揃って「よきにはからえ♪」ってスタンスだから……でも，第二世代・第三世代が中心に運営しているダルクなんかは，全然雰囲気が違うんじゃないかな？[註1]

美郷　情報伝達や危機管理の方法，会議の運営の仕方など，スタッフとしてダルクに関わるようになって，病院のシステムとまったく違う組織運営にはとまどいましたし，ダルクの独特の"働き方"に慣れるのには随分時間がかかりました。

秋元　そうだよね，施設長がその日どう過ごしてるかわからなくて，下手すると日本にいるのか海外にいるのかもわからなくて，スタッフからじゃなくて外部から情報を聞いたりね。「なんか，あのへんでふらふらしてたよ」とか（笑）。

上岡　ダルクで10年も働いてると，近所にいるけど本部にいないなんてことも珍しくなくなる。公園で草刈りをしてたりして（笑）。

倉田　ただ，それにはちゃんと理由があって，まず施設長には急な仕事が怒涛のように入ってくるから，定例の会議になんて出ていられない。施設長にとって大切なのは，まずメンバーやスタッフたちの話を聞きまくること。でも，そこに集中していると提出しないといけない書類も作れない。だからダルクに来る前に家で作業をして出勤することになる。すると「おまえ，今頃なにやってんねん？」という冷たい目で見られる（笑）。ただ，とにかく仕事が次から次へと横入りしてくるから，予定していたことが予定通りには進まないという事情が施設長にはある。

上岡　そうそう，行政との交渉は片手間ではとてもこなせなくて，フリーハンドじゃないと対応できない。ダルクに相談の電話をかけてきた人にも対応しないといけないし，施設長にはそういう仕事が山積みなんだよ。わたしもダルク女性ハウスを始めて13年くらいは，すべて仕事をきっちりこなそうとがんばったけど，さすがにダウンして仕事がひとつもできない状態になったわけ。同じように毎日ダルクで一生懸命がんばってきた施設長たちが過労に襲われて，「がん」になったり体を壊したり「うつ」になったりして，とても悲しかった。それから利用者やスタッフにとって安全な施設を考えるようになったんだよね。

倉田　とにかくダルクの仕事は特殊で，次々に案件が横入りしてくる。開設当初から大阪ダルクには年間850件くらいの相談が入ってきていて，入寮者へのケアから，家族の相談，施設の運営費の工面，何から何まで施設長が

一人で対応するから，すぐにバーンアウトしてしまう。そして一度バーンアウトしたあと，今度はバーンアウトしたところからどう復活して，どう仕事を組み立てていくかを考えていく。だから施設長の一見いいかげんな働き方には，予防措置というちゃんとした意味がある。

秋元 結果的に施設長は独特な働き方になっているところがあるんですね。聞くところによると，マックでは事務仕事を当事者スタッフ以外の専門家に外部委託しているらしいけど，今後，ダルクでも行政交渉を外部委託するような働き方に変わっていくんでしょうか？

上岡 それ，わたしはもうダルク女性ハウスでやってるし，楮原さんも京都マックでやってるよね？

楮原 わたしは京都マックで働いているけれど，「仕事」と「仕事ではないもの」の区別はそう簡単につけられないんですよ。仲間の相談も家族の相談もすべて引き受けるスタンスで，あらゆるものを仕事にしていくから，スタッフたちの仕事は膨大な量になっていきます。施設長といっても当事者だから，そもそも依存症者の特性として優先順位を決めるのが苦手ということも影響しているかもしれません。当事者スタッフ，特に創成期メンバーは，とにかくすべてを仕事だと考えているから，次から次へと仕事は増えていって減ることがない。当事者スタッフとして組織運営に携わりながら，同時に自分自身もケアしなくてはならないのは避けられない宿命ですね。

倉田 じゃあ，ちゃんと仕事をサボれないスタッフはどうなるかというと，場合によってはクスリを再使用してサボってしまうことだってある。だから「だらだら過ごしてゆるゆる働く」ことは，回復のプロセスやリズムにもぴったり合ってるところがある。ただ，その域に達するまでにはやっぱり場数と経験が必要。

美郷 たとえば専門職の仕事には，何かひとつのことをするときに理由や根拠があるものですが，ダルク施設長たちの行動には裏づけがあるのかないのか，僕たち若い世代のメンバーやスタッフにはなかなか見えてきません。それでも，先輩スタッフやメンバーの働き方を見ていると，不確実なものを頼りにしていて理由もはっきりしないはずなのに，なぜかうまくいっていることがわかってきます。それを信じて真似してみようと手探りを続けているうちに，少しずつ見えてくるものがあるかもしれません。あるひとつの仕事の根拠を言葉で説明してもらえたらうれしいのですが，言語化されないもどかしさがありますね……

緊張と弛緩のあいだで
——半覚醒のマネジメント

倉田 あえて言葉にするなら「緊張と弛緩」のバランスかな。両者の関係をうまく切り替えられないと，ダルクの仕事は立ち行かない。世間では仕事と遊びのバランスが大事だって言われるけど，それはわたしたちにはできないから，緊張しながらリラックスしているという同時並行状態，「だらだら忙しくする」くらいが回復にとってもちょうどいいバランスなんだよね。

熊谷 今の倉田さんのご意見は，つまり「半覚醒状態」での仕事と言い換えられるかもしれません。「半覚醒状態」というのは，研ぎ澄まされて振り切れた覚醒状態でもなく，どこか沈んだ休眠状態でもありません。組織マネジメント研究で議論されているテーマでもあって，マインドフルネスという名で呼ばれることもあります。たとえば救命救急医療や災害支援，さらに航空機産業や原子力発電所の業務など，絶対に失敗が許されない高密度の緊張度が張り詰めた職場でこそ求められる「覚

醒したリラックス状態」のことです。目覚めすぎている過覚醒でも眠りすぎている無覚醒でもないマインドフルネスは，依存症からの回復においても使われる言葉で，「回復」「仕事」「組織運営」という3つの階層を結節するようなキーワードでもあります。ダルクは薬物依存症からの回復をサポートする組織である限りは組織運営も必須です。そしてメンバーもスタッフも依存症当事者であり，共に回復を目指す仲間でもあります。さらに薬物の再使用や死といった緊急事態とつねに隣り合わせにあり，切迫した仕事を抱えながら組織をマネジメントしなくてはならない。これら回復と仕事と組織運営の要点が結節されたところで，このマインドフルネス＝半覚醒状態が機能するのではないでしょうか[註2]。

上岡　ダルク女性ハウスでは開設当初，「どこにも行き場がなくて相談に来た人を，一人も断らないで引き受けよう」ってがんばっていて，今思えば実力以上のことをしようとしていたんだけど，そのときに自殺を止められなくてとてもショックだった。理事たちとそのときの話ができるようになったのって，開設から15年くらい経ってからなんだよね。実際，メンバーも理事も仲間たちの死には深く傷つくし，私もまだ回復途中だったから，どこか半解離状態みたいに働いている時期が長かった。そのなかでも仲間たちが死なないようにっていつも気にかけて，メンバー一人ひとりが今どこにいて何をしているのかをすべて把握している状態を14年間くらい続けてきて，24時間ものすごい緊張状態で過ごしてきたわけ。あとね，ダルク女性ハウスは子どもがいるっていうのも大きいかもしれない。わたしはメンバーみんなの子どもたちのことまで考えているから。だから「覚醒したリラックス状態」という言葉はなるほどなって思う。この感覚，めばちゃんもわかるよね？

倉田　それって大阪ダルクでLINE会議を試しているのとも関係があって，たとえば急に躁状態のスイッチが入ったメンバーがいることがわかったら，その場で信頼できるスタッフと連絡を取って病院を手配できるLINE会議は，メンバーのパワーゲームを避けて組織を健全に運営する手段でもあるけど，そもそも会議なんてやってる暇がない。だから，その場ですぐに対応できるLINE会議は，危機管理としても優れていると思う。

「洗脳」と「その後の自立」
——世代間継承のジレンマ

熊谷　最後に，ここまでの議論を補足しながら整理すると，第一世代から第三世代にわたって組織マネジメントをどのように考えていくかという問題に集約されそうですね。それはみずからも当事者として回復を追求しながら仲間たちの回復を支援していく自助グループにおける世代間継承の問題，同時に，つねにリスクと隣り合わせにある組織運営においては半覚醒という特徴的なステータスが求められるということでもあり，また縦軸の世代間継承につきまとう支配関係とどう折り合いをつけていくかという課題でもあります。自助グループには先行く仲間からの知恵を後続世代に伝承していく構造があって，そのこと自体は大きな魅力ですが，それは容易に経験値の差異による階層構造へと転じます。すると経験が浅く弱いメンバーが排除されることにもなりかねず，大なり小なり支配関係の温床にもなります。ダルクの組織マネジメントにおいても，この縦軸の世代間継承と支配の問題は決して切り離せない関係にありそうです。

上岡　依存症の施設って，やっぱりカルト化しやすいんだよね。施設内で活躍している当事者スタッフをカリスマっぽく見てしまうメン

座談会 世代間継承② 秋元恵一郎＋楳原節子＋上岡陽江＋熊谷晋一郎＋倉田めば＋美郷

バーや家族もいるし，スタッフ自身がカリスマとして振る舞ってしまう危険だってあるし。ダルク代表の近藤恒夫なんかも一番気にしているのがダルクのカルト化で，いかにカルト化しないかをダルクではずっと考えてきた。そのための工夫がダルクにはたくさん用意されていて，その代表がメンバー・スタッフ同士の「横並びの関係」なんだよね。

倉田 たしかに先行世代の知恵と経験を伝えていくという意味では，世代間継承にはマインドコントロールの要素が強くある。でも依存症の回復施設って，マインドコントロールがプラスの方向に向かう数少ない例外じゃない？ ただしそれには留保があって，まず構造化されたプログラムに参加させて回復のルートに乗ってもらうところまでは，なかばマインドコントロールのような状態にしておく。だけどそのあと，必ずメンバーがプログラムを離れて自立していくところまで支援しなくてはならない。美郷さんが言ったみたいに，マニュアルにもなっていないし誰も説明してくれないけれど，施設長やスタッフにリードされて，仲間たちから受け継がれてきた伝統に沿っているうち，いつの間にか訳もわからず回復が進んでいくところがあるから，それはたしかに擬似マインドコントロール。でもそれはあくまで一時的なもので，やがてマインドコントロールが解かれる契機がきちんと用意されている。そのためにはスタッフに「洗脳」を解除しようとする「良心」があることが重要ではあるんだけど……

熊谷 非常におもしろい論点ですね。障害者運動においても，ある意味，運動の論理で仲間たちを「洗脳」しなくてはならないところがあります。理念や価値観といった明文化されざるものは，「洗脳」によって世代間で継承されなくてはならないからです。しかし同時に，ひとたび世代間継承された伝統が制度へ

結実すると，たしかに「洗脳」はもはや不要になりますが，当事者たちは一人の福祉サービス・ユーザーへと変質しかねない。すると，それまで人から人へと伝承されてきた伝統は無に帰せられていく。こうして理念や価値観が空洞化されれば，大量のエンドユーザーだけが拡大再生産され，運動拠点も単なるサービス提供機関になってしまう。運動の論理への「洗脳」はたしかに問題もあって手放しで肯定はできませんが，「洗脳」を欠いたところに「世代間継承」はないのも事実です。だからこそ先ほど倉田さんがおっしゃった，「洗脳」と「その後の自立」をいかに段階的に実践できるかが，組織運営において問われるのでしょうね。それはまさにポスト制度化時代における新たな大問題ですが，しかし同時にこの問題への解法を，長年培ってきた経験と実践から，ゆるゆるな運営として依存症自助グループはすでに手にしているのではないでしょうか。

＊

熊谷 ここまで世代間継承を巡ってみなさんと議論を進めてくるなかで，ダルクやマックから学ぶべきものはきわめて多く，身体障害などの当事者運動とも接続するポイントがあることがわかってきました。そして最低限の制度が整備された今日，まさにそのことによって当事者運動が陥っている隘路への突破口を，ダルクやマックの伝統が授けてくれるのではないかと実感しています。この特集号には「世代間継承①——身体障害・難病編」と題して，身体障害・難病とともに生きる第二・第三世代による座談会も掲載されます。この2つの世代間継承をつきあわせて思考することで見えてくるものが必ずあるはずです。それをしっかり見届けながら，さらなる次世代へとバトンをつなぐことができるのではないか

当事者研究と専門知 63

と考えています。

● 2018年2月20日
東京大学先端科学技術研究センター

▶註

1 第二世代・第三世代が設立を主導したダルクの運営
方針や実態については，ダルク（2018）を参照。

2 半覚醒状態と組織運営については，本特集における
中西晶の論考「「ゆるゆる組織」のエビデンス──当
事者運営組織と高信頼性組織研究」を参照。

◉文献

ダルク 編（2018）ダルク──回復する依存者たち．明石
書店．

多重スティグマ①
精神障害と恥

日本大学／日本学術振興会

樫原 潤

東京大学

石垣琢麿

本論考の目的と構成

　統合失調症やうつ病といった精神障害の当事者の多くは，自身の症状と向き合う過程でスティグマ（stigma）の問題に直面する。スティグマとは，Goffman（1963）が「烙印を押されたアイデンティティ」という表現を添えて提唱した概念であり，障害者など特定の集団に向けられる偏見や差別と，当事者の間に芽生える恥意識のことを指す。「統合失調症」や「うつ病」といったラベル（レッテル）を背負って生きる当事者の苦しみを，少しでも軽くできないか——こうした問題意識のもと，心理学や精神医学の分野では，精神障害のスティグマに関する理論の精緻化や，スティグマを解消するための方策の検討が長年にわたって積み重ねられてきた。

　本論考では，心理学や精神医学における研究知見の蓄積を踏まえ，スティグマという多重性・複雑性をはらむ問題を整理する枠組みを示すとともに，スティグマの解消に向けた取り組みを効果的に進めるための指針を提示する。この論考で示した枠組みや指針がきっかけとなり，「健常者」と精神障害の「当事者」の双方でスティグマに関する理解が深まり，スティグマ解消に向けた両者の協力関係が進展していくことを筆者らは期待している。

　本論考の構成は以下の通りである。「スティグマの多重性①」では，「スティグマを抱く主体は誰なのか」という観点からスティグマ概念の整理を行う。具体的には，当事者が抱く self-stigma，健常者が抱く public stigma，社会構造に埋め込まれた structural stigma という三者の関係性を解説する。続く「スティグマの内容の多様性」では，統合失調症とうつ病との間で，スティグマの内容が異なることを補足的に解説する。そのうえで，「スティグマの多重性②」では，近年注目を集めている，顕在的（explicit）スティグマと潜在的（implicit）スティグマという概念区分を紹介し，現代社会においては潜在的スティグマの解消が求められることを述べる。最後の「スティグマの解消をねらいとした効果研究の概観」では，スティグマ解消に向けた方策についての効果研究の知見を紹介し，「健常者」と精神障害の「当事者」の双方が今後どういった努力を重ねるべきなのか，心理学研究者の立場から指針を提示する。

　なお，本論考では，「健常者」「当事者」という用語にかぎ括弧を付けるかどうか，意図的に表記を使い分けたことをここで断っておく。スティグマという複雑な問題を理解するためには，健常者／当事者という線引きを仮定して議論を整理することがどうしても必要となる。しかし一方で，精神障害においては「当事者の症状が回復し，健常者と同様の生活が送れるようになる」「健常者だったが，後から調子を崩して当事者になる」といったことが頻繁に生じるため，「健

常者」と「当事者」という線引きは本来あってないようなものである。本論考では，この「両者の間に質的な違いは本来存在しない」というニュアンスを強調する場合に，「健常者」「当事者」というかぎ括弧つきの表記を用いている。

スティグマの多重性①
―― Self/Public/Structural

　精神障害の当事者にとってスティグマがどのように負担となっているかを理解するための参照枠としてまず挙げられるのが，public stigmaとself-stigmaの関係性を説明したCorrigan & Watson（2002）のモデルである。Corrigan & Watson（2002）が示すように，精神障害の当事者は，健常者（例えば，職場の同僚，親類縁者，医療者）からの偏見や差別にさらされることがある。「精神障害の当事者に対して嫌悪感や恐怖感を抱き，接触を回避し，ときには当事者を排斥する言動を取ってしまう」というこの一連の過程は，public stigmaと呼ばれる。精神障害の当事者の多くは，日々の体験を通してこのpublic stigmaを自己の内面に取り込んでしまい（図の①），「私は社会的に劣った恥ずべき存在だ」という自己批判を行うようになる（self-stigmaの形成）。このself-stigmaは自尊心や自己効力感の低下につながると実証されており（Corrigan et al., 2006），症状の悪化や社会的活動の減少を招くと考えられる（図の②）。その結果，健常者が当事者と接する機会が減少してしまい（図の③），健常者の側で「精神障害の当事者は異質な存在である」という考えが働きやすくなり，偏見や差別が強化されてしまうと懸念される（図の④）。これらをまとめると，publicとselfという2種類のスティグマが悪循環の中で維持されており，当事者が二重の負担を被っていることが理解できる。

　さらに見過ごせないのが，図に示した悪循環が社会構造によって維持されているという，structural stigmaの問題である。Hatzenbuehler (2016)が指摘するように，精神障害にまつわる法令や政策，文化的規範には，「健常者／当事者」という対比構造を強化する機能が含まれることがある。日本での一例としては，2013年に改正された障害者雇用促進法（概要として，厚生労働省（2013））が挙げられる。この法律は，精神障害を含む障害の当事者の社会的受容を促進することを目的に，一定割合の障害者を雇用する義務を事業主に課している。この法律は，障害者の社会参加や勤労の権利を保障している点では大変意義深いが，「一般枠」「障害者枠」という区別をより際立たせるという副作用も伴っていると懸念される。つまり，「健常者／当事者」という対比構造や当事者を異質な存在とみなす思考は，法律や政策といった個人ではコン

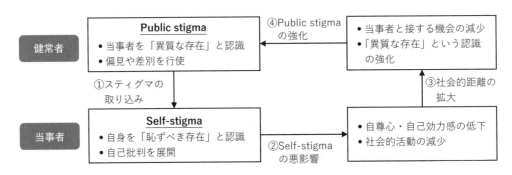

図　Public stigmaとself-stigmaの悪循環

トロールできない要因の影響で維持されているとも考えられるのだ。そのため，今後スティグマを解消していくためには，一部の差別主義者の考えを啓発によって正すという発想では不十分であり，さまざまな研究知見を応用して入念な対策を講じる必要があるといえる。

スティグマの内容の多様性
——統合失調症とうつ病の比較

本論考で提示する枠組みや指針は，基本的には精神障害全般に適用できるものとなっている。しかし，スティグマの解消に向けた研究や実践を展開していくうえでは，「枠組み」や「指針」からは抜け落ちる障害の個別性に目を向け，個々の障害への最適化を行っていく必要がある。本節では，統合失調症とうつ病を例として取り上げ，障害の個別性に関する研究知見を補足的に紹介する。

精神障害のスティグマを扱った研究においては，かつて，統合失調症に着目したデータをもとに理論モデルを構築し，その理論モデルを精神障害全般に当てはめる立場が主流であった。例えば，Corrigan et al. (2003) は，統合失調症の当事者に対する「危険（暴力的）」という偏見から，健常者が恐怖感情を抱き，当事者を回避するようになるという public stigma の過程が存在することを調査データから示したうえで，この過程が精神障害全般に適用できるという議論を展開した。

しかし近年では，精神障害の種類に応じてスティグマの内容も異なってくることが活発に議論されている。例えば，樫原ほか (2014) は，妄想や幻覚といった陽性症状が取り上げられやすい統合失調症の場合とは異なり，抑うつや活動性の低下といった症状が目立つうつ病の当事者に対して「危険」という印象は抱かれづらいのではないか，と指摘している。こうした指摘は，

後にデータによる裏付けがなされている（樫原, 2016）。樫原 (2016) は，日本人大学生を対象に，うつ病の当事者の印象を自由記述などの形式で回答させる調査を実施した。その結果，うつ病の当事者の印象は「暗い」「心が弱い」というものが中心で，当事者を「危険」とみなす回答はほとんど得られなかったことが示されている。

本節では，スティグマ研究の対象となることが多い統合失調症とうつ病を例として取り上げたが，物質関連障害（薬物等への依存）や各種の発達障害などの場合にも，また異なった内容のスティグマが問題となることは十分考えられる。Public stigma と self-stigma の悪循環といった全体の構造は共通であっても，「具体的に，どのような内容のスティグマが問題となるのか」という点は障害個別で考える必要があるだろう。

スティグマの多重性②
——Explicit/Implicit

「スティグマの多重性①」では "self/public/structural" という区分に従ってスティグマの多重性について説明したが，近年のスティグマ研究では「顕在的（explicit）／潜在的（implicit）」という区分にも注目が集まっている。顕在的スティグマとは，質問紙上での回答や現実場面での意図的な行動といった，能動的に表明されるスティグマのことを指す。一方の潜在的スティグマとは，無意識的な情報処理の傾向や，当事者と接する場面での咄嗟の反応といった，当人が意図しない部分でふと現れてしまうスティグマのことを指す。

心理学の分野においては，20世紀末から黒人差別や女性差別の研究の文脈で，社会的弱者に対する潜在的スティグマの問題が繰り返し取り上げられるようになっていた（例えば，Greenwald et al. [1998]）。現代社会の状況を概観すると，精神障害の場合にも，潜在的スティグマに着目す

ることの必要性は増しているといえるだろう。精神障害に関する知識が普及した現代においては，当事者を狙った悪質な犯罪こそ時折発生するものの，公衆の面前で差別的な言動がなされることはほとんどなくなっている。また，就労場面において精神障害の当事者を不当に扱うことも，先述した障害者雇用促進法によって禁じられている。こうした状況の中，先行研究を単純に踏襲して顕在的スティグマの検討を続けているだけでは，精神障害についてのスティグマが潜在的な形で根強く残っている可能性を見過ごす恐れがあると懸念される。

　精神障害に関する潜在的な public stigma を検討した研究には，精神障害全般を扱った Teachman et al. (2006)，うつ病を扱った Kashihara (2015) などがあり，これらはいずれも Greenwald et al. (1998) の開発した潜在連合テストを測定に用いていた。潜在連合テストとは，コンピュータの画面上に現れる単語をルールに従って素早く分類する認知課題を実施し，その課題内での反応傾向をもとに潜在的スティグマの強度を測定するものである（より詳細な解説として，樫原ほか [2014]）。上記の研究においては，「精神障害」「統合失調症」「うつ病」といったラベルに「悪い」「不快だ」といった評価を結びつける反応傾向が存在することや，顕在的にはスティグマを表明しない者であっても，潜在的スティグマを保持している場合が多いということが示されている。

　上記の潜在連合テストは，研究の例数こそ少ないものの，self-stigma の検討にも用いられ始めている。その先駆けといえる Ruesch et al. (2010) では，多様な精神障害を抱える当事者集団の間で，「自己」というラベルに「恥」という評価を結びつける反応傾向が存在することが示されている。この結果をもとに考えると，当事者が「精神障害になった自分を恥じることはない」と表面的（顕在的）には言い聞かせていたとして

も，日常会話などで咄嗟に自己卑下的な言動を繰り返してしまうことや，精神障害を抱えた自分自身を心の底から認めることができず苦しむといったことも多く出てくると懸念される。精神障害に関する知識や早期支援，復職サポート等が普及した一方で，当事者の間には潜在的な恥意識が今なお残っているという状況が上記の結果からはうかがえる。

スティグマの解消をねらいとした効果研究の概観──「健常者」と「当事者」の双方に今後求められること

　ここまで，public stigma と self-stigma の悪循環が社会構造の影響もあって維持されていることと，顕在的スティグマの問題が目立たなくなった一方で，健常者と当事者の双方が今なお根強い潜在的スティグマを保持していることを議論してきた。こうした多重性・複雑性をはらむスティグマを今後解消していくためには，効果が期待できる方策はどのようなものかを明確化したうえで，計画的に実践活動を展開することが求められる。

　まず，public stigma と self-stigma の悪循環を断ち切るためには，public stigma の解消を図ることが不可欠であろう。樫原ほか（2014）も指摘していることだが，周囲の視線や対応が変わらない状況において，当事者にだけスティグマ的な考えを改めるよう求めるのは酷な話である。もちろん，当事者が過度な自己批判を行わずにすむように働きかけることは大事だが，「誰もあなたのことを責めはしない」という言葉が説得力をもつ状況がなければ，self-stigma の抜本的な解消は望めないだろう。

　次に，public stigma を解消するための指針について議論したい。樫原ほか（2014）が述べているように，先行研究や過去の実践の多くは，精神障害の症状や原因について正しい知識を啓発

する方策を取っており，精神障害を脳機能の障害として捉える還元主義的な知識啓発をとりわけ重視していた。しかし，知識啓発という方策では，「精神障害は怠けや甘えの産物である」という誤解は解消できるものの，「精神障害の当事者を異質な存在と捉え，偏見や差別を行使する」という構造自体の変容は望めない。また，近年の研究では，還元主義的な知識啓発を実施しても，潜在的スティグマが低減しない（Kashihara, 2015）どころか，顕在的な public stigma さえも十分に低減しないという知見が示されている（Hinshaw, 2007［石垣 監訳，2017］）。そこで近年注目を集めているのが，Schomerus et al. (2013)などが打ち出した，連続性教育の方策である。Schomerus et al. (2013) が先行研究を概観して述べたように，「健常者」の間にも，いくらかの精神病症状や抑うつ症状を体験したことのある者は数多く存在する。「健常者」と「当事者」を分けるのは症状の重度や頻度といった量的な違いに過ぎず，両者は質的に異なるわけではない，と伝えることがSchomerus et al. (2013) が提唱した連続性教育の主旨である。

　こうした議論を受けたKashihara & Sakamoto (2018) は，健常者を対象にうつ病の連続性教育を実施することで，顕在的・潜在的双方のスティグマを低減できるという知見を示している。さらにKashihara & Sakamoto (2018) は，ただ単に「健常者」と「当事者」の連続性を説明するのみならず，「明るい性格だったのにうつ病になった」など，固定観念と相反する事例を追加提示することで，潜在的スティグマがより大きく低減することを示している。こうした知見のすべてが統合失調症など他の精神障害にも適用できるかどうかは研究知見の蓄積を待って判断すべきだが，今後のスティグマ解消に向け，連続性教育を軸とした方策の期待値は高いといえるだろう。

　最後に，上記の「連続性」というキーワードに着目し，今後スティグマ解消に取り組むうえで「健常者」と「当事者」の双方に何が求められるのかという点について筆者らの考えを示し，本論考の結びとしたい。まず，「健常者」は，「当事者」との連続性について受動的に学ぶのみならず，「当事者」と交流できる機会を能動的に求めることが望ましい。スティグマ対策の先進国であるイギリスにおいては，「当事者」との交流イベントを国内各地で何度も実施する "Time to Change" というキャンペーンが実施され，一定の成果を挙げているが(Evans-Lacko et al., 2013)，同様のキャンペーンを日本で実施するには，世論の後押しや一般からの寄付金が必要になる。「人権保護のために貢献する」と考えるのは堅苦しいかもしれないが，「自身の悩みの延長線で苦しんでいる人の話を聞き，より良く過ごすためのヒントを得る」というスタンスならば，上記のような活動に参与する動機づけも高まりやすいだろう。また，「健常者」の中にも将来「当事者」と呼ばれるようになる人は多くいるはずなので，「当事者」と早くから交流しておいて損はないだろう。

　そして，「当事者」は，スティグマ解消に向けた取り組みを進める際に，「健常者」との溝を深めることがないように留意することが望ましい。筆者（樫原）の経験談を持ち出して恐縮だが，2013年に東京で開催された，第6回世界精神医学会アンチスティグマ分科会に参加して，「当事者」による実践活動の危うさを体感したことがある。その会では，精神障害の「当事者」からさまざまな体験談が語られており，精神障害をめぐるさまざまな問題の存在に気づかされて大変勉強になった。しかし，一部の体験談には「私たちを虐げる社会を決して許さない」という，社会や「健常者」を攻撃するようなメッセージも含まれていた。「健常者」の立場では見落としがちな問題に気づかせてくれる「当事者」の熱意にはいつも頭が下がるが，その熱意

が仇となって「健常者」との分断を招いては元も子もないだろう。日本で精神障害の当事者研究を始めた浦河べてるの家が，商売などの形で地域社会に根ざした活動を積極的に展開してきた（より詳細な解説として，石原［2017］）ことなどをロールモデルとして，「当事者」のもつ熱意が「健常者」との融和につながる方向で発揮されていくことを切に願っている。

◉文献

Corrigan PW, Markowitz FE, Watson A, Rowan D & Kubiak MA (2003) An attribution model of public discrimination towards persons with mental illness. Journal of Health and Social Behavior 44 ; 162-179.

Corrigan PW & Watson AC (2002) The paradox of self-stigma and mental illness. Clinical Psychology Science and Practice 9 ; 35-53.

Corrigan PW, Watson AC & Barr L (2006) The self-stigma of mental illness : Implications for self-esteem and self-efficacy. Journal of Social and Clinical Psychology 25 ; 875-884.

Evans-Lacko S, Malcolm E, West K et al. (2013) Influence of Time to Change's social marketing interventions on stigma in England 2009-2011. The British Journal of Psychiatry 202 ; S77-S88.

Goffman E (1963) Stigma : Note on the Management of Spoiled Identity. New Jersey : Prentice-Hall.

Greenwald AG, McGhee DE & Schwartz JLK (1998) Measuring individual differences in implicit cognition : The Implicit Association Test. Journal of Personality and Social Psychology 74 ; 1464-1480.

Hatzenbuehler ML (2016) Structural stigma : Research evidence and implications for psychological science. American Psychologist 71 ; 742-751.

Hinshaw SP (2007) The Mark of Shame : Stigma of Mental Illness and an Agenda of Change. Oxford University Press. (石垣琢麿 監訳, 柳沢圭子 訳 (2017) 恥の烙印——精神的疾病へのスティグマと変化への道標. 金剛出版)

石原孝二 (2017) 当事者研究の哲学的・思想的基盤. 臨床心理学増刊9. 金剛出版, pp.51-55.

Kashihara J (2015) Examination of stigmatizing beliefs about depression and stigma-reduction effects of education by using implicit measures. Psychological Reports 116 ; 337-362.

樫原潤 (2016) うつ病罹患者に対する信念のプロトタイプ分析——日本人大学生の場合. 心理学研究87 ; 111-121.

樫原潤, 河合輝久, 梅垣佑介 (2014) うつ病罹患者に対するスティグマ的態度の現状と課題——潜在尺度の利用可能性への着目. 心理学評論57 ; 455-471.

Kashihara J & Sakamoto S (2018) Reducing implicit stigmatizing beliefs and attitudes toward depression by promoting counterstereotypic exemplars. Basic and Applied Social Psychology 40 ; 87-103.

厚生労働省 (2013) 障害者雇用促進法の概要 (http://www.mhlw.go.jp/stf/seisakunitsuite/bunya/koyou_roudou/koyou/shougaishakoyou/03.html [2018年4月9日閲覧])

Ruesch N, Todd AR, Bodenhausen GV et al. (2010) Automatically activated shame reactions and perceived legitimacy of discrimination : A longitudinal study among people with mental illness. Journal of Behavior Therapy and Experimental Psychiatry 41 ; 60-63.

Schomerus G, Matschinger H & Angermeyer MC (2013) Continuum beliefs and stigmatizing attitudes towards persons with schizophrenia, depression and alcohol dependence. Psychiatry Research 209 ; 665-669.

Teachman BA, Wilson JG & Komarovskaya I (2006) Implicit and explicit stigma of mental illness in diagnosed and healthy samples. Journal of Social and Clinical Psychology 25 ; 75-95.

多重スティグマ②
依存症·セクシュアリティ · HIV/AIDS

大阪市立大学
新ヶ江章友

　本論では，とりわけ HIV/AIDS の診療に携わる医師と患者との関係から「多重スティグマ」について考察したい。社会学者のアーヴィング・ゴッフマン（2001）の『スティグマの社会学』によると，スティグマとは，単に属性ではなく関係を表現する言葉である。つまりスティグマとは，人と人とのコミュニケーションのなかで生じるネガティブなステレオタイプ化と，それに伴う差別・偏見的な関係性を示す。ここでは，薬物依存で，同性愛で，かつHIV陽性であるという多重スティグマを抱える人々について，とりわけ医師との関係から分析したい[註1]。医師にもいろいろな医師がいる。患者との関係を医師としての役割と業務に限定させようとする医師もいれば，患者を深く理解し関係を築きたいと考える医師もいる。本論では，医師の患者に対するコミュニケーションのあり方を相対化して分析することで，医師ではない私たちが，多重スティグマを抱える人とどのように向き合うことができるのかを考えるきっかけになればと思う。

薬物依存

　医師の患者に対するある種の「名付け」は，医師と患者の関係を固定化し，互いを思考停止に陥らせてしまう。例えば，患者に対する「人格障害」という名付けは，医師の語りの中にしばしば見られる[註2]。とりわけ薬物依存の患者に対して，医師が「人格障害」と関連付けて語る場合がある[註3]。セックスの際に使用される非合法ドラッグや覚醒剤は日本においては使用自体が違法であるため，それらを使用する者を反社会的人格だと判断し，診療自体を拒否する医師も存在する。薬物依存を伴う「人格障害」者は，社会のルールに則った生活ができないため，抗HIV薬を飲み続けることも困難となると医師たちは言う。長年HIV/AIDSの診療をしているベテラン医師Aは，自分が関わってきた「最も困った患者」について，次のように答えている。

　　困った患者さんは，それは境界性人格障害，人格がおかしい人とかは困りますね。病院の自動ドアを蹴ってガラスを破ったとか，病院の横に止めてある車のフロントガラスを割って警察が来たとか。あとは，病室で他の患者さんに喧嘩を売ったとか。基本的に，病院で病気を治療するというマナーなり規則が完全に守れない人は，どうしようもないです。来てもらったら困るので。

　医師Aは，そのような「人格障害」は，他の疾患と比較してHIV陽性者に若干多いのではないかと指摘している[註4]。

　　頻度的には，たぶん，（「人格障害」を持

つHIV陽性者は，他の疾患の患者に比べて）ちょっと多いんです。薬物をやっている，脱法ドラッグとか危険ドラッグをやっているとかいう人も（HIV陽性者には）多いし。そういう人は，なかなかちょっと（対応できない）。反社会的行為をもともとしている人なので，うまく社会に適応できない人たちですよね。

このような患者は薬物使用の結果逮捕されることもあり，病院に出入り禁止になり，別の病院へと移送される場合もある。だが，医師がある患者を「人格障害」だと診断したとしても，「人格障害」に対する有効な治療はない。したがって，患者を「人格障害」だと名付けてしまうことは，医師がその患者とのコミュニケーションをしばしば遮断してしまうことを意味している。「治療をしないつもりなら付き合えない」というわけである。

翻って，患者を「人格障害」と名付けて距離を取ろうとするのではなく，薬物依存の患者の抱える問題を理解したうえで治療を行う医師もいる。若くて熱意あふれる医師Cは，患者の立場に立って治療方針を決定しようとしていた。この医師の診療患者のメインはHIV陽性者であるが，そのうち約3割が薬物依存や精神障害を抱えている。他の医師は診たがらない患者が，この医師のところに集中していた。医師Cは，薬物依存で同性愛者であるHIV陽性者が，どのような文脈のなかでセックスを行っているのかをよく理解していた。また，薬物を使用してセックスを行うとアンセーファーになりがちであり，毎日飲まなければならない抗HIV薬を2日間眠ったまま飲み忘れることもある。したがってこのような患者に対しては，薬剤耐性ができにくい薬をまず患者に勧める。この医師にとって重要なことは，患者にまず病院に来てもらうことである。これは，医師としての自分の役割

遂行のためである。つまり，患者に病院に来てもらうために，医師として患者にどう振る舞うべきかを理解していると言える。

　　僕が一応，薬物をやっている人によく聞くのは，「（薬物を）やめたいの？　やめたくないの？」ということです。やめたいならやめたいで手伝うし，やめたくないんだったらやめたくないで，それなりの対処というものがあるから，「どっち？」と聞いているんです。そうなると，患者さんはやめたくないとか，やりたいという気持ちを抑えなくていいので，（病院に）みえるんですよ。ただ，「薬をやるならうちは診ません」と言ってしまったら，薬は続けるわ，治療は受けられないわ，何のいいこともないので，僕たちにとっても（病院に）来てもらえないというのがあるので，だから，そういうスタンスを取っています。で，僕のなかでは，「薬をやめないというんだったら，抗HIV薬に関しては選択肢はないよ」と言います。だから，その大きな選択肢はあげるけれど，薬物を続けるのを選ぶんだったら，「これしかないから，これを飲んで」と言います。そうすると，結構飲んでくれますよ。

ただし，いくら患者の置かれている社会的文脈を理解して治療したとしても，うまくいかない場合もある。例えば患者が急に病院に来なくなったり，自殺したりする場合などである。このような患者の「裏切り」行為に出会うと，熱心に治療をしている医師ほど「燃え尽き」てしまう。とりわけHIV/AIDSの診療は，医師と患者の関係が長期にわたる。糖尿病やアトピーなど急性期症状を過ぎた患者は別の開業医へと引き渡されることがある一方，HIV陽性者の診療は1人の医師が長期にわたって1人の患者と向き

合う場合も多い。そのため，真剣に患者と向き合ってきた医師ほど，患者の予測不可能な「裏切り」行為によって傷つけられるのである。スティグマについて考える場合，患者から傷つけられるという行為について考えることは重要であるように思われる。この点については，本論の最後で触れたい。

同性愛

次に，セクシュアリティの観点から見てみよう。医師が，患者の同性愛にどのように向き合っているのかを，いくつかの事例を紹介しながら分析する。まず，医師の抱く同性愛嫌悪的感情である。患者自身がどのようにしてHIVに感染したのかを理解する場合，誰と，どのような性行為を行ったかを医師は理解する必要がある。HIV/AIDSの診療に携わる医師の場合，同性間での性行為についての理解は他の疾患の診療を行う医師と比較するとたしかに深いが，必ずしも積極的な同性愛の理解に努めるとは限らない。ある医師Dは，男性同性間の性行為について患者と話すことが好きではないと言う。もちろん，患者との最初の診療で，パートナーが同性か，特定の相手がいるかなどを聞くことはあるが，立ち入ったことを自分から聞きたいとも思わないし，患者自身が立ち入ってほしくないという雰囲気を醸し出していることもあると言う[註5]。つまり医師Dは，診療に必要な最低限の情報以外を患者から聞かないし，コミュニケーションを取ろうとしていない。医療現場のホモフォビアについては，研修などを通して理解を広げる必要のある課題である。しかし医師Dの場合は，同性愛に対する知識があったとしても，あえてその問題を避けて患者の治療を行おうとしている。

また医師Eは，先ほどの薬物依存と類似した「パーソナリティ障害」の語りを，セクシュアルマイノリティについても語っている。HIV陽性者にも異性愛者の男女ももちろんいるわけだが，医師Eによると，同じHIV陽性者でもセクシュアルマイノリティのほうが接しにくい問題を抱えていると言う。これは，先ほどの医師Dのようなホモフォビアからくる感情から生じる問題ではなく，メンタルの不安定さ，自殺，「パーソナリティ障害」などの問題を抱える患者が，セクシュアルマイノリティに多いという感覚からくるものである。

（セクシュアルマイノリティのなかには）パーソナリティ障害を抱えている人も少なくはないですよね。だからその辺で，屈折した感情を持っていたりとか。でもパーソナリティ障害がある人なんかは，例えばボーダーラインの人なんかは，すっごいこっちに入ってくる。「いや，先生みたいないい人は初めてです」みたいな感じで入ってくる。ところがある日，豹変するとかね。

医師Dは，このような問題のある患者に対してときにネガティブな感情を持つことを認めたうえで，だからこそ科学者としての立場を守るよう努めなければならないと思うと語っている。患者から傷つけられる可能性がある現場では，科学者であり医師であるという自分自身の医師役割を認識することで，関係性を保とうとしている。また医師Bも，上記のようなコミュニケーションが困難な患者と接する機会はたしかに診療現場で生じるが，こちらが否定的な態度を取らないことが関係を維持するうえで重要だと言う。

以上の医師たちの語りからわかることは，患者が同性愛者だということから生じるコミュニケーションの問題である。ここで語られている同性愛者の抱えるコミュニケーションの問題は，HIVに感染してから生じたのではなく，むしろ感染する以前からすでに生じていたものだと言

えるだろう。同性愛者特有の「生き辛さ」は，子どもの時から自分自身を隠して生きざるを得なかったり，家族の問題などが絡まりあったりしながら形作られる。この「生き辛さ」が，さらに薬物依存やHIV感染とも接続されることによって，より他者とのコミュニケーションを難しくしているのである。

病院における医師は，患者にとって最もプライベートな側面をさらけ出す（あるいはさらけ出さざるを得ない）他者でもある。家庭医である若い医師Fは，HIV陽性者の診療で困るのは，患者が自分自身のプライベートについて何も話してくれないことだと言う。

出会った患者さんのなかでは，おそらく偽装結婚しているゲイ男性とレズビアン女性のカップルがいて，男性の方が陽性者だったのですが，どうもその奥さんじゃない男性の方と付き合っていて，その人がたぶん気持ち的にはキーパーソンなんだけれど，入院するときも外来のときも，奥さんの話しかしないし，奥さんしか来ない。ですけれどその人はうつ状態で，何とかその人の状態を良くしようとするんですけれど，自分が大切なものを話してくださらないので，どうにもその……

HIV/AIDSの治療をすると自分の役割を制限する医師もいれば，治療は患者のプライベートも含めた生活そのものを理解することで可能となると考える医師もいる。しかし，そもそも医師の専門性とは何かを考えたとき，病気だけを自分の領分として対処しようとする医師は，本当に医師としての専門性を発揮していると言えるのだろうか。医師と患者のスティグマ的関係性は，少なくとも患者の病気の背景にある個人的な文脈を理解することから改善されるのではないだろうか。

スティグマと社会構造

スティグマの問題を考えようとする場合，ある特定の人々をカテゴリー化して理解しようとする姿勢そのものが問われる必要がある。私たちはそもそもなぜ，ある人を「薬物依存者」や「同性愛者」とカテゴリー化し，コミュニケーションを取ろうとするのだろうか。たしかにそのようなカテゴリー化は，治療にとっては好都合である。ある患者自身が，自らを「薬物依存者」や「同性愛者」として主体化することが，問題解決にとって有効な場合もある。「HIV陽性者」であるならばHIVの治療をすればよいし，「依存症」であるならばその依存性をどう治療するかを考えればよい。だが，カテゴリー化そのものがコミュニケーションのあり方そのものを限定的に方向づけてしまうのであれば，スティグマは固定化されてしまいかねない。なぜ人が他者をスティグマ化するのかというと，他者を恐れ，その他者と距離を取りたいからである。

ただし，ある特定のカテゴリーに患者を分類しながら治療しようとする医師の置かれた労働環境についても問われねばなるまい。HIV診療に携わる医師たちは，1日に少ないものでは5人（例えば大学病院などの場合），多いものでは80人ほど（診療所などの場合）の患者を診察している。1人の患者に対する診療時間は，患者が少ない場合は1時間半くらい，多い場合は3分ほどしか時間が取れない。したがって，現在の労働環境では医師が1人の患者とゆっくり向き合うことができる時間が限られている。医師の多忙がひとりひとりの患者と向き合うことを不可能としているとするならば，多重スティグマは社会構造の問題でもある。

もっとも重要なのは，多重スティグマの問題はそのスティグマを抱える当事者の問題だけではなく，そのスティグマを抱えた人と向き合う人（本論では医師であった）が負うべき傷の問題

でもある。「スティグマを取り除く」ための安易な方法はない。1人の患者に対する全人的な関わりと，患者からたとえ傷つけられたとしても根気強く付き合っていく覚悟が要求される。医師という職業は，必然的にこの傷と向き合うことが業務の一環であるかもしれないが，医師ではない人が多重のスティグマを抱える人々とどう向き合うか。多重スティグマを抱える人から傷つけられることで初めて，その人の置かれている文脈を理解できることもある。

▶註

1 医師へのインタビューは，2015年12月から2016年9月までの間に，Z地方の病院に勤務し，HIV/AIDS診療に従事したことのある医師6名に対して行った。インタビューの内容としては，勤務状況，HIV/AIDS診療に携わるようになった経緯，医師として勤めるうえでの難しさ，患者への対応状況やコミュニケーション，ガイドラインと治療方針，抗HIV療法による投薬と副作用，科学的エビデンスを考慮した治療，代替医療の実施状況などについて聞いた。

2 「人格障害」とともに，精神疾患，知的障害，発達障害などについてもしばしば語られる。

3 例えば，中田 (2011)，西島ほか (2016) なども参照。

4 別の医師Bは，HIV陽性者は精神科疾患を併発している場合が他の患者と比較して有意に高いと述べている。その原因はよくわからないが，HIVそのものが中枢神経に作用することもあるし，抗HIV薬も同様に作用することが考えられると言う。医師Bは，「人格障害」を生物医学的側面から説明しようとしていた。

5 年輩の男性で，女性と結婚しているが，男性との性行為を行ってHIVに感染した場合もある。たとえ同性と性関係があったからといって，患者が自分を「同性愛者」だと認識するとは限らないのである。

◉文献

アーヴィング・ゴッフマン［石黒毅 訳］(2001) スティグマの社会学——烙印を押されたアイデンティティ．せりか書房．

中田行重 (2011) わが国におけるアディクション臨床の現在についての文献調査．関西大学心理臨床カウンセリングルーム紀要2 ; 73-80.

西島健, 高野操, 岡慎一, 潟永博之 (2016) 薬物使用がHIV感染者の健康に及ぼす影響．日本エイズ学会誌18-1 ; 1-6.

多重スティグマ③
依存症者の子育てとスティグマ

東京大学先端科学技術研究センター
熊谷晋一郎

身体障害と依存症の類似性

　私は，脳性まひという生まれつきの身体障害をもつ当事者として「当事者研究[註1]」の実践に携わりながら，小児科医として臨床に従事している。つまり当事者[註2]と小児科医[註3]という二足の草鞋を履いているわけだが，そのどちらにおいても，ダルク女性ハウスの活動から多くを学んできた。当事者として生きるうえでも小児科医として仕事をするうえでも多くの困難に直面することになるが，そのたびに「ダルク女性ハウスのみんなだったら，こんなときどう考えて行動するだろう」と自問する。ダルク女性ハウスの活動は，それほどまでにかけがえのない私の参照点になっている。

　ダルク女性ハウスのメンバーたちとの出会いは，2008年頃にさかのぼる。以来，「体の痛みと依存症の当事者研究[註4]」，「刑務所の当事者研究[註5]」，そして「子育ての当事者研究[註6]」など，さまざまな共同研究を重ねてきた。一見かかわりなく見える困難のあいだに共通する構造が発見され，深い共感がこころにじわりと広がる瞬間——この当事者研究の魅力を，彼女たちと分かち合ってきた。

　それから10年，ダルク女性ハウスとの当事者共同研究を重ねるなかで，身体障害と依存症に，ある特徴が共通して見られることに気づきはじめていた。詳しくは後述するが，一方が増えれば他方が減る「依存先の多さ」と「依存度の深さ」のアンバランス，そもそも依存先がきわめて限定され，それゆえ特定の対象への依存度ばかりが深くなっていくという特徴だ[註7]。みずからの身体障害においてそれを自覚していた私は，依存症もまた同じ構造を共有していることに，新たな問いの糸口——このアンバランスな依存関係は依存症においてどのような不利益を生み出しているのか，そこに多重的なスティグマはどのように関与しているのか——を発見していくことになる。ここでは依存症者による子育てを舞台に，この複雑に絡み合う問題を検証してみたい。

限られた依存・深まる依存
——アンバランスな依存関係

　身体障害者も依存症者も，生きていくために頼らざるを得ない「環境」との関係に困難が生じているという点では共通している。ただし「環境」との関係において生じる困難のありようはそれぞれに異なる。ここで述べる「環境」には人的環境と物的環境の2つがあることに，まずは注目したい。

　身体障害者は，身体の特徴が健常者と異なることによって，健常者向けにデザインされた「物的環境」——建物，道具，交通機関など——に依存できなくなる。たとえば，健常者の身体に

合わせてデザインされた「階段」という依存先と，その階段を上ることのできない「身体」との相性はいかにも悪く，「（物的環境としての）階段に依存できない」といった具合だ。

一方，依存症者は，みずからの身体との物理的な相性が原因で「環境」に依存できなくなるわけではない。依存症者が「環境」に依存できなくなるのはもっぱら，自分を支えてくれるはずだと期待していた「人的環境」への信頼が何らかの要因によって失われた結果だ。親からの虐待といった養育環境の問題が依存症の発症や予後の悪化を予測するという先行研究[註8]も，このことを裏づける知見といえるだろう。

身近な他者に依存できなかった彼／彼女たちは，心に深い傷を負うことになる。実際，専門外来を受診する依存症患者の約半数が心的外傷後ストレス障害（PTSD）の診断を満たしていること[註9]や，PTSDの合併によって依存症の予後が悪くなること[註10]も報告されている。また，PTSDがその後の依存症発症を予測するという研究[註11]や，PTSD症状を和らげるためにアルコールや薬物を摂取するという「自己治療仮説」モデル[註12]も提唱されている。つまり依存症とは，身近な他者に信頼して身を預けられない代わりに，身近な物質へと依存先が集中せざるを得なくなった状況として理解することができるのである。

このことは，依存症からの回復を考えるうえで非常に重要な含意をもつ。依存症からの回復とは，依存物質というなけなしの依存先（信頼を寄せられる数少ない環境）を断ち切るということでは決してない。こうした一般に流布したイメージとは裏腹に，依存物質以外の環境に向かって新たな依存先を「開拓」することで，依存物質への依存度を浅くしていき，やがては依存物質に（一時的には依存しながらもやがては）依存しなくてもやっていける状態になることこそが，依存症からの回復だと言えるだろう。そのため，

強い意志を恃みに「二度と依存薬物には手を出しません」と自他に向かって宣誓することから回復の一歩を踏み出そうとする試みは，本来は帰責できないはずの個人的要因だけに依存症の原因を集中させ，かえって依存の病理を深めることにもなりかねない。

そもそも人は誰でも，たくさんの物や人に依存することなしには生きられない。一部の環境に依存できなくなった私たちは，別の「環境」へと依存を始めていく。人的環境に依存できない生存条件の下にあれば，消去法で物的環境に依存するしかなくなるのも必然だろう。地域社会に依存できない身体障害者が，隔離されたバリアフリーな施設や，年老いた親に依存するしかないように，身近な他者に依存できない依存症者は，アルコール・薬物などの「物的環境」にしか依存できないのかもしれない。事実，人的環境への依存不全がもたらす子育てにおける不利益の帰結が，佐藤報告[註13]では以下のように記されている。

メンバーは，家族など身近な人から過去に虐待を受けていることが多く，誰も助けてはくれないという思いのなかで生きてきた人がほとんどです。家族には頼れず，パートナーはあてにならず，地域・医療・行政は自分とは隔たれた，言葉の通じない世界であるかのように感じています。子どものことで不安を抱いたとしても誰にも相談できず，子どもがそうなったのは自分が良い母親ではないからだと自分を責めてしまいます。[…]この孤立無援感と自責感，恥の感覚から来る苦痛の向かう先は，弱者である子どもたちです。手を上げたり怒鳴ったり，育児を放棄したくなったり……これらは母親たちの苦悩から生じる叫びのようなものなのですが，虐待という望まない行為がこうして繰り返されていくことがハウス

でも散見されます。

「誰も助けてくれない」「自分がしっかりしなくてはならない」「うまくいかないのは自分のせいだ」——虐待経験によって他者への依存を高いハードルと感じる女性にとって、子育ては一大事業になる。なぜなら子どもが育つ過程は、突発的な病気や事故、さらには発達の各段階で現れるつまずきなど、とても養育者だけでは抱えきれない多くの困難が目白押しだからだ。ゆえに子育て中の母親にはたくさんの不安が押し寄せ、ちょっとしたことを相談できる家族やパートナー、地域、医療、行政など、さまざまな依存先がない子育ては一挙に大難事へと転じてしまう。

刻まれたスティグマ・広がる言葉
——孤立から仲間との対話へ

依存先が限られているがゆえに特定の対象にのみ依存を深め、必須の依存先へのアクセスが閉ざされるとき、母親たちの子育てはますます難しくなっていく。そしてこの困難に、依存症に向けられる人々のスティグマ（固定観念や偏見、差別的な言動）が追い討ちをかける。

スティグマとは、障害や依存症など特定の属性に対して付与されたネガティブな価値観やレッテルのことであり、目にも見えず、明確に認識もされないまま、まるで空気を伝うように人から人へと伝染していく。当該の属性をもたない周囲の人々に感染したときには「公的スティグマ（public stigma）」、当該の属性をもつ本人に感染した場合には「自己スティグマ（self-stigma）」と呼ばれ、当事者の生活／生存に重大な影響を与える。

実際、スティグマが蔓延する社会では、「助けてほしい、相談に乗ってほしい」と当事者が周囲にSOSを出すこと自体が難しい[註14]。また、

ある文化圏において「自らの意志の力や努力によって克服できると誤認されている属性にはスティグマが付与されやすい」ということも、これまでの研究からわかっており、依存症はまさにその範疇に含まれる[註15]。

残念ながら日本では、依存症の正しい知識が十分に共有されておらず、いまだに「意志や努力の問題」と誤解され、ゆえに依存症に対するきわめて強固なスティグマがはびこっている。松山・松村報告[註16]でも、一般市民だけでなく、警察官[註17]、医療機関[註18]、保険会社[註19]のもつ依存症へのスティグマが、母子家庭であることや生活保護を受けていることへのスティグマと複合し、差別（discrimination）に至るケースが詳述されている。複数の差別が単に蓄積するのではなく相互に強化・補償し合う「複合差別」は、こうして生まれる[註20]。

では、折り重なるスティグマや「複合差別」から逃れる術は何ひとつ残されていないのだろうか。松山・松村報告のケースでは、2人の子どもとの生活一切を1人で背負い、かつ依存症という病気とも闘いつづけている母親に対して、同じく母子家庭であることや生活保護受給を理由に差別を受けて悔しい思いをしてきた仲間たちやスタッフが寄り添い、話を聴き、アドバイスを続けてきたエピソードが紹介されている。人間不信と恥の感情のなかで孤立し、「自己スティグマ」に感染しつつある当事者にとって、同じ境遇を生きてきた仲間たちのエピソードは、何物にも代えがたい支えになる。佐藤報告のなかで紹介されたBさんは、リスクをともなう扁桃腺手術を子どもに受けさせるか否かの判断を迫られるなか、仲間が重要な役割を果たしてくれたと証言している。

最終的に決め手になったのは、身内に扁桃腺の手術をしたスタッフからの意見で、"大人になってから手術するのは癒着があっ

て大変だよ”と言われたこと。それなら今のうちにやっておこうと思えた。経験した人の話は聞けるんだよね。そうじゃない人の意見は，“経験してないくせに！”ってなる。怒りの問題があって，怒りが出ちゃうんだよね。

精神障害や薬物依存症に対するスティグマ低減効果を検討した一連の研究によれば，最も有効な介入法のひとつは，当事者の自伝的ナラティヴに触れる“contact-based learning”であるという[註21]。すなわち，ナラティヴに触れることは自己スティグマのみならず，公的スティグマの低減をももたらしうる極めて貴重な資源なのだ。

もうひとつの世界を
──社会モデルと社会構想

現在，私たちの社会は依存症という現象をどのようなものとしてとらえているのか──この認識が依存症へのスティグマの強度を規定する。依存症は意志や努力の問題であり，ゆえに本人の責任を問うことができるとする「司法モデル」でとらえるのか。意志や努力だけでは如何ともしがたい病であり，ゆえに治療の対象とみなす「医学モデル」でとらえるのか。それとも，虐待に象徴される暴力，差別，スティグマ，そして依存先を奪う社会的排除といった社会問題の兆候とみる「社会モデル」でとらえるのか。

ひとつ確かなことは，「司法モデル」において，依存症へのスティグマは弱まるどころか強化されるということである。牛木報告[註22]には，刑務所の教育専門官という立場から「入所者の支援」「刑の執行」「社会の治安維持」という3つの目的のあいだで葛藤しつつ，日常業務に当たる職員の様子が克明に述べられている。たとえば，依存症からの回復とは依存物質から離

脱することではなく，依存物質以外の人や物や制度に依存できるように信頼関係を再構築することだとわかっていても，薬物事犯の人々を対象とする刑務所内のプログラム（認知行動療法）では，単に「再犯を減らすこと」だけが目標に設定されてしまう。このような刑務所的文脈で実施される認知行動療法は，意志と努力で克服可能な対象として依存症をとらえるという意味において，むしろスティグマの伝染を促進していくだろう。牛木報告は，実に印象的な文章で閉じられている。

これはあくまでも私の個人的な意見ですが，刑務所に来るのは刑罰を受けるべき人だけであって，覚せい剤単純使用者の人たちが刑務所に来て懲役というのはどうなのかなと思います。

堂本報告[註23]は，女子刑務所自体が地域の行政・福祉・看護・医療など関係団体との協力体制になく，社会のなかで孤立している状況に警鐘を鳴らす。そして，女性の視点，生活者の視点，障害者の視点など，多様な当事者視点からの民主的な政策立案を実現することが重要だとして，いわば「社会モデル」に基づく依存症の理解と実践の重要性を指摘している。「司法モデル」でも「医学モデル」でも，変化の責任は当事者のみに帰せられ，そこで変わることを期待されるのはひとり当事者のみである。したがって，この2つのモデルに従えば，社会全体が引責すべき領域までもが，過剰なまでに個人の自助努力と自己責任に帰せられてしまう[註24]。しかしすでに述べたように，依存症の後景に，暴力，差別，スティグマ，社会的排除といった，当事者の意志や努力ではどうしようもない社会問題が蠢いていることは論を俟たない。だからこそ「社会モデル」にもとづく理解は，依存症問題に取り組むうえで必要不可欠と言える。

では，この「社会モデル」はどこに向かうのだろう。依存症と闘う母親の子育てを阻む「公的スティグマ」，そしてある種の自家中毒のごとき「自己スティグマ」を漸減していくために，何から着手し，何を目指すべきだろう。

「トップが理解し支持しないと大胆な改革はできない」と，政治の世界の現実を記した堂本報告において特筆すべきは，リーダーシップの重要性への言及である。「社会モデル」に依拠するなら，変化が期待されるべきは個人ではなく社会であり，社会が変わるためには政治的プロセスこそが物を言う。堂本も主導者の一人である実践「女子刑務所における地域支援モデル事業」[註25] から学ぶべきことは多い。「女子刑務所のあり方研究委員会」の提言を踏まえて2014年4月から実施された「女子施設地域支援モデル事業」は，看護師・助産師・保健師・介護福祉士の採用，健康管理指導，高齢受刑者への入浴指導，妊産受刑者個別面接，母親教育，職業訓練，虐待被害を体験した女子少年の処遇策定など，女性受刑者固有の問題に着目し，「司法モデル」でも「医学モデル」でもなく，「社会モデル」で依存症と取り組んでいくためのスプリングボードとなるだろう。

また，日本社会を変えるためには，諸外国との共同／対話も欠かせない。狭い国境内にあるだけで「別様の社会」を志向する想像力が機能するはずもないからだ。古藤報告[註26] は，エビデンス（evidence），人権（human rights），健康（health），思いやり（compassion）という4つの価値に基づいた，新たな薬物政策を巡るグローバルスタンダードや最先端の研究・実践を俯瞰させてくれる。

*

依存症への誤認がスティグマを生み，スティグマが当事者から依存先を奪い，依存症の病を深めていく。依存症における依存先の剥奪とス

ティグマの相互循環。そしてすでにスティグマに侵食された依存症に折り重なるように降り注ぐ，母子家庭や生活保護受給へのスティグマ。ひとつのスティグマがさらなるスティグマを呼び込む「多重スティグマ（multiple stigma）」は，依存先を奪われた個人に対して自己責任を煽り，その生活と生存を危機に追い込む。

「多重スティグマ」に対しては，ひとつひとつ誤認をほどいていく等身大のナラティヴに加え，スティグマを培養する社会に向かう広域の視点が求められる。そして後者は，言いっぱなし聞きっぱなしの作法でグループ内に閉じられたナラティヴを，慎重に，無理解な社会へと開いていく作業を伴うだろう。ダルク女性ハウスの上岡陽江は，自助グループでの語りと，当事者研究での語りを比較し，前者はグループ内に閉じられているが，後者は社会に開いていくことを前提に産出される語りであると述べた（私信）。『みんなの当事者研究』で論じたように，社会モデルを軸に展開してきた自立生活運動と，依存症などの自助グループとが合流して当事者研究が生まれたという見立てが正しいならば，当事者研究はスティグマへの対抗文化となりうるのではないだろうか。

●追記

本論考は『ダルク女性ハウス活動報告書2017——もっとも困難な状況の母子の支援』（近刊）における「巻頭言」を初出とし，再掲載に際して加筆・修正を施している。

▶註

1　当事者研究の歴史・思想・方法・実例に関しては以下を参照。熊谷晋一郎 編（2017）臨床心理学 増刊第9号 みんなの当事者研究．金剛出版．

2　依存症自助グループの蓄積が当事者活動全般に与える示唆については以下を参照。熊谷晋一郎（2017）当事者の立場から考える自立とは．リハビリテーション研究170；8-10．

3　発達支援に関わる小児科医が依存症自助グループから学ぶべき点に関しては以下を参照。熊谷晋一郎（2016）共同性と依存先の分散——当事者，家族そ

して教師へのメッセージ．LD研究25；157-167．

4 研究成果は以下の論考として発表されている．熊谷晋一郎，五十公野理恵子，秋元恵一郎，上岡陽江（2016）痛みと孤立——薬物依存症と慢性疼痛の当事者研究．In：石原孝二，河野哲也，向谷地生良編．シリーズ精神医学の哲学3 精神医学と当事者．東京大学出版会，pp.225-251．

5 2014年7月から10月まで，月1回全4回にわたり，ダルク女性ハウスの薬物依存症当事者約5名との共同研究として，刑務所経験によって身についたルールについての当事者研究を実施した．共同研究の結果は，2014年11月15日に開催された第11回全国当事者研究交流集会・分科会にて合同発表されている．

6 ダルク女性ハウスの上岡陽江によれば，「子育ての当事者研究（通称「子プロ」）」において私が講師として選ばれた手続きは次のようなものだった．はじめから専門家に話を聞くのではなく，第一段階として，仲間同士でじっくりお互いの困りごとを話し合い，仲間のなかで解決できる部分はどこだろうと考えた．第二段階として，「ここはやっぱり専門家の意見を聞いてみたい」という疑問が3つほど挙がった．1つ目が「発達障害って何だろう」，2つ目が「子どもにしつけをするってどういうこと何だろう」，3つ目が「子どもが使う汚い言葉をどう考えたらいいんだろう」．これら3つのテーマに関する講義を依頼された私は，「正解を明確にお伝えすることはできないかもしれませんが，皆さんが当事者研究を進めるうえでヒントになるようなお話をしたいと思います」と述べたのち，講義を行い，ディスカッションを実施した．以上の手続きは，本特集の編集方針とも共通している．

7 この論点に関しては以下を参照．熊谷晋一郎（2015）依存症からの回復をめぐって．臨床心理学15；543-550．

8 Schumacher JA, Coffey SF & Stasiewicz PR (2006) Symptom severity, alcohol craving, and age of trauma onset in childhood and adolescent trauma survivors with comorbid alcohol dependence and posttraumatic stress disorder. The American Journal on Addictions 15；422-425.

9 Brady KT, Back S & Coffey SF (2004) Substance abuse and posttraumatic stress disorder. Current Directions in Psychological Science 13；206-209.

10 Simpson TL, Stappenbeck CA, Varra AA et al. (2012) Symptoms of posttraumatic stress predict craving among alcohol treatment seekers：Results of a daily monitoring study. Psychology of Addictive Behaviors 26；724-733.

11 Chilcoat HD & Breslau N (1998) Posttraumatic stress disorder and drug disorders：Testing causal pathways. Archives of General Psychiatry 55；913-917.

12 Khantzian EJ (1999) Treating Addiction as a Human Process. Northvale, NJ：Jason Aronson.

13 佐藤朝子（近刊）母子支援の実際——母子プログラムに参加するAさん，Bさんの事例から．In：ダルク女性ハウス 編：ダルク女性ハウス活動報告書2017——もっとも困難な状況の母子の支援．

14 Schnyder N, Panczak R, Groth N et al. (2017) Association between mental health-related stigma and active help-seeking：Systematic review and meta-analysis. British Journal of Psychiatry 210；261-268.

15 Corrigan PW, River LP, Lundin RK et al. (2001) Three strategies for changing attributions about severe mental illness. Schizophrenia Bulletin 27；187-195.

16 松山容子・松村素子（近刊）薬物依存症回復途中の母子家庭に起きた交通事故とその処理．In：ダルク女性ハウス 編：ダルク女性ハウス活動報告書2017——もっとも困難な状況の母子の支援．

17 海外では，警察官が精神医療ユーザーに対してもっているスティグマを軽減するためのプログラム開発が進められている．たとえば以下を参照．Scantlebury A, Fairhurst C, Booth A et al. (2017) Effectiveness of a training program for police officers who come into contact with people with mental health problems：A pragmatic randomised controlled trial. PLoS One 12；e0184377.

18 医療者のスティグマも研究者の注目の的である．たとえば以下を参照．Cameron J, Nicole KL & Harney A (2010) Changes in attitude to and confidence in, working with comorbidity after training in screening and brief intervention. Mental Health and Substance Use：Dual Diagnosis 3；124-130.

19 保険会社がもつ精神医療ユーザーへのスティグマに関しては以下を参照．Desai MM, Rosenheck RA, Druss B et al. (2002) Mental disorders and quality of care among postacute myocardial infarction outpatients. Journal of Nervous and Mental Disease 190；51-53.

20 上野千鶴子（2015）複合差別．In：差異の政治学 新版．岩波書店．

21 Martínez-Hidalgo MN, Lorenzo-Sánchez E, López García JJ et al. (2017) Social contact as a strategy for self-stigma reduction in young adults and adolescents with mental health problems. Psychiatry Research 260；443-450.

22 牛木潤子（近刊）講演－薬物事犯女子受刑者につい

て．In：ダルク女性ハウス 編：ダルク女性ハウス活
動報告書2017——もっとも困難な状況の母子の支
援．

23 堂本暁子（近刊）基調講演－女子刑務所における地
域支援モデル事業．In：ダルク女性ハウス 編：ダル
ク女性ハウス活動報告書2017——もっとも困難な状
況の母子の支援．

24 こうした問題点については以下を参照。平井秀幸
（2015）刑務所処遇の社会学——認知行動療法・新自

由主義的規律・統治性．世織書房．

25 法務省法務総合研究所（2016）女性の犯罪者・非
行少年の再犯防止に関する各種施策．平成28年
版 犯罪白書（http://hakusyo1.moj.go.jp/jp/63/nfm/
n63_2_5_2_4_1.html［2018年3月30日閲覧］）．

26 古藤吾郎（近刊）講演－海外からの報告——処罰か
ら地域支援へ．In：ダルク女性ハウス 編：ダルク女
性ハウス活動報告書2017——もっとも困難な状況の
母子の支援．

医療者の内なるスティグマ
知の再配置の試みから

東京大学大学院医学系研究科精神保健学分野
熊倉陽介

医療者になる過程における
いくつかの断片的な物語

精神科病院をめぐる

遠く離れた場所に住みたい。なるべく遠く。寒いほうがいい。そうした想いから，札幌の街での学生生活がはじまった。医師になりたくて医学部に進学してきた同級生たちと，「精神科医」になりたくて医学部を選んだ自分の間には，何か決定的な違いが存在しているように感じられた。自分だけが薄い膜に覆われて宙に浮いているような疎隔感のなかで，北国の冬の冷気が少しだけ身体感覚を取り戻させてくれることは救いだった。凍てつくゴミ捨て場で遊ぶカラスをアパートの窓越しに眺めながら，一日中，本を読んで過ごしていた。

今がどういう時代で，自分がどのような世界を生きているのか，定位することができずにいた。家族のなかで語られず，つなぎ合わせられることのない物語の空白が，暗くて深いブラックホールのような何かを自分のなかに産み出し，それがあらゆる現実感を飲み込んでいる。2度目の長い冬を越えて20歳の誕生日をむかえる頃，ようやくそれを自覚しはじめた。

心電図実習で自分の心電図を眺めているときに，徐脈性不整脈の存在に気付いた。循環器内科の教科書に載っているような心電図だった。交感神経過緊張な時間を長く過ごした後に気を抜き過ぎると，副交感神経優位となって徐脈が助長されてひどく具合が悪くなる。時々発作的に頭が真っ白になって吐き気と共に横になるなかで，死について考えることは生について考えることでもあるということに気付きはじめた。自分の身体の仕組みを理解して取り扱い方を学んでいくうえで，徐脈性の不整脈という診断と医学的な知識は役に立った。湯船につかって習慣的に緊張をほぐすようにすることによって，ひどい徐脈で気が遠くなるのを防ぐことが少しずつできるようになってきた。

基礎医学には興味がもてず，すぐに落ちこぼれた。医学部は「大学」ではなく「専門学校」であることに気付くと，ますます医学と関係のないことを勉強したくなった。ブラックゴスペルを通した出会いから，教会に毎週日曜日に通って聖書について学ぶようになった。自分にとって聖書を学ぶことは，逆説的に，アニミズムから八百万の神々に至る価値観を自覚する作業であった。教会の人たちは，学ぶほどに信仰から遠ざかっていく自分に対して優しかった。美味しい食事をご馳走になりながら，「どうやら自分には信仰は必要がないようだ。現時点では」という結論を伝えた。「聖書について学んだことのある精神科医がいてくれることに意義がある」と，あたたかく声をかけていただいた。

正規の実習以外のほとんどの時間をつかって，さまざまな精神科病院を見学してまわった。1

週間通った児童精神科病棟では，小学6年生と朝から晩まで卓球をしつづけた。月曜日には全く歯が立たなかった小学生に，金曜日には勝てるようになっていた。医学生である自分は1週間卓球をしていただけだったが，入院患者である彼もまたおそらく，1週間卓球しかしていなかった。

　ある病院の隔離病棟では，看護師がナースステーションの窓越しに，入院患者になにごとか説教をしていた。もしかすると，看護的な「管理」，あるいは「指導」というような，正当な理由があったのかもしれない。けれども素人の目にうつるそれは，はっきりと説教だった。精神科病院にだけは絶対に入院してはいけないと思った。

　はじめての精神科救急も見学した。幻覚妄想状態の若い男性が，警察官にビニールシートで「す巻き」にされて真夜中の精神科病院に運ばれてきた。簡単な診察の後に注射で鎮静され，保護室へと運ばれ，全身を身体拘束されて緊急措置入院となった。彼は診察中，大声で何かを叫びながら興奮していたが，同時にゴホゴホと咳をしつづけていた。入院書類を書き終わった精神科医がようやく後ろを振り向き，「学生さん，何か質問ある？」と声をかけてくれた。「今の人は肺炎じゃないんでしょうか？」。医学的な質問をしたつもりだったが，精神科医療という場に適した問いではなかったのか，返答はなかった。彼は結局，胸に聴診器をあてられることもなく，朝まで保護室で全身を拘束されて寝かされていた。精神科病院というのは，一般的な「病院」という言葉が意味するものとはかけ離れた場所であることを理解した。精神科病院に入院していては人が死んでしまうと感じた。

　6年生になって病院めぐりにも慣れてくると共に，精神科医療に対して暗澹たる気持ちを抱きつつあった頃，腕が良いとされる精神科医の勤める都内の病院に通って，初診外来の「予診」

を担当させてもらう機会を得た。予診の役割は，医師の診察の前に1時間ほど話を聴いて，予備的な情報をまとめることであった。自分の前では断片的に語られるだけであった話が，医師との面接のなかで筋の通った一つの活きた物語として整理され，それだけで患者さんがすっきりした顔をして帰っていく。生きるということが一体どういうことなのかわからないままにいた医学生に，理解ができていたとは思えないが，外来を訪れる人たちと精神科医が紡ぎ出す物語にとにかく魅せられた。

　ランチを食べながら，いろいろな教えを受けた。現在でも色褪せることのない本質的な事柄がいくつかある。人の暮らしについてよく知ることが大切であり，買い物も散歩も生きることの全てが精神科医としての勉強になるということ。それから，精神医学は他の医学と違って進歩しないから安心であるということなどである。

　実習の終わりに，看護師さんが精神科外来の診察室にガスコンロと網を持ち出してきて，モクモクと煙をたてながらホタテを焼いてくれた。「学生さん，まあ，ホタテでも食べて」というような様子だった。遠慮なく食べながら実習を通して出会った人たちの物語を振り返り，精神科は面白いと改めて思った。医師として働きはじめて10年が経ったが，ホタテを焼く匂いでいっぱいになった診察室は，あれ以来みたことがない。

　精神科病院をめぐる学生生活の終わりが訪れた。精神科医になる前に，医者になる必要があるということは自明だった。精神科病院で働いて精神科医みたいになってしまっては，人を殺してしまう。なにはともあれ，身体をきちんと診られるようになる必要がある。まずは医者になろう。精神科病院というのは信頼のおけなそうなところではあるが，精神科医になるかどうかは，ひとまず医者になってから考えよう。自分なりの結論が出て，就職先が決まった。

　こうして精神科病院と精神科医に対する歴然

としたスティグマが自分のなかにできあがった。

肉体労働者になる

　リーマン・ショック以降，加速していく貧困と格差の拡大の最中，反貧困運動が盛り上がりをみせていった2009年に大学を卒業した。救急車を断らない野戦病院での研修生活がはじまった。ここでは毎朝5時から病棟の全患者の採血を，研修医が担当する。

　血管が確保できるということは医療の全ての手技の基本である。採血は素振りみたいなものだ。素振りは毎朝やるものだ。よって研修医は毎朝採血をやるものだ。

　おそらくは，「エビデンス」に基づいた研修方針ではなく，そういう「気合い」に基づいた研修だった。採血は5時からやらなければいけないと決まっているわけではない。7時からはじまる朝のカンファレンスまでに間に合わせなければいけないので，理論上，5時頃からはじめるしかないのだ。理由は問わない。決まっていることをできるようになることが研修であり，働くということなのだ。

　毎晩2時頃まで働いて，毎朝5時から採血をしていると，家に帰る気力は当然なくなる。当直室は当直医で埋まっているので，リハビリテーション室のマットレスの上で同期と並んで寝て，朝5時前にお互いに起こしあって働いていた。同期が叩き起こしてくれるところで寝なければ，絶対に起きられない自信があった。誰かが寝坊すると朝7時までに採血が終わらないので，皆で固まって床で寝ているのが一番安全だった。

　初任給が出てから，パンツを30枚通販で買って病院に届くように注文した。パンツ以外の衣食住は全て院内で調達でき，暮らしが完結する環境が整っていた。カンファレンスは座ってやると全員寝てしまうので，立って行われていた。立っていても油断すると寝てしまうので，倒れると危ない。常に立っていると足がむくんでく

るが，弾性ストッキングも簡単に手に入る。

　そんな暮らしのなか，体調を崩して同期が戦線離脱すると，さらに人手が足りなくなる。朝7時までに採血が終わらないと，業務に支障が出る。仕方がないので，朝4時30分から採血をはじめることにした。すると，入院患者さんから「朝早過ぎる」と苦情が出たという。それは普通の人々の感覚では当たり前のクレームだろう。しかしながら，ここは病院である。病院には病院のルールがある。世間とは違うのだ。しばらく病院から一歩も出た記憶のない病院の住民に，病院以外の世間の「普通」の人々の感覚などわかるはずもなくなっていた。そもそも，毎朝4時30分から採血がしたくてしているわけではないが，それが日常である。とにかく生きるだけで必死なのだ。システムの末端で働く「肉体労働者」にはシステムを変える力などないうえに，日々の業務以外に余計な労力をかける時間があったら少しでも寝たい。当たり前のクレームを申し立てた患者さんの採血は最後にまわすことにして，4時45分から採血をすることになった。それが働きはじめて3カ月の肉体労働者たちにできる，精一杯の工夫だった。

　こうして住み込みに近い状態で医療現場の「常識」を日夜インストールし，「非常識」な医者になっていった。

感情労働者になる

　自分の担当している患者さんが今晩亡くなるであろうことがわかっているなかで迎えるはじめての夜，何度も病室に足を運んだ。真夜中にできることは何もなかったが，そうする以外に選択肢はないように思われた。最後の晩を病室で一緒に過ごされた御家族にとってみれば，不必要に何度も病室を訪れる医師は邪魔だっただろう。その人は翌朝，おだやかに亡くなった。

　ただでさえ眠過ぎて，座った途端に寝てしまうような日々のなか，一睡もせずに看取った翌

日は仕事にならなかった。全ての担当患者さんを自分で看取るのは業務上不可能だから、当直医に任せて寝るようにと、百戦錬磨の賢明な指導医たちに教えられた。きちんと働きつづけられるように自分の体調を保つことがプロとしての役割であり、休むことも仕事であり技術なのだと教わった。冷静に考えれば考えるほど、効率性の面においてそれは正しかった。それでもしばらくは、自分の担当患者さんの死亡診断書は自分で書こうとつとめていた。

働きはじめて1年と少しが経った夏、救急外来に運ばれてきた途端に人工呼吸器がつけられ、そのまま状態が回復しない重症な人を担当した。その人を見舞いに来る家族や知人は誰もいなかった。一度も会話をしたことがないままに状態は悪化しつづけ、「今晩亡くなるだろう」ことが予想される夜が訪れた。この時、相変わらず忙しくて眠くて朦朧としているなか、明確な意思決定をした。

「今日は寝よう」と。

翌朝、すでに当直医によってお看取りはすまされており、その人は死亡退院していて病室は空っぽだった。よく寝て少しだけはっきりとした頭でその事実を確認するのに、2秒もかからなかった。

日常的に人が亡くなっていくなか、死を悼む感覚はこうして日に日に麻痺していった。

死後を生きる人たちと出会う

研修の一環として、離島の海沿いの小さな町の病院に転勤した。海と魚と貧困に囲まれながら、多くのアルコール関連疾患をもつ人たちを診て、幾人かの人の死と関わった。

医師は離島の小さな病院で働くと、自分に何ができて何ができないのか、手痛い経験と共に認識する。大きな病院で行っている医療の多くは、医師個人の実力ではなく、病院の機能なのだということを思い知る。「こういう医療が必要な状態だが、自分の医師としての能力や病院の機能の不足によって、今ここであなたに必要な医療を提供することができない」と説明することからはじめて、できることを探していくのが、離島で医師として働くということのようだ。

ここでは亡くなった人の通夜や葬式に医師として参加した。線香を眺めながら、海で釣った魚をご馳走になりつつ、「死んだばあちゃんが生きてきた道のり」についての物語を聴いた。都会の大きな病院では、霊柩車を見送るところまでで医療者の仕事は終わる。生と死は明確に分断されており、人の死の向こう側にひろがる世界や、そこで働く人たちと出会うことはない。離島の小さなコミュニティのなかで働く医師は、人の死後を生きる人たちと隣人としても関わる。人はみな誰かの死後を生きているという、当たり前のことさえも新鮮に感じるほどに、いつの間にか「病院のお医者さん」になっていることに気付く。喪服もスーツも持っていかなかったので、ジーパンで結婚式や葬式に出るよそ者の医者にも、島の人たちはやさしかった。

離島での研修を終えて自分のアパートに戻った。働きはじめてから1年以上、ダンボールをあける暇もなく積んだままになっていた自室を前にして思った。「やはり精神科医に一度なってみたほうがいいかもしれない」と。

それは単に、このまま「医師」として働きつづけることからの逃亡であったと言えるかもしれない。ただ、病気だけではなく暮らしを診る医療が成り立ち得るということへのささやかな気付きがあり、精神科医になるということは、自分の人生をそうした方向性へと舵を切ることのように当時は思えた。必ずしも精神科医が人の暮らしを診ているとも限らないという現実には後に気付くことになるが。何はともあれ、2年間の研修を終えて、当初の予定通りに精神科医としての専門研修へと進むことになった。

医療者の内なるスティグマ｜熊倉陽介

「ホームレス」に会いにいく

　救急車を断らないで受け入れるという理念をもつ救急には，さまざまな課題を抱える人たちが運ばれてきた。特に精神疾患やアルコール依存症をもつ人や，ホームレス状態にある人などは，他の病院が救急受け入れをしぶる分だけ「たらい回し」にされて，多くやってくることに次第に気付いた。

　ホームレス状態にある人を前にした時に，病院で働く人たちの対応がさまざまに分かれることが気になった。忌避的な発言をする医師や看護師もいれば，標準的な医療をきちんとやればいいだけだと妙に冷静に指示をする先輩医師もいる。ホームレスの人に会ったことがなく，どう対応していいのかわからないなか，周囲のスタッフの言うことがあまりにもバラバラであるため困惑した。

　研修も終わりかけたある日，近くの駅前の路上で暮らしているおじさんが救急車でやってきた。本名がわからないので，電子カルテ上では「一郎さん」と名付けられた。どうやら本人は単にいつも通りに寝ていただけで，心配した通行人が救急要請したようだった。標準的な検査を行い，医学的に緊急を要する疾患はないと判断した。賢明な指導医から，「帰宅」とするように指示を受けたためそうした。しかし，「帰宅」といっても，「一郎さん」には住まいがない。病院から歩いて帰っていく「一郎さん」は，どこに行くのだろうか。ちょうど勤務のシフトが終わったタイミングと重なったため，こっそり尾行した。医学的には「問題がない」としか言いようがないが，家もなく暮らしに困っていないはずのない人が，病院から「帰宅」してどうなるのか，気になって仕方がなかった。

　「一郎さん」は駅前のいつもの場所まで歩いて，いつものようにダンボールの上に寝た。勇気を出して話しかけてみると，ついさっき病院で診察した自分のことはすでに覚えていない様子だった。「一郎さん」は，いつも駅前にいるホームレスのおじさんになっていた。近くの交番のおまわりさんに，「あのおじさんにできることはないのか？」と相談したが，何を馬鹿なことを言っているのだと言わんばかりにあしらわれた。路上で暮らすおじさんは，病院の医者である自分の関与するところではないようであるが，そうかといって交番のおまわりさんの関与するところでもないらしい。おじさんは一体誰なのだろうか。そして自分は一体なんなのだろうか。わけがわからないなか，強烈な劣等感と不全感だけが残った。

精神科医になる

　精神科医としての専門研修がはじまった。聴診器を首からかけて出勤した初日，指導医から，「聴診器をもっているうちは精神科医じゃないな」と言われた。新しい職場であるということ以上に，精神科という得体の知れないものと接することへの不安と恐怖があった。そんななか，医師であるということの象徴でもある聴診器は，精神という得体の知れないものと接することへの不安と恐怖から身を守ってくれる鎧のような役割を果たしていた。

　初診外来を訪れる人の話を聴いて，指導医達にプレゼンテーションをする。「こういうことに困っているようです」というようなことを真面目に伝えると，呆れた指導医から，「それで？」と尋ねられる。「それで？」と言われたところで，特にアセスメントもプランもないし，どうしたらいいのか検討もつかない。医師の集まるカンファレンスでプレゼンテーションをするたびに「炎上」する。自分の話している内容が圧倒的に間違っているようだということにはさすがに気が付く。だが，どうすればいいのかはわからない。精神科医たちが話している言葉の意味もさっぱりわからない。自分は「センスがない」ようだと，早くも挫折感でいっぱいになり，

当事者研究と専門知 87

そんな憂鬱な日々が数週間続いた。

それでもだんだんと気付いてきた。自分は大きな勘違いをしていたのだ。「精神科医の仕事は人の話を聴くことであると思い込んでいた」のである。これは致命的だった。野球のルールを知らないままに，素手でバッターボックスに立っているような状態だった。

精神科医たちは人の症状をみていた。診察のなかで精神症状を客観的に評価し，分類学的に診断を述べ，その評価と分類の妥当性について検討し，それに応じた治療方針に関して話し合っていたのである。

前提とされているルールがわかると，精神科医たちが交わしている会話の意味が少しずつわかってきた。人の話を聴いている場合ではなかった。早速，ルールブックである「操作的診断基準」のそれぞれの診断のところに書いてある項目を，全て電子カルテに書き写した。電子カルテ上に列挙した診断項目を参照しながら診察し，片っ端からきいていけばいいのだということにようやく気が付いた。これでなんとか適応していける。

「2年間付き合っていた彼女にフラれちゃって」と話し出した患者さんに対して，「そうですか。それではこの2週間以内に気分の落ち込みはありましたか？　不眠はありましたか？　意欲は低下していましたか？」と，うつ病の症状をシステマティックに聴いていく。ちゃんと聴いておかないとまた「炎上」しかねないので，執拗に症状を聴く。この手法によってカンファレンスでは「炎上」しなくなり，共通言語を身につけて精神科医たちと話ができるようになった。さらに，身なりや表情，声や会話内容，会話形式をつぶさに観察して，「精神医学的現症」を系統的に評価し，記載する技術も身につけた。鎮静剤を静注して人を寝かせることもスムーズにできるようになった。

こうして，非常識な医師の象徴である聴診器をいつの間にか手放した頃には，さらに非常識な精神科医になっていた。精神科医になるといろいろと不具合が生じる。片っ端から強迫的に症状を聴くので，患者さんが苦い顔をするようになる。街を歩いていても電車に乗っていても，出会う人の精神医学的現症が頭のなかで勝手に記述される。人が話しているところを眺めていると，知能検査の結果がなんとなく透けてみえるような気もしてくる。

こうして精神科の研修を受けて精神科医となったが，この頃，人のこころには出会っていなかったように思う。精神科という得体の知れないものと出会うことに対する不安と恐怖から，聴診器を身につけることによって身を守っていた医師は，こころという得体の知れないものと出会うことに対する不安と恐怖から身を守るべく，精神症状を客観的に評価したり診断したりするという別の鎧を手に入れて，精神科医になったのだ。

医療者の内なるスティグマについて私たちはいかに語り得るのか

今回，「当事者研究と専門知——生き延びるための知の再配置」というコンセプトを掲げた本書のなかで，「医療者の内なるスティグマ」というテーマを担当することとなった。生活困窮者，精神疾患や依存症をもつ人，その他のさまざまなマイノリティ性をもつ人たちに対して，医療者がスティグマを有していること，そしてそれに無自覚であることによって，有効な治療や支援を行うことができないばかりか，医療という名のもとにトラウマティックな体験をさらに塗り重ねてしまってすらいるという，当事者と一部の支援者の切実な課題意識に基づいたテーマ設定であると認識した。そしてそれが最も深刻な形で生じている現場である精神科医療の，それも「主犯」としての精神科医である自分は，こ

の課題提起に対して何を正面から語り得るのかということを考えた。知と権力の中枢の一角とも言える大学に所属しながら，精神科医としてホームレス状態にある人や依存症をもつ人の支援に関わりつづけている以上，自分はこの「医療者の内なるスティグマ」というテーマに当事者性を有しているとも言えるし，このテーマに当事者性を強く有しているからこそ，それを常に突き付けられるような仕事に引き寄せられていると言うこともできる。

どうして医療者の内なるスティグマについて語る必要があるのか，ということを説明するのは，そこまで難しいことではないように思う。例えば，小児期逆境体験（Adverse Childhood Experiences：ACEs）や，人生史におけるさまざまな暴力的なトラウマを背景とした薬物依存やアルコール依存をもつ人のように，自尊心の傷付きを抱え，他者を信頼できない，援助希求しづらい，あるいは故意に自分の健康を損ねてしまうなどの特徴をもつ人たちほど，本来的には丁寧で重点的な支援の関わりが必要とされるはずである。しかしながら現実には，医療という権力性を帯びた場において，医療者がそうした人たちの経験と，それにもとづいた生きづらさに対して無知であったり，偏見に基づく差別的な振る舞いをすることや，人の多様な生き方に対する不寛容から責め立てるような言葉を浴びせることによって，トラウマを抱えた人がさらに傷を深めるという不幸が起こっている。同じ外傷的な出来事を経験した際，マイノリティであるほど，それがトラウマ記憶として，その人のその後の人生に影響を与えやすいことも知られている。語り難い辛い体験であればあるほど，聴く耳をもつ相手と安心できる関係性を築くことができなければ，口にすることができない。医療者になる人がもともと有しているスティグマ，そして医療者になる過程で身につけた知識や規範に基づいた言動が，語られるべき物語を分断

し，口を閉ざさせ，時に暴力となって患者を傷付けることがある。そして無自覚に患者を傷付けたことによって生じたトラブルなどから，医療者自身もトラウマを負い，それによってスティグマや暴力的な言動が強化されていくという負の連鎖が生まれていく。これについて私たちは向き合っていく必要がある。

問題は，医療者の内なるスティグマについて，「いかに語ることができるか」ということである。特に求められるのは，医療者である『私』の内なるスティグマについていかに語りうるのか，ということであるように思う。それはすなわち，この課題に対して私たちはどのような前向きな取り組みを協働してなし得るか，ということを考えることにつながってくる。

社会や家族のなかに存在するスティグマは，個人のなかへと内在化される。たとえば精神疾患を罹患するなど，その人自身がスティグマを向けられる対象となった際には，その人のなかに内在化されたスティグマが，セルフスティグマとして自らに向かいやすいという特徴をもつ。自らに内在化されたスティグマに気付き，それを軽減・解消していくためには，自らのもつスティグマの形成に関与した社会のあり様，そして，家族等の親密な関係性のなかで自らに刻み込まれた価値や考え方をつぶさに見つめ，それとは異なる価値や思想と出会い，改変していく必要がある。

それゆえ，医療者の内なるスティグマについて考えるうえでは，人が医療者になっていく過程をつぶさに眺める必要性があると思われる。まず，医療者という生き方を選ぶかどうかにかかわらず，人としてもつスティグマについて念頭に置く必要がある。そのうえに，医療者になる過程においてインストールされていく，専門知識や職業人として求められる規範について，それによって得るものと失うものを再考することが求められる。たとえば，医師が医学教育の

なかで非常識な「医師の目（medical gaze）」を身に付けていく過程などが，これまでにも記述されている。さらに冷静に見つめる必要があるのは，医療者として働くなかでの経験が，その人がもともともち合わせていたスティグマや差別的な言動を強化していく過程である。そしておそらくは，そこに極めて近接したところに，その人のスティグマが軽減・解消していく可能性も存在していると思われる。

本論の前半では，本書で掲げられたコンセプトを受けて，これまでに語られてきた医療人類学・社会学的な知を，医療者になっていく当事者としての自らの訓練過程の物語のなかに再配置することを試みた。生き延びるために「知の再配置」をすることが必要とされているのは，誰よりも私たち医療者であるという認識に立った時，単に医療者の内なるスティグマについての客観的な知を積み上げるだけでは不十分であると考えられたからだ。

自分が医学生からキャリアのはじめの数年間の身体科と精神科における研修を経て，薄い意味合いにおいての精神科医になっていく過程を振り返ることを試みた物語は，ご覧のように極めて断片的なものとなった。これを素材として，医療者の内なるスティグマに対して私たちがなし得る知の再配置の試みと，それにあたっての課題について考えてみる。

当事者としての医療者による
知の再配置の試みと課題

医療者になっていく過程を当事者として振り返って物語る試みには，いくつかの課題がある。

最も重要であると感じる課題は，守秘義務である。私が医療者になっていく過程を振り返るうえで本当に語るべきことは，読み手には申し訳ないことではあるが，上のいくつかの物語のなかには全く含まれていない。意識化されてい

ない事柄はもちろんであるが，意識化されている内容であっても書かれていない。自分にとって本当に語るべきことは，ほとんどが重要な他者との関わりのなかでの出来事であり，その物語は自分の情報に加えて，他者の個人情報を含む。ある人は死をもって，またある人は怒りをもって，医療者としての私のあり方に影響を与えた患者やその家族について，少なくともこのようなエッセイのなかで詳細に書くことは，職業倫理上も個人情報保護の観点からもできない。さまざまな出来事によって医療者としての道のりから離脱していった同僚たちについて書くこともできなければ，時には誰にも語ることすらもできないこともある。これは，医療者としての当事者研究を行うという場面に限定されず，当事者研究という営みが内包する倫理的課題であると思われる。すなわち，当事者研究を行ううえで，たとえば自分の家族をはじめとして，自らと近しい関係性にある人の個人情報や尊厳をどのように扱う必要があるかという課題である。特に医療者の場合には守秘義務の観点から，語ることができる内容に関して多くの制約を負っている。こうして，本当は最も語るべきことではありながら，語ることができないことが，物語のなかに大きな空白として確かに存在することとなり，それによって語り得る物語は極めて断片的なものとなっていく。

それでももちろん，何かを語ることに対する意味は十分に見出し得るように思う。語り得る断片的な物語を丁寧に紡ぐことによって，一生語り得ないかもしれないが，確かに存在し得るはずの空白を占める物語の輪郭を描き出していくことはできるからである。

このような理由から，守秘義務を負う医療者同士のクローズドな対話のなかでしか語り得ないことは確かに存在してきたし，それはトレーニングの一環として，あるいは，「医局やナースステーションでの愚痴」のような形で，今もっ

て存在している。しかしながら，その閉じた医療者同士のなかで行われるコミュニケーションの内容や，そうした構造自体が，医療や支援を受ける者に対するスティグマを再生産し，暴力的に働き得るということこそが，「医療者の内なるスティグマ」というテーマを語るうえで取り扱うべき中心的内容のひとつであることにも気付く。たとえば患者との関係性のなかでトラウマティックな体験をした医療者が，同じような体験をした医療者同士で話し合うばかりで，患者の立場に立つ他者と話し合うことをしないという構造こそがスティグマを再生産していくことに対して，私たちは向き合っていく必要がある。

　加えて特筆すべき課題は，医療者としての体験と，医療者自身の人としての体験が交叉するところにある事柄をいかに語り得るか，ということであるように思う。ケアに向かう人，医療者のなかでも特にこころの臨床を志す人ほど，当事者性を強く有していることが多い。社会や家族等の親密圏のなかにあるスティグマが個人のなかへと内在化されていくことによって伝わっていくものであることから考えると，医療者がもともと固有に持ち合わせていたスティグマは，その医療者の生まれ育った過程や，親密圏のつながりと深い結びつきをもって生成されているはずである。医療者が，医療現場における患者との間の暴力的な関係性（医療現場では，医療者が暴力を受けることもあれば，暴力的に振る舞うこともある）によって受けるトラウマティックな体験は，その医療者自身がもともと有していたトラウマの再体験のような形で個人史と深く結びついている可能性もある。そうであるからこそ，医療者が簡単には向き合いたくないこころの現実を覆うような防衛的な意味合いを帯びて，スティグマや差別的な言動が，医療者のなかで負の強化を重ねていくということも起こり得る。一見すると医療者として適応的な行動のようにみえる「ケアする」という行為と役割すらもおおいに暴力性を内包しており，それを受け取る相手，すなわちケアされる対象の特徴や状況によっては搾取にもなり得る。我々医療者自身がもつ顕在化された，あるいは内なる優生思想が，ケアや治療という衣を着て体現されることもある。このような現実を前にしてこそ，当事者性をもつ医療者が物語る機会や場が本来的には求められるが，医療者の教育課程や職場のなかで，あるいは社会のなかにそうした場が十分には存在していないことも課題であると言える。

　医療者は，自らの個人的な感情をコントロールしながら，職業上求められる態度や振る舞い，そしてある時には感情表現を求められる，感情労働者であるという側面をもつ。個人情報保護や守秘義務に加えて，内なる感情をも語らないことを求められる感情労働を日夜行なっている。たとえば，交通事故で母を亡くした子に救急外来で寄り添う看護師は，1週間前に自分の母を亡くしているかもしれない。医療者の仕事以外の場面でのさまざまな人生上の体験や関係性のなかでの困難や傷付きと，医療者の仕事とは，ある場面では適応的に解離してもいるし，一方で医療者の仕事がこころに出会うものであればあるほど，深いところでそれらがつながり合ってもいる。こころを取り扱う臨床をするほど，それはなおさら深く結びついてくるし，それにあたってのトレーニングも必要となる。

語り得ないことについて
語り合うことから

　知の再配置というコンセプトのもと，「医療者の内なるスティグマについて私たちはいかに語り得るのか」という問いを立て，ここまで考えてきた。私たちが語り得ることはまだまだあるという実感をもっている。それと同時に私たちはおそらく，良き仲間に恵まれたうえで当事者

研究という強力な営みを展開することによってすらなお，語り得ないことを有している。

　私の物語には空白があり，それによって私の物語は断片化されざるを得ない。ありがたいことに空白を語り得ることがあるかもしれず，私の物語はつなぎ合わせられて更新されることがあるかもしれないが，それでもなお，私には語り得ないことがあると認識すること。そして私と同じように，あなたのなかにも語り得ないことがあると認識すること。互いに語り得ないことを有しているということを共有すること。語り得ることを語ることからはじめて，語り得ないことについて語り合うこと。

　医療者の内なるスティグマについても，語り得ないことについて語ることからはじめてみることによって，当事者性と医療者等の専門職，当事者研究と専門知の間を架橋し，同じ地平に立って一緒に語り得る可能性が生まれてくるのではないだろうか。私たちはみなそれぞれ，語り得ないことを有しているという点で同じなのだから。

差別されない権利と依存症

首都大学東京教授
木村草太

はじめに

依存症患者は，「ダメな人間」として差別的な対応をされることも少なくない。たとえば，家族や親族から厄介者扱いされる。医療の現場では，診療や入院を拒否されたり，医師により違法薬物使用を警察に通報されたりするケースがあるという。地域社会では，依存症患者を受け入れる施設について，建設反対運動が起こったりする。

もちろん，依存症患者の行動には，周囲に迷惑を与えるものもあり，それに対応する人々の負担も大きい。依存症患者と触れ合う人々の安全や人権を守ることは，極めて重要だ。他方で，依存症患者も，尊重されるべき個人だ。依存症は病気である以上，依存症患者には回復への権利がある。依存症患者の権利を実現するために，何が必要なのか。本稿では，この点を検討してみたい。

差別と法

差別の概念

議論のスタートとして，「差別」の定義を示しておこう。私は，アメリカ連邦最高裁の人種差別などに関する判例研究の示唆を踏まえ，「差別」を「特定の人間類型に向けられた嫌悪感・蔑視感情」と定義すべきと考えている。人は，

他者に対し，さまざまな感情をもつ。たとえある人が他者に対して嫌悪や侮蔑の感情をもったとしても，その感情が当該人物の性格・過去の行動に起因する限りは，当該人物に対する評価であって，差別ではない。しかし，「その人が女性だから侮蔑すべき」とか「その人は○○人だから嫌悪する」といったように，「特定の人間類型」に起因する場合には，差別である。

人権保障の中核には，個人の尊重の理念がある。個人は個人として評価されるべきであり，個人が属する人種や性別，身分などの「類型」によって評価されるべきではない。差別は，人を類型で評価するものであり，個人尊重の理念に反する。

一般には，憲法14条1項は「平等権」を保障したものと理解されており，差別の禁止も平等権の内容として扱われることが多い。しかし，「AとBとの間における不合理な区別の解消を求める権利」としての「平等権」と，「特定の人間類型に基づき嫌悪・侮辱されない権利」としての「差別されない権利」は，それぞれ分けて考えたほうが理論的に明確になる。したがって，憲法14条1項は，「平等権」と「差別されない権利」を保障していると考えるべきだろう（以上については，拙稿（2008）を参照）。

ところで，差別が純粋に「嫌悪感・蔑視感情」にとどまるならば，「内心の自由」（憲法19条）として保障され，社会があれこれ口を出すべきで

当事者研究と専門知　93

はない。しかし，特定の人種を侮辱する言葉を発する，特定の国籍者を雇用から排除するなどの行動として現れた場合には，差別は社会の関心事となる。つまり，「差別されない権利」は，「差別的な感情をもたれない権利」ではなく，「差別に基づく行動を止めさせる権利」である。

差別と類型的判断の違い

個人の尊重の理念にかかわらず，学歴・資格の有無や運動能力，仕事の実績などで区別されることはよくある。これは，差別ではないのか。

この点，差別は「嫌悪感・蔑視感情」である点が重要である。たとえば，英語圏に赴任する労働者を選抜するときに，英検1級や国連英検特A級の資格をもつ者を優先することは，資格のない者への嫌悪感に基づく措置だとは言えない。「この資格をもっていれば，高度の英語能力があるだろう」という判断をしているのみである。

このように，類型的判断に合理的な根拠がある場合には，それは差別にはあたらない。

偏見と平等権

しばしば，差別と混同される概念に「偏見」がある。これは，「特定の人間類型に向けられた誤った事実認識」をいう。「女性の労働能力は男性に比べ劣っている」「黒人は白人に比べ知的能力が低い」といった事実認識は，偏見の代表例である。

偏見と差別の区別は，「正しい事実を認識させれば解消するか否か」によってなされる。たとえば，優秀な労働者を雇いたいと思っている経営者Aが，「女性の労働力は低い」という理由で，男性のみを採用していたとしよう。Aが，偏見をもっていたにすぎないなら，「女性は，労働力で男性に劣らない」という正しい情報を認識させるだけで，事態は改善するだろう。逆に，正しい事実を示されても，「それでも女性は雇いたくない」とか「その事実を認識したくはな

い」という態度をとるなら，差別である。

差別と偏見とは異なる概念だが，偏見が社会的に許容されるわけではない。偏見に基づく行動も，差別的行動と同様に，対象となった人のさまざまな権利・利益を侵害するからである。偏見による権利侵害を禁止するのが，「平等権」である。先ほど述べたように，平等権は，「AとBとの間における不合理な区別の解消を求める権利」である。正しい事実に基づかない区別は，必然的に不合理な区別になるから，平等権で解消を求めることができる。国家に対する平等権は憲法で（憲法14条1項），他の個人に対する平等権は民法などで保障される。

社会的差別・偏見の利用と統計的差別

「差別されない権利」や「平等権」を実現するには，差別感情や偏見をもつ人に対して，一つひとつ是正を求めていくことも重要だが，それだけでは十分ではない。社会に差別や偏見が蔓延していると，差別的な感情や偏見をもっていない人でも，差別・偏見を前提に行動することが合理的になってしまうからである。

たとえば，「A人は劣った人種だから，高収入の職場で雇うべきではない」という差別・偏見が蔓延する社会があったとしよう。そうした社会では，A人種に属する人が高い技術・学歴を身につけても，それを十分に活用できる仕事につけない可能性が高い。こうなると，A人種の人は，技術・学歴に投資しても意味がない，無駄な努力なんてしないほうが投資費用がかからないだけまだマシ，と判断するようになってしまう。

また，差別・偏見が蔓延している社会では，統計上，人種や性別などの要素が犯罪率や離職率などと相関する。国家や企業がそうした統計を利用すれば，差別・偏見に基づく政策や人事と同質の帰結が生じる。こうした事態は「統計的差別」と呼ばれる。

「差別されない権利」「平等権」を実現するためには，「差別・偏見を前提に行動することが合理的だ」という状況そのものを改善していかねばならない。そこで，「差別されない権利」と「平等権」からは，「社会的差別の解消を求める権利」も導かれると理解すべき，との見解も有力である。

依存症差別と差別されない権利

以上の考察は，人種差別や性差別に関する法学の議論を私なりに整理したものである。この整理は，依存症患者に対する差別を考える際にも有益だと思われる。

まず，依存症患者に対し，「依存症という類型の人への嫌悪感」に基づいて行動することは，差別されない権利の侵害である。これに対し，周囲に危害を加える恐れのある依存症患者を，「周囲の人の安全」のために一時隔離する措置は，危害の可能性という事実判断に基づく合理的措置として認められる。ただし，危害の可能性を過大に見積もって，過剰な隔離措置をしたり，あるいは，回復可能性があるにもかかわらず，もはや回復しないものとして見捨てたりすることは，誤った事実認識に基づく措置と言えよう。こうした措置は，偏見に基づく不合理な措置として，平等権に基づいて是正されねばならない。

また，依存症患者への差別が蔓延した状況では，「回復しても，どうせ社会は受け入れてくれないだろう」と考え，当人が回復への意思を失ってしまう危険などが生じる。そうならないためには，積極的な差別の是正措置も必要になろう。

本特集にも掲載されている「言いっぱなし聞きっぱなしの「当事者研究会議」」の報告では，京都マックの楳原節子氏が，摂食障害の入院先は限られており，命に係わる状況でも適切な治療を受けられないこと，アルコール依存症の人が，飲酒をしているという理由で，精神科で診療を断られる事案が生じていること，を紹介している。あるアルコール依存症患者は，十分な断酒のチャンスが与えられていないにもかかわらず，「自力で飲酒をやめられていない」ことを理由に内科での入院を断られ，その家族は，「こんな子に肝臓を提供するなんて，提供してくれる人に申し訳ない」と楳原氏にこぼしたと言う。

こうした事例からは，医療の現場でも，「依存症はどうせ治療しても無駄」という偏見や，依存症患者への差別感情があることが推認される。これでは，依存症患者は回復への気力を奪われ，結果的に，「どうせ無駄」という認識が循環的に強化されてしまうだろう。依存症患者の回復への権利を保障しなければならない。

もちろんそれは，「家族や医療者に心身の危険が生じても仕方がない」ということではない。法は，依存症患者と，それを支える人々とが，ともに尊重され，すべての人の権利が守られることを目指している。現在の環境下で，医師や家族が依存症患者を支え切れていないからといって，彼らを責めても，状況は改善しないだろう。彼らにも余裕がないことは十分に考えられる。依存症患者を支え，回復に導くためには，依存症についての理解を国民に届けるとともに，支援者に対する支援をさらに拡充していかねばならない。依存症患者とその支援者とが安心して治療に専念できるよう，設備を整え，十分な人員を確保することが不可欠である。そのために国家は，多くの人的・物的資源を投入する必要があろう。

医師による通報と依存症患者の権利

医師による薬物使用の通報

以上の考察を踏まえて，「言いっぱなし聞きっぱなしの「当事者研究会議」」の議論を受け，東京ダルクの秋元恵一郎氏により紹介された事例

を検討してみよう。

秋元恵一郎氏（東京ダルク）の紹介する事例

ダルク通所利用中のメンバーが1年ぶりに覚せい剤を再使用し，幻聴・妄想などの精神不穏に陥り，ダルクに助けを求めて飛び込んできた。精神状態が悪く，自傷や事故のリスクがあったため，ダルクでリハビリ介入をするより，医療機関での入院治療が先決だと判断した。精神保健福祉センターの医師の紹介により，都内のある公立病院にスタッフ同行で受診したところ，その日は専門医が不在だった。そこで一般の精神科研修医が担当して検査したところ，覚せい剤の陽性反応が出た。この担当医は，病院長に指示を仰ぎ，所管警察署に通報した。

その後，数カ月の入院治療期間を経て，退院と同時に警察署に移管され，裁判で実刑判決を受け，2年半受刑することになった。

NPOや専門医に相談したいと思っても，警察に通報され，刑罰を受けるとあっては，患者は，それらのNPOや医師に頼ることを断念せざるを得なくなってしまう。もちろん，薬物犯罪の取り締まりは重要である。しかし，このような対応は，依存症患者の「回復する権利」を奪ってしまう。これは，「依存症患者の権利などどうでもよい」という差別に基づくもののようにも見える。

法学は，こうした事例においてどう対応すべきとの結論を導くのだろうか。

医師の守秘義務と公務員の告発義務

まず，医師には，職業倫理として，職務上知り得た患者の秘密を保護する義務がある。世界医師会（World Medical Association：WMA）は，1949年に「私は，私への信頼のゆえに知り得た患者の秘密を，たとえその死後においても尊重する」とするジュネーブ宣言（1968年，1983年，1994年，2006年に修正）を，1981年に「秘密情報は，患者が明確な同意を与えるか，あるいは法律に明確に規定されている場合に限り開示することができる」との規定を含むリスボン宣言（1995年，2005年に修正）を採択している（日本医師会訳──http://www.med.or.jp/wma/geneva.html 参照）。

秘密保持は，医師の職業倫理であるのみならず，法的義務でもある。刑法134条は「医師，薬剤師，医薬品販売業者，助産師，弁護士，弁護人，公証人又はこれらの職にあった者が，正当な理由がないのに，その業務上取り扱ったことについて知り得た人の秘密を漏らしたときは，六月以下の懲役又は十万円以下の罰金に処する」と規定している。また，国家公務員法100条は「職員は，職務上知ることのできた秘密を漏らしてはならない」と定めている。さらに国立病院に勤務する医師は，公務員法上の秘密保持義務も負う。

他方で，刑事訴訟法239条2項は「官吏又は公吏は，その職務を行うことにより犯罪があると思料するときは，告発をしなければならない」と定める。この規定を杓子定規に適用すれば，国公立病院の医師には，患者の違法薬物使用を認識した場合，通報義務が生じることになる。

平成17年の最高裁判例

では，薬物依存症患者の治療にあたる医師が，患者の違法薬物使用を認識した場合，どのように対応すればよいのか。この点についての判断を示した，最高裁第一小法廷判決平成17年7月19日刑集59巻6号600頁を見てみよう。

この判決の事案は，次のようなものである。国立病院東京医療センターで，ナイフで刺傷した患者Yの治療が行われた。国家公務員である担当医Aが，治療に必要と判断して尿検査を行ったところ，覚せい剤の陽性反応が出た。Aは，Y

の両親に国家公務員として通報義務があると説明したうえで、警察に通報した。この通報に基づき捜査が行われ、Yは覚せい剤使用の罪で起訴された。Yは、Aの通報は、医師の守秘義務に反する違法なもので、それに基づいて収集された証拠は排除されるべきだと主張した。

第一審・第二審ともに、国立病院の医師には告発義務（刑訴法239条2項）があることなどを理由に、通報は違法でないと判断した。これに対し、最高裁は、「医師が、必要な治療又は検査の過程で採取した患者の尿から違法な薬物の成分を検出した場合に、これを捜査機関に通報することは、正当行為として許容されるものであって、医師の守秘義務に違反しないというべきである」とした。最高裁は、通報は違法ではなく、それに基づいて収集された証拠も排除されないとして、Yを有罪とした。

この結論だけを見ると、最高裁は、医師の告発義務のことのみを考えて、依存症患者の回復への権利に全く配慮していないようにも見える。しかし、この裁判を、それほど単純に理解するのは不適切だろう。

まず重要なのは、通報を適法とした根拠として、第一審・第二審と異なり、最高裁が公務員の告発義務（刑訴法239条2項）を挙げていない点である。

そもそも、学説では、国公立病院の医師は通報義務を負わないとする見解が多数説である。その根拠は次の通りである。刑事訴訟法103条は「公務員又は公務員であつた者が保管し、又は所持する物について、本人又は当該公務所から職務上の秘密に関するものであることを申し立てたときは、当該監督官庁の承諾がなければ、押収をすることはできない」と規定し、さらに同法144条は「公務員又は公務員であつた者が知り得た事実について、本人又は当該公務所から職務上の秘密に関するものであることを申し立てたときは、当該監督官庁の承諾がなければ

証人としてこれを尋問することはできない」と規定する。公務員の知り得た職務上の秘密について、証拠提出拒否権や証言拒絶権が定められているにもかかわらず、職務上の秘密に犯罪事実が含まれている場合に、告発義務を課すのはバランスが悪い。したがって、公務員が職務上知り得た秘密については、告発義務はないと解釈すべきであり、国公立病院の医師が治療に当たって知り得た秘密も同様である。

つまり、第一審・第二審が、公務員の告発義務を理由にしたことは不当であり、最高裁が、告発義務を守秘義務を解除する理由にすることを明確に避けたのは妥当な判断と言えるだろう。

最高裁判例における守秘義務

しかし、通報が守秘義務違反でないとしたことは、患者の回復への権利の妨げにならないだろうか。

この判例を担当した最高裁の山田耕司調査官は、捜査機関への通報や裁判所での証言について、医師の守秘義務を完全に解除する見解も、一律に守秘義務違反として刑罰を科すべしとする見解も妥当ではなく、「具体的な事情を基に利益考量して秘密漏示の違法性を考慮するとの考え方が合理的」とし（『最高裁判所判例解説平成17年刑事篇』, p.267）、「本件の場合、被告人の両親に対し捜査機関への通報の承諾を求めるなどもしており、およそ乱用的な通報とは認められないから、担当医師のした本件の通報行為は、守秘義務に違反する違法なものとはいえない」（同, p.269）と解説する。

つまり、この最高裁判例は、「医師からの警察への通報は一律に守秘義務違反にならない」と述べたわけではなく、「この事案では、守秘義務を解除するだけの正当な理由がある」としたものである。

もちろん、患者との信頼関係は大切であり、医師には守秘義務を果たしてもらわねばならない。

しかし他方で，個々の患者の状況によっては，医療機関での対応に限界があり，警察・司法の対応が必要になることもあるだろう。「どのような事案でも，医師には一切通報が許されない」という結論は硬直的すぎる。この判例の判断も，それほど悪いものではないように思われる。

依存症患者の権利の尊重

以上をまとめると，最高裁は，次のような判断をしたことになる。「国公立病院の医師は，職務上知り得た秘密について告発義務を負わない。このため，薬物依存症の患者を担当する医師は，公務員である場合も含めて，警察や司法機関に違法薬物使用の事実を通報したり証言したりすることは，原則，守秘義務違反となる。ただし，個別具体的な状況によっては，正当行為として守秘義務が解除されることもある」。

こうした最高裁の判断は，医師に通報を奨励したものではない。むしろ，医師に対して，十分に依存症患者の権利を尊重するため，警察への通報も含めて最善の対応を検討するように求めたものと理解できる。

この点，最高裁平成17年判決について，山田調査官は，通報前に，医師がYの両親に相談をした事実を重視している。たしかに，患者の回復のために警察対応が必要かどうかを判断するには，両親のように本人を良く知り，信頼関係のある者の意見を聞くことは重要だろう。

こうして検討してみると，秋元氏の紹介した事案で，本人が頼った東京ダルクへの相談もなしに通報が行われた点は問題であったように思われる。東京ダルクは，本人と一定の信頼関係を築いていた。医師は，患者の回復への権利を実現するために，警察に通報したほうがいいのか，それとも，通報によって回復が絶望的になるのかについて，東京ダルクに相談したうえで，対応を検討すべきだったのではないか。最終的に通報がなされたとしても，東京ダルクへの相談の事実があれば，患者本人が個人として尊重されたと感じることができるだろう。

秋元氏の紹介した事案は，依存症患者の権利が軽視されていたように思われる。その背後に，依存症患者への差別や偏見がある可能性もある。国家は，「差別されない権利」「平等権」「社会的差別の解消を求める権利」により，こうした状況を改善する義務を負うだろう。

おわりに

依存症への対応は，「個人の尊重」という理念を貫けるかの正念場である。

依存症患者も人間であり，個人として尊重されねばならないのは当然である。しかし，他方で，依存症患者と向き合うことには，重大な負担を伴う。家族のように毎日接していれば，家族の側が精神を病んでしまうということも珍しくないだろう。アルコール依存や薬物依存は，暴力的な行動と結びつくことも多いから，周囲の者や医療者に身体の危険を生じさせることすらある。こうした状況では，「人権なんて絵空事だ，現実を見ろ！」という声が強くなりがちだ。

しかし，ちょっと考えてほしい。そもそも，依存症は，誰の身にも降りかかり得る災厄である。依存症への差別や偏見のない社会を実現することは，誰もが安心できる社会を作ることにつながるだろう。また，本稿の「差別と法」に見たように，人種差別や性差別に関する議論の蓄積が，依存症差別の解消に多大な示唆をもたらすとすれば，依存症差別解消への取り組みは，将来生じる別の差別問題の解決にも貢献するはずだ。

憲法の中核にある「個人の尊重」の理念は，依存症患者の差別されない権利も，患者と向き合う家族やNPOや医療者の安全も，適切に保障することを要求する。憲法の理念が要求するものは，極めてハードルが高い。しかし，だから

といって，人権を諦めてはいけない。ひとつの人権侵害を「仕方ない」と見過ごせば，あらゆる人権は崩れ去るだろう。

◉文献

木村草太（2008）平等なき平等条項論——equal protection条項と憲法14条1項．東京大学出版会．

専門家と当事者の境界

原宿カウンセリングセンター
信田さよ子

　70年代から40年以上にわたりアルコール依存症をはじめとするアディクションにかかわってきた専門家の立場から，このテーマに関して述べてみたい。

　まず境界という言葉について考えてみる。英語のboundary（バウンダリー）を語源とするこの言葉は，80年代に日本で熱狂的に受け止められたシステム論的家族療法に由来する。世代間の境界こそが子ども世代の健全な成長において大きな意味をもつという仮説が，家族療法の大前提となっていた。親子の密着や同盟化が世代間境界を侵犯する。それが子世代の不登校や摂食障害，暴力の背景となるというものだ。夫婦関係が家族を規定するのであり，子どもの問題というよりも，生育環境としての両親関係を重視する立場である。

　アディクション臨床から生まれた家族関係への言及の多くが，システム論的家族療法の深い影響を受けていることを指摘しておきたい。たとえば共依存という言葉は，システム論の影響を大きく受けているし，母子カプセルといった比喩も同じである。親と子の境界を明確にすることが解決に向けて必須であるとする点は，そもそも融合的になりがちな親子関係だからこそ，境界設定は意味をもつ。80年代のアメリカにおいて，このような専門家の潮流と，アルコール依存症の家族・友人の自助グループであるアラノン（AL-Anon）で用いられていた手放す愛（タ

ラブ）という言葉が合流し，共依存という言葉とともに一般の人たちに広がったのである。このエピソードから始めたのは，果たして専門家と当事者は融合的な関係なのだろうか，境界という言葉は適切なのだろうかと疑問を抱いたからである。

アディクションアプローチの原点

　拙著『アディクションアプローチ——もうひとつの家族援助論』（信田，1999）を上梓してから約20年が過ぎたが，内容的にはそれほど古びてはいないと思う。当時，筆者はカウンセリングセンターを開設して間がなく，医療システムの外部にあることがどれほど経済的基盤において脆弱かを痛感しており，アディクションへのアプローチの特徴を，医療モデル（疾病化，治療論）に拠らずに理論化したいと思っていた。もう少し直截的に言えば，狭義の医療モデル・医療的アプローチはアディクションに対して無効であるにもかかわらず，相変わらず精神科医を頂点としている業界のあり方を間接的に批判したいと思ったのだ。アディクション独特の援助方法を当時誰も理論化していなかったため，精神科医によってそれが着手される前に自分が書かなければならないと，まるで抜け駆けをするような思いで執筆したことを覚えている。ところが書きながら見えてきたのは，想定外のこと

ばかりだった。

　こうして書き進めながらたどりついたのは，次の4点がアディクションアプローチの特徴だということである。

　　①本人より家族を援助対象とする
　　②底つき概念が提起する援助不要論
　　③イネーブラー概念が提起する援助有害論
　　④自助グループの役割が不可欠

　どれひとつとっても，これがこの上ないラディカルなアプローチであることがよくわかる。患者本人と家族という分類（治療協力者としての家族）が無効であるとすれば，医療というシステムは壊れる（アディクション専門医たちは，80年代から家族に方便として診断名をつけ疾病化していたが）。下手に援助するとかえってアディクションは悪化し，放置すれば本人は回復に向かうとすれば，専門家は何をすればいいのか。おまけに治療者・専門家よりも自助グループのほうが治療効果をもつとくれば，何をかいわんやである。書き進むことで見えてきたものは，アディクション臨床の専門家の存在意義はないのではないかということだった。もしあるとするならば，存在意義がないことを知っている唯一の存在という屈折した自己満足だけではないか。しかし当時，このラディカルさが理解できる専門家は少なく，逆説的な言い方だが，そのことに安堵したのだった。

当事者のつくった言葉による先導

　医療者の権威は患者にわからない言葉を使うことで守られる，今でも一部ではそう信じられている。やたら難しい専門用語を使い（さすがにドイツ語は減ったが），患者や家族を煙に巻くことで偉い先生としてあがめられたのだが，アディクションの世界はそれすらも曖昧なのだ。

そもそも疾病概念そのものがアルコール依存症の自助グループであるAAメンバーの協力なしには成立しなかったし，断酒や酒害者という言葉も，高知県で誕生した断酒会員たちがつくりだしたものである。冒頭に述べたアラノンは，見守る愛，手放す愛を含意するタフラブという言葉を生み出し，家族の回復のための12ステップを創出した。つまり当事者のつくった言葉に依拠し，当事者の協力によってアルコール医療は底支えされたのである。アダルト・チルドレン（AC）や共依存も，専門家主導で生まれた言葉ではなく，当事者によって圧倒的に支持されることでここまで広がってきた。今やネット上では専門用語ではなくなっているし，各地の自助グループは拡大しつづけている。

精神科医療のメタ的存在としての依存症者

　60年代の日本で，アルコール依存症に取り組んだ精神科医は10人もいなかったのではないか。70年代に入ると，赤レンガ闘争に代表される精神科医療の非人間性への抗議から，志をもった精神科医たちがアルコール医療に取り組むようになった。それはおそらく統合失調症の治療では得られない満足感が与えられたからではないだろうか。狂気に対する幻想が未だ強固だったにもかかわらず，現実の精神科病院の実情は惨憺たる有様だった。精神科医たちは経営と治療的良心のはざまで苦しんでいたのだ。入院患者のなかでアルコール依存症のひとたちは，酒が切れてしまえば，非人間的扱いに抵抗したり攪乱したりすることも多かった。精神科病院のシステムが投薬によって飼いならすことができなかったのが依存症者である。彼らは，いわば精神科病院のメタ的存在であり，いくつかの精神科病院告発事件の火付け役はアルコール依存症者だった。70年代前半の大学闘争を経験した精

神科医たちにとって，アルコール依存症者は一種の仲間ではなかっただろうか。精神科医療のなかの辺境ともいうべきアルコール医療にあえて踏み込んだのは，彼らにそんなモチベーションがあったからではないかと思う。現在70歳を迎えようとしている彼らが，アルコール医療をここまで牽引してきたと言っていい。

当事者によるお膳立て

そもそも日本のアルコール医療は，酒で命が危うくなった当事者やその家族（という当事者）が，死なないために必要としたから生まれた。第二次世界大戦のトラウマを，多くの男性たちはアルコールを飲むことで生き延びた。そのためにアルコール医療は必須だったのだ。飲んで死なないためには，医師が必要だった。僻地では医師を誘致するために四苦八苦しているが，60年代の日本も同じようにアルコール患者を受け入れる医療機関を，当事者たちが必要とした。30年代の禁酒法時代のアメリカで，中産階級の飲酒者が医療機関の不在からAAという自助グループを生み出したことと似てはいないか。

筆者は全断連の顧問でもあり，断酒会の歴史をよく知っているが，その地域のアルコール専門病院と断酒会は緊密な連携を保っている。理解ある医師が亡くなると，「早く若に跡を継いでもらいたい」と後継者を切望するのである。断酒会員たちは「先生」「先生」と専門家を盛り立て，お膳立てをしていく。これは自助グループの医療依存ではなく，専門家をおだてながら育てるという日本に根差した自助グループのひとつのありかたと言えよう。当事者として，共存共栄的に医療（専門家）を利用しているのではないだろうか。

専門家の当事者化

1960年代からのアディクション臨床の歴史を当事者と専門家との関係から概括すると，初期の当事者と専門家の幸福な一致，80年代のアディクションの自助グループカルチャー拡大による当事者主導の時代と専門家の当事者宣言（無力宣言），それを支える自助グループロマン主義，と分けられるだろう。回復者を知ることがすぐれたアディクション専門家である，いわば当事者化した専門家こそよき専門家というテーゼは，現在に至るまで共有されている。当事者とのこのような関係性は，援助の世界では極めて稀であろう。専門家と当事者が同じ言葉を用い，回復という同じ目標を目指すというアディクション特有の感動に彩られた世界がある。しかし冷徹に眺めるなら，ロマン主義的色彩を帯びながらも，やはり当事者主導であることは間違いない。専門家は当事者の言葉を剽窃し，当事者によって盛り立てられてお膳立てされながら治療の権威者を僭称していると言ってもいい。何より究極の専門家による支配（薬物投与）が無効であることは，アディクション臨床の大前提だからだ。

プログラム化による専門家の巻き返し

2010年代に入り，アメリカを源流とするさまざまなプログラムが導入され，認知行動療法的アプローチが実施され，家族向けプログラムが作成されるようになった。これらはエビデンスという強力な武器を背景に，アディクション臨床の世界で猛威をふるっている。もともと自助グループの体験発表は，本人も家族も，専門家も含めた全員が認める確実なエビデンス（証拠）だった。しかしアメリカから輸入されたという権威付けと，エビデンスに基づくというお墨付きは当事者を圧倒し，専門家は「プロとしての

アイデンティティ」再獲得のために研修に殺到した。それを傍目で観ながら，いかにアディクション臨床の世界の専門家が，アイデンティティ不安を抱いていたのかを思い知らされたのだ。

さらに近年ではIR実施法も含めたギャンブル依存症問題が政策とのつながりで国民的話題となり，若年のゲーム・ネット依存症がICD-11でゲーム障害と命名され疾病化されることで様相が少し変わってきている。これらの動きを専門家が主導するか，当事者による自助グループや団体が主導するかは今後の課題だろう。さらにエビデンスを神格化する動きや，認知行動療法やプログラム化への疑念も少しずつ生まれてきている。それらのプログラムがどのような回復をイメージしているか，認知行動療法的主体がいったいどのようなものかについても，社会学からすぐれた考察が生まれている。

ハームリダクションという転換

アディクション臨床の世界に一石を投じる本が昨年出版された。『ハームリダクションとは何か──薬物問題に対する，ある一つの社会的選択』（松本・古藤・上岡，2017）である。ハームリダクション（Harm Reduction : HR）については諸外国の薬物政策として知っているつもりだったが，これを薬物のみならずアディクション全般にも応用可能とするならば，アディクションアプローチの前提が大きく崩れることになるだろう。最大のポイントは，従来のアディクション臨床が基づくゼロ・トレランス主義（断酒・断薬至上主義）を脱却する点だ。底つき概念もイネーブリングも，ゼロ・トレランスを前提として登場した概念である。ところが，HRは「やめるやめないは本人の問題」とし，ひたすら二次災害・被害（摂取の結果生じる障害や不都合）の最小化をはかることが専門家の役割だとする。本書では，もちろん生命危機に際しての介入は

最初から話し合っておくと述べているが，従来のアディクション臨床に比べると専門家の役割が大きく変化している。アディクションはそのひとの生き方の問題とするような，全人的でロマン主義的な回復幻想を消去し，きわめて限定的役割に徹する姿勢が貫かれている。もちろんHRにはもっと財政的で政策的な背景があるのだが，筆者には専門家（非医師の）の役割の変化が印象的だった。日本でもアルコール依存症の軽症化が指摘され，断酒会員の話によると，保健所で頼まれて体験発表した際に，聴衆から「あまりに話がひどいので吐き気がした」という感想を述べられショックを受けたという。カウンセリングでは来談者の希望に沿って飲酒量軽減の工夫をすることは今や常識である。しかしカナダなどでアディクションにおける専門家の役割限定が起きているとすれば，それをどう考えればいいのだろう。

当事者に委ねる専門家──境界設定

アディクション臨床が積み重ねてきた当事者と専門家との関係は，剽窃したり，嫉妬したり，利用したりといった暗闘ともいうべき緊張関係に基づいていた。当事者主権と主張する必要もないほど，それは当たり前のことだった。そのうえで専門家と当事者はお互いを尊重しながら表向き共存してきたのである。しかしながら，専門家と当事者関係も，医療経済という巨大なシステムの変動を免れることはできない。

HRという大きな波は，今後専門家の役割減少という方向に働くだろう。それは当事者の判断や意向を尊重することを意味する。筆者ら専門家は，極論すれば断酒・断薬といった判断や方向性に関しては当事者に全て委ねる・任せることになるだろう。そうなればアディクション臨床の特殊性はなくなり，他の諸問題と等価になるだろう。これは筆者なりの予測であり，現

実にそのような政策転換が日本で起きる可能性は先かもしれない。しかしながら水面下で広がる処方薬依存の顕在化，ゲーム・ネット依存のようなゼロ・トレランス的対応の困難なアディクションが増大した際，HR的対応が専門家のスタンダードになる可能性は大きい。

おわりに

アディクション臨床にかかわる専門家もどんどん若手が増えてきた。その人たちは驚くほど60年代に始まる，約半世紀近いアディクション臨床の歴史を知らない。本人・家族をともに当事者としてとらえ，当事者と専門家との緊張をはらんだ共存関係は，日本の援助の歴史上稀ではないだろうか。近年オープンダイアローグが注目されているが，それほど目新しい感じがしなかったのは，アディクション臨床は日本の多くの対人援助専門家の一周先を走っているからではないか。

生死の境目をさまようドラマチックな世界ゆえに，アディクションは感動にも満ちている。そこで用いられる言葉は当事者がつくりだし，当事者に受け入れられることで広がっていった。専門家はひたすらその言葉を剽窃し，自信のな

さやアイデンティティの不安定さを，当事者から認められ，「先生」と呼ばれることでカバーし，当事者を理解できたという幻想に陶酔してきたのである。しかし，そのような関係性は，HRの登場によって，専門家の役割限定という方向に向かうだろう。それをどのように判断するかは当事者に任せるしかないが，認知行動療法的なプログラム全盛が結果的に「新自由主義的自己」に収斂し，見方によっては極めて冷徹で残酷な自己責任へと帰結する可能性を否定できないでいる。

「専門家と当事者の境界」というタイトルに戻るなら，HRこそ初めてその境界を明確にする試みかもしれない。その意味でも，アディクション臨床の専門家はやはり一周先を走っていると思う。

◉**文献**

平井秀幸 (2015) 刑務所処遇の社会学——認知行動療法・新自由主義的規律・統治性. 世織書房.

松本俊彦, 古藤吾郎, 上岡陽江 編著 (2017) ハームリダクションとは何か——薬物問題に対する，ある一つの社会的選択. 中外医学社.

信田さよ子 (1999) アディクションアプローチ——もうひとつの家族援助論. 医学書院.

ピアワーカーの政治（politics）

大阪府立大学
松田博幸

皮膚から染み込んでくるもの

私は，大学卒業後，いくつかの，いわゆる社会福祉の現場において仕事をしてきた。そのなかで一つわかってきたことは，職場の規範のようなものが自分の皮膚を通して浸透してくるということであった。頭に組み込まれるというよりも，皮膚から浸透し，感覚を変質させてしまうような，そんな感じがしていた。そして，そういったことを嫌だと感じていたが，抗うことができなかった。抗うことは，コミュニティの外で仕事をしないといけないということを意味するのだと直感的に感じていたからである。他の職員の言葉，表情，態度，そういったものが私の身体を縛っていた。「真綿で首を絞める」という言い回しがあるが，真綿で身体を包まれていた。言葉の端々，表情のちょっとした変化，しぐさ，声の調子，そういったものが皮膚から私の身体に抗いがたく浸潤し，私の感覚が一定の方向に変質していった。

では，私の感覚がどのような方向に変質していったのか。当時はうまく言語化できなかったが，今振り返ると，私がもつようになった感覚は次のように表わすことができるかと思う。

- 目の前の人を「枠」のなかに押し込み，「枠」に沿ってその人を理解する感覚
- 相手を「枠」に入れて見下ろすような感覚
- 相手や自分自身を「枠」に押し込まないといけないという強迫的な感覚

こういった感覚が自分自身のなかに形成されていった。この場合の「枠」というのは，単一の意味しか与えない，解釈のパターンであり，人々を従わせる力を伴っている。ダニエル・フィッシャー（Fisher, 2016）は，「生の対話的リカバリー」の重要性を強調しているが，本稿でいうところの「枠」は，フィッシャーが「対話」に対置させている「モノローグ」のイメージに近い。前者は動的で人を解放するものだとされ，後者は静的で人を支配するものだとされる。

そういった「枠」は相手についての理解を形成すると同時に，私自身の言動を導いた。話す内容や言葉づかいのみならず，声の発し方までもが，それに導かれていたように思う。私は，こういった傾向を，知らず知らずのうちに，あるいは，うすうす知りながら，身につけていたのではないかと思う。

ピアワーカーをめぐる政治的状況

近年，精神保健福祉分野において，精神障害をもつ当事者がサービス提供機関にスタッフとして雇用されるという現象が生じてきた。日本においては，2000年頃からそのような現象が顕著になり（相川，2012），「ピアサポーター」「ピ

アスタッフ」「ピア職員」「当事者職員」「当事者スタッフ」などの名称で雇用されるようになってきた（以下，本稿ではこれらの人たちをピアワーカーと総称する）。2014年には，それらの人たちによる協会「日本ピアスタッフ協会」も結成された。

先に，私自身の体験をもとに，「枠」によるとらわれについて述べたが，ピアワーカーも同様の体験をするだろう。もちろん，このようなことはピアワーカーのみならず，すべてのスタッフが体験することであろうが，もしピアワーカーに，ピアサポートの原理に基づく何らかのサポートを提供することが求められるのであれば，そのピアワーカーは，ピアサポートの原理と「枠」との間でより深刻な葛藤を体験するだろう。

ピアサポートにおいて価値が置かれるのは，「目の前の人を一定の『枠』のなかに押し込み，『枠』に沿ってその人を理解する感覚」をもつことではなく，「枠」から自由になって相手とつながることである。「相手を『枠』に入れて見下ろすような感覚」をもつことではなく，「枠」から自由になって対等につながることである。「相手や自分自身を『枠』に押し込まないといけないという強迫的な感覚」をもつことではなく，「枠」に相手や自分自身を押し込まなくてもやっていくことができることである。

ピアワーカーをめぐる政治的状況という場合，ピアワーカーが，このような「枠」を強いる力にとらわれたり，そのような力に抗ったり，それから逃れようとしている状況を考えることができる。

本稿では，そのような状況のひとつとして，「取り込まれ」という状況を取り上げたい。

「取り込まれ」の問題

精神障害をもつ当事者をサービス提供機関でスタッフとして雇用することによって，専門職者にはできないことができる人たちをスタッフとして受け入れることができ，そこから，サービスの受け手に対して，サービス提供者であるピアワーカー本人に対して，そして，その機関全体に対して，肯定的な影響が生じる可能性が示されている（Carlson, Rapp & McDiarmid, 2001）。

しかし，一方で，サービス提供機関においてピアワーカーが提供しているのは，本来のピアサポートとは異なるものであり，本来の性質を変えられているという批判がある。

ダービー・ペニー（Darby Penney）は，「ピアが開発したピアサポート（peer-developed peer support）」と「ピアスタッフモデル（peer staff model）」という2つの概念を示すことで，専門職者主導のサービス提供機関においてピアワーカーが提供しているものがピアサポートだとされることに異議を申し立てている（Penney, 2018）。

Penney（2018）によれば，「ピアが開発したピアサポート」とは，ヒエラルキーがないアプローチであり，1970年代の元患者運動によって生み出された，インフォーマルなセルフヘルプや意識覚醒グループ（consciousness-raising group）に始まるとされる。精神医療における否定的な体験や，精神科患者役割への不満から生じたものであり，人権や，医学モデルへのオルタナティブをうながす運動と結びついている。また，それは，政治的なルーツをもちつつも，コミュニティという状況において癒しと成長をうながすことを目指す，人と人との間の過程でもあるとされる。

一方，近年，アメリカにおいては，「ピアスペシャリスト」や同様のプログラムが急速に広がっており，「ピアスペシャリスト」や，「ピアメンター」「ピアサポートスペシャリスト」「リ

カバリーサポートスペシャリスト」「リカバリーコーチ」といった同様の職名が作り出されてきたとされる。そして，伝統的なプログラムにおけるピアワーカーは，一般的に，「ピアサポート」を提供するのではなく，臨床的，補助的，汎専門職的（paraprofessional）サービスを提供しており，非ピアスタッフが提供するサービスと区別がつかなくなっているとされる。ピアスタッフは「臨床的」サービスを提供しつつも賃金が臨床スタッフのそれよりも低く，ピアスタッフとサービス利用者との関係は階層的であり，ピアスタッフはピアが開発したピアサポートの原理や実践に触れることはめったにないとされる。

ここで指摘されているような，ピアワーカーが，専門職者である他のスタッフと同じようなサービスを提供するようになってしまう現象について，アメリカにおいては，サービス提供システムへの「取り込まれ（cooptation, co-optation）」の問題として議論されている。そして，アメリカにおいて作られた，ピアサポートのためのガイドブックや当事者団体の資料においては，ピアワーカーの職場環境に焦点があてられ，なぜ「取り込まれ」が生じるのかが説明されている。

トラウマをもつ女性のためのピアサポートのガイドブックにおいては次のように述べられている（Blanch, Filson & Penney, 2012：65／〔　　〕は引用者による補足）。

　　ピアサポートという状況において，取り込まれが生じる。それが生じるのは，ピアサポーターがピアの価値とのつながりを失い，ピアでないスタッフの視点や考えを取り入れはじめたときである。そして，その人たちは，ピアサポート関係ではなく，典型的な専門職的関係，治療的関係において，女性たちに関わるようになってしまう。[…]周囲の人たちと同じにならないといけない，周囲に溶け込まないといけないという

プレッシャーは，あなたの役割に対する自己不信や混乱を生み出すだろう。〔ピアサポーターが〕ピアでないスタッフのようになってしまう理由は単純である。意見を述べ合えるような誰か，学ぶことのできる誰かがいないからだ。

また，うつ病および双極性障害の当事者による団体の会報においても次のように述べられている（Depression and Bipolar Support Alliance, 2007：6）。

　　「取り込まれ」というのは，ピアとしての役割を見失うことであり，伝統的な支援者の特徴や行動を取り入れることである。[…]なぜこういった現象が生じるのだろう？　ピアスペシャリストとして新しく働くようになった人は，よい職員として，そして，サービス提供チームの正統な一員として職場に適応したいと思う。それらの人たちは，他の職員たちが理解できるような形で自らの有能性を証明しようと必死になる。他の職員たちは，自分たちの伝統的・臨床的な言葉を話す人に対しては，容易に関係を築くだろう。

さらに，ピアスペシャリストの団体の報告書においても次のように述べられている（National Association of Peer Specialists, 2011：42-43）。

　　さまざまな理由から，ピアスペシャリストが，伝統的で医療的なモデルを志向する臨床家のように実践をおこなっていることがある。それは，回復している人が他の人を勇気づけたり，いきいきとさせることに焦点をあてているのとは対照的である。[…]こういった取り込まれが生じる理由はたくさんあるが，ひとつには，忠誠心や，職場環

境に適応したいという欲求がある。私たちは覚えておかないといけない。多くの人々にとって、ピアスペシャリストとして雇われることは、回復している人が長年体験したことのなかった、あるいは、初めて体験する、大切な雇用なのだ。だから、その人たちは、成功したいという欲求から、すでにいる職員の技術を真似たり、態度を取り入れるようになる。しかし、その職員たちは回復の考えや実践について知らないのだ。

ピアワーカーへのスーパービジョンの現状については、ピアワーカーの勤務体制をめぐる数量的調査において取り上げられている。そのような調査の結果からは、ピアワーカーに対するスーパービジョンにおいて、ピアワーカーではない職員によるスーパービジョンが主流となっていることがうかがえる。日本における調査としては相川（2012）があるが、それによれば、調査の分析対象となったピアワーカー48名のうち、スーパーバイザーが「専門職者の上司」「他機関の専門職」と回答した者は、それぞれ75.0％と33.3％であり、「他機関のピアスタッフ」「ピアスタッフの上司」と回答した者は、それぞれ14.6％と10.4％だった。また、Alberta & Ploski（2014）によれば、調査の分析対象となった、アメリカのアリゾナ州におけるサービス提供機関で働いているピアワーカー53名のうち、77.4％がスーパービジョンを支援者（treatment provider）から受けていると回答し、17.0％が、自分のスーパーバイザーが支援者なのかどうかよくわからないと回答した。

以上の資料において描かれている、あるいは、調査結果から見えてくる、「取り込まれ」が生じる職場環境は以下のようなものであるといえるだろう。

• 同僚のなかにピアワーカーがおらず、ピア

サポートについて意見を交換したり、学ぶことができない。
• スーパービジョンが提供されているが、専門職者によるものであることが多い。
• 他のスタッフに受け入れられるために、他のスタッフから有能であると見られるために、あるいは、仕事を失いたくないがために、専門職者である他のスタッフの言語や技術や態度を取り入れるようになる。

このような状況は、ピアワーカーが、その職場において、専門職者であることを志向させる「枠」にとらわれてしまっている状況であると考えられるだろう。

セルフヘルプ・グループへの参加という戦略

では、ピアワーカーが、そのような「枠」を強いる力に抗ったり、それから逃れたりするためにはどのような戦略が可能なのだろうか。

まず、重要なのは、ピアワーカーが、自分が雇用されている機関外で展開されている、独立した、ピアサポートの場、たとえばセルフヘルプ・グループにつながりつづけることだろう。ピアワーカーの実践がそのような場に根差していないと、いとも簡単にサービス提供システムに取り込まれてしまうだろう。

先に、私は、自分が職場においてもつようになった感覚を「目の前の人を一定の『枠』のなかに押し込み、『枠』に沿ってその人を理解する感覚」「相手を『枠』に入れて見下ろすような感覚」「相手や自分自身を『枠』に押し込まないといけないという強迫的な感覚」だとしたが、私自身が、あるセルフヘルプ・グループにメンバーとして参加しているときに体験したのは、まさしく、そのような感覚から自由になる過程だった。

私がメンバーとして参加していた，あるセルフヘルプ・グループでは，メンバーが話したことに対してコメントが加えられたり，アドバイスをするといったことはない，いわゆる「言いっぱなし，聴きっぱなし」の集まりが定期的に開かれていた。

参加を続けている間に，他のメンバーの語りと自分の体験とを重ねあわせ，共感できる部分を探るようになっていった。しかし，あるとき，他のメンバーが自らの行動をめぐる体験を語りはじめたとき，私は，ふと，なぜその人はそのような行動をとったのかが気になり，行動を分析しはじめた。行動に影響を与えた環境的要因を考えはじめた。おそらく，それは，専門職者としては常識的な態度であり，アセスメントといった言葉で専門職者が大切にしている行為でもあっただろう。しかし，まもなく，私は自分がひどく場違いなことをしていると感じ，また，それが自分にとって何の役にも立たないと感じた。分析をしても，共感はできないのだ。そして，そういったことを止め，そのメンバーの語りと自分の体験とを重ねあわせ，共感できる部分を探るようになった。

そのような私の体験は，私が「枠」から自由になる体験であったと考える。先に述べたように，「枠」というのは，単一の意味しか与えない解釈のパターンである。一方，セルフヘルプ・グループにおいて，他のメンバーの体験談と自分自身の体験とを重ねあわせて，共感できる部分を探る作業は，出来事を「枠」に沿って切り取る作業ではなく，そのような「枠」から自由になり，複数の物語を重ねあわせて響きを探る作業である。おそらく，その響きは局在するものであり，遍在するものではないだろう。

「正しい」物語を目指す作業から自由になり，複数の物語の間で生じる響きをたえず探りつづける作業が大切なのではないだろうか。物語はたえず変化しつづける。したがって，響きもた

えず変化しつづける。

少なくとも，まず，ピアワーカー自身が，専門職者による実践とピアサポートとはこのように根本的に異なったものであるということを理解し，かつ，自分自身が「枠」から自由でありつづけるための場をもつ必要があるだろう。そのような場は，「取り込まれ」に抗ったり，それから逃れたりするために必要な，意識覚醒の場として考えることができるだろう。

しかしながら，セルフヘルプ・グループといえども，「枠」からの解放区ではない。

私は，これまで複数のセルフヘルプ・グループにメンバーとして参加してきたが，振り返ってみると，自分が「枠」にとらわれていたことも少なくなかったように思われる。私の場合，それぞれのグループにおいて，正統だとされる（と自分が感じる）メンバー像と自分とを比較し，自分はそういったメンバーのようにはなれないことからくる疎外感にとらわれていた。このような，「正統だとされる（と自分が感じる）メンバー像」しか価値がないという感覚を「枠」だと考えることができる[註1]。

先述したセルフヘルプ・グループで，体験のわかちあいが始まる前，メンバーたちが雑談をしていたとき，私は，ある年配のメンバーから次のように言われた。

「あんた，どこが悪いんや？」

そのグループは，感情面でよくなりたい人たちのために開かれていた。私は，専門学校の非常勤講師をしているときに学級崩壊を体験して苦しみ，その苦しみを何とかしたくてそこに転がり込んだ。しかし，当時，私は，精神科や心療内科などの医療機関で受診したことはなかった。

一方，そのグループに参加している人たちのなかには，精神科病院への入退院を繰り返している人たちもいた。そして，そのような体験談

が集まりのなかで語られたりもしていた。私に話しかけたその人もそのような体験をしてきた人だった。私は、その一言を、"ここは、あなたなどよりももっと大変な人が来るところであって、あなたが来るようなところではない"という意味でとらえた。すると、それ以降、他のメンバーの語りを聴いていても、自分と他のメンバーを比較するようになり、"自分のような苦しみが軽い人は、ここには参加する資格はない""ここは自分の来るところではない"と感じはじめた。そこは、「精神医療の利用者」「病気の人たち」のための場であり、自分はそういったカテゴリーから外れるのだと感じた。メンバーとして正統な人たちはそのようなカテゴリーの人たちなのだという「枠」にとらわれてしまった。そして、だんだんと、集まりに参加するのが辛くなってきた。

私は、その後、別のセルフヘルプ・グループにも参加するようになった。アディクションをもつ人たちのためのグループだった。そのグループの参加者の場合、アディクションと犯罪とが結びつくことがあったが、あるとき、私が参加した集まりでは、警察に逮捕され、家族や仕事など、大切なものを失ったときの具体的な体験が次々と語られ、結局、その回の集まりで語られた体験談のほとんどがそのような内容であった。しかしながら、私にはそのような体験はなかった。何とか接点を探そうとしながら語りを聴いていたが、共感できる部分がなく、徒労感と疎外感だけが残った。そこは、「犯罪を犯して大切なものを失った人たち」のための場であり、自分はそういったカテゴリーから外れるのだと感じた。またしても、メンバーとして正統な人たちはそのようなカテゴリーの人たちなのだという「枠」にとらわれてしまった。

どうすれば、セルフヘルプ・グループにおいて、メンバーは「枠」から自由になることができるのだろう。

先に述べたように、セルフヘルプ・グループは、「正しい」物語を目指す作業から自由になり、複数の物語の間で生じる響きをたえず探りつづける作業をおこなう場である。そのためには、多様な物語が語られ、かつ、それらを解釈する多様な視点が認められる場が必要だろう。そのような多様性が高まることで、物語間で生じる響きも多様で豊かなものとなるだろう。そして、そのような場が維持されることで、正統な物語の権威が揺らぐのではないだろうか。

「言いっぱなし、聴きっぱなし」というルールは、一般的に、語り手にとって何らかの肯定的な意味をもつ（たとえば、評価を気にせずに正直に語ることで自らのありのままの姿を認めることができる）ものとしてとらえられる傾向があるように思うが、実は、グループ内で語られる物語の多様性を高めるという、グループにとっての肯定的な意味もあると考える。正統的な物語から自由になることを助けるルールでもあると考えられる。

ピアワーカーは、そのような場につながり、物語間の響きを探る作業をていねいに続けることを通して、「取り込まれ」に抗いつづける、あるいは、それから逃れつづけることができるのではないかと考える。

私は、先に述べたように、「あんた、どこが悪いんや？」という一言で「枠」にとらわれるようになったわけだが、やがて、このように考えるようになった。自分は、これまで何かをするときに、自分にそうする資格があるかどうかをまず考えていた。あるいは、権威のある人の顔色を見て、それをしてもいいのかどうかを判断していた。しかし、そうではなく、自分がしたいかどうかを考えればよいのではないか。そして、そのような考えとともに「枠」から自由になることができたように思う。

こういった変化はそのときに突然生じたものではなかったと感じている。そのセルフヘルプ・

グループに参加しつづけ，さまざまなメンバーの物語と自分自身の物語とを重ねあわせ，響きを探ることを通して，だんだんと「資格」や「権威」に頼らずに人々と関係を作るための勇気や自信を得るようになり，そのような変化が生じたように感じている。

▶註

1　以下，私自身の体験談を述べるが，こういったことは，「障害者」と「健常者」との間でどっちつかずの状況に置かれる，いわゆる「軽度障害者」をめぐる問題としても考えることが可能だろう。

◉文献

相川章子（2012）ピアスタッフの活動に関する調査報告書（2012年度「プロシューマーが提供するサービスの意義および効果に関する包括的研究」科研費研究課題番号：24530724）（http://psilocybe.co.jp/wp-content/uploads/peer2012.pdf［2018年4月21日閲覧］）

Alberta AJ & Ploski RR (2014) Cooptation of peer support staff : Quantitative evidence. Rehabilitation Process and Outcome 3 ; 25-29.

Blanch A, Filson B & Penney D (2012) Engaging women in trauma-informed peer support : A guidebook. National Center for Trauma Informed Care. Retrieved May 14, 2018, from https://www.nasmhpd.org/sites/default/files/PeerEngagementGuide_Color_REVISED_10_2012.pdf.

Carlson LS, Rapp CA & McDiarmid D (2001) Hiring consumer-providers : Barriers and alternative solutions. Community Mental Health Journal 37-3 ; 199-213.

Depression and Bipolar Support Alliance (2007, Fall) Outreach. Retrieved February 4, 2013 from http://www.dbsalliance.org/pdfs/outreach/Outreach_Fall2007.pdf.

Fisher D (2016) Heartbeats of Hope : The Empowerment Way to Recover Your Life. Lawrence, MA : National Empowerment Center.

National Association of Peer Specialists (2011) Recovery to practice situational analysis. NAPS. Retrieved May 14, 2018, from http://www.naops.org/sitebuildercontent/sitebuilderfiles/rtp_situational_analysis_april-2011.pdf.

Penney D (2018) Who gets to define "Peer Support?" mad in America. Retrieved May 14, 2018, from https://www.madinamerica.com/2018/02/who-gets-to-define-peer-support/.

アカデミズムと当事者ポジション

東京大学名誉教授
上野千鶴子

学問の自己言及性

人文社会科学には，学問の自己言及性（self-referentiality／再帰性ともいう）という特性がある。対象の観察者が対象そのものの一部を構成してしまう，という宿命である。近代自然科学を範としてつくられた「科学」モデルでは，人文社会科学も観察者が現象の外部に立つ「中立・客観性」が要求された。だが自己言及的な学問にはそれができない。だから人文社会科学はつねに不完全な科学，あてにならない学知と見なされてきた。

だが，今から思えばそれは相対性理論以前の，時代遅れの「科学」モデルにもとづいたものにすぎない。今日の物理学では，観測器が観測対象の一部を構成することを前提にしなければ，現象を解き明かすことができない。「オマエはどこに立っているか？」という観察者のポジション（立ち位置）をめぐる問いは，実験にも観察にも必須になってきた。

社会学にも，マックス・ウェーバーの「価値中立性（Wertfreiheit）」をめぐる，長い議論がある。煩瑣な議論の過程から，今日では価値中立性の概念は，けっして研究者の対象への中立性や客観性を意味するものではなく，研究者が不可避に持つイデオロギーや価値観に自覚的であることへの警告と受け取られるようになった。研究者はタブラ・ラサ（白紙）の状態で，研究

対象に向かうわけではない。そもそも問題意識とは，特定の価値観から生まれる。社会問題の構築主義は，社会問題とはクレイム申し立て活動（claim making activity）によって構築されると主張したが，クレイムとは，そもそもある特定の社会現象に対する規範的な判断を前提としている。

主観的な研究とは

ちなみに，「その研究は主観的だ」という表現は，しばしば「偏った」「歪んだ」「信用ならない」という意味で使われるが，わたしはそうは考えない。「信用ならない」研究は，たんにその研究が二流であるだけのことであり，「主観的」であることと同義ではない。これを語るとき，わたしの念頭にいつも去来するのは，太平洋戦争時の故鶴見俊輔さんのエピソードである。鶴見さんは南方戦線で海軍情報将校として海外放送を傍受しては，その内容をまとめて上官に報告する任務についていた。なぜなら大本営発表があてにならないために，ある日，殲滅したはずの敵艦隊が水平線上に忽然と姿をあらわすかもしれないからだ。その点では，大本営発表より，海外放送のほうが，はるかに信頼できたという。帝国海軍の任務は，敵に勝つことである。そのためには，敵についての正確な情報がなければならない。正確な情報がなければ，戦略・

戦術を立てることもできない。その点で「大本営発表」は、「主観的」だったのではなく、たんに「欺瞞的」つまりウソだっただけである。研究に主観的な研究と客観的な研究があるわけではない。たんに「正確な（correct）」研究、「妥当な（valid）」研究と、そうでない研究があるだけだろう。問題を解決するための切実な動機をもった「主観的」な研究が、つねに希望的観測によってゆがめられているということはない。問いを解くためには対象についての正確な認識が不可欠である。

女性学の経験

　女性学が登場したとき、女が女を研究対象にすることに対する強い抵抗があった。女が女を研究すれば、「主観的」であり、したがってそれは「学問でない」と言われたからだ。だが、女性学は、わたしにとっては、自分自身を学問の対象にしてよいのか、という目からウロコの体験だった。

　英語では「女性についての学際研究（interdisciplinary studies on women）」にすぎないwomen's studiesをあえて「女性学」と訳し、それに「女の（of women）、女による（by women）、女のための（for women）」学問研究と定義を与えたのは井上輝子さんである。「女の」は、「女を研究対象にする」という意味だからこれはよい。だが「女による」と「女のための」は物議をかもした。「なら男にはできないのか」「学問がイデオロギーに奉仕するのか」と。マルクス主義が退場するのと入れ替わるように台頭したフェミニズムは、「イズム」とついていたせいで、新たなイデオロギーのひとつと解された。この当時までに「イデオロギー」とは「偏った思想」の代名詞になっていた。フェミニズムが「イズム」ならば、家父長制社会は男性中心主義（andro-centrism）という偏ったイデオロギーのもとにある、と言うべき

だろう。「イズム」を「主義」と訳すことから、日本語圏では誤解が生じる。本当はMarxismはせいぜい「マルクス風」、capitalismは「資本制」と訳すほうがよい。そのようにsexismは「性差別」、ageismは「年齢差別」、heterosexismは「異性愛体制」と訳される。

　「女による」は、女が学問の客体から主体へと転換することを意味していた。なぜならそれまでの学問の世界は、男性の占有物だったからだ。女が女を研究すれば「主観的」なら、女でない者が女を研究すれば、「客観的」になるのか？「女でない者」とは男だから、男が女を研究するほかないことになる。女を論じたい男はそれまでもたくさんいたが、彼らは「男という主観」から女を論じてきただけだったことが、次々に暴かれた。

　勃興する学問のフロンティア、ジェンダーやセクシュアリティなど新しい概念を次々に駆使する成長期の刺激的な学問分野であった女性学・ジェンダー研究に参入する意欲を持った男性研究者たちや、彼らの参入を歓迎する女性研究者たちもいた。彼らはその後、ジェンダー研究とは「ジェンダーの正義（gender justice）」を達成したいと願う者なら性別を問わず担い手になりうる、と主張したが、そのなかにあって、わたし自身は、「女性の経験の言語化と理論化」という、女性学の当事者性にもっともつよくこだわった者のひとりだった。「女という経験」がどんなものか、アンタたちに教えていらない、とわたしは思った。なぜならそれまであまりに多くの男たちが、女とは何者か、何者であるべきか、どう感じ、ふるまうものか、を語ってきたからだ。ようやく成長しつつある新規の分野に、男たちが参入してその成果を学ぶばかりか、領有していくのはまだ早すぎる。その前に、男たちにはやってもらわなければならないしごとがある。それが、わたしが「フェミニズムを通過したあとの男性の自己省察の学問」と定義した、

男性学である。性支配の被抑圧者による当事者研究が女性学なら，同じ性支配システムの抑圧者としての当事者研究が男性学だろう。女性学はその後，ジェンダーの構築性を論じる「ジェンダー研究」に発展したが，ジェンダーに非関与な者は存在しないから，性別を問わずジェンダーを論じることは可能だし，必要でもある，ただしそれぞれのポジショナリティにおいて。したがって男のジェンダー論と女のジェンダー論とは違う。どちらの性別も拒否するクィアのジェンダー論も当然のように違うものになるだろう。

ポストコロニアリズムとポジショナリティ

ポジションという用語からポジショナリティ（positionality／立場性）という概念をつくりあげたのは，ポストコロニアル研究（postcolonialism）である。そして，研究者のポジショナリティについて，もっとも根源的かつ深刻に考察してきたのは文化人類学である。そもそも人類学はかつて植民地主義の先兵だった時代への反省から，ポストコロニアリズムと深い関係を持たざるをえなかった。

異文化接触（acculturation）は圧倒的なヨーロッパの優位を背景に，権力の非対称を前提にした選択の余地のない強要，いわば強姦のようなものだった。ポストコロニアリズムを定義するひとびとはあまたいるが，なかでもこれ以上ない雄弁さで表現したのは，インドのフェミニスト思想家，ガヤトリ・スピヴァクである。彼女は，ポストコロニアリズムとは「強姦から生まれた子ども」だと言った。強姦の加害者を父とし，被害者を母として，子どもは生まれる。どんなに呪われた出生でも，そこには新しい知と文化が成立し，子どもは自分を作り上げた半身をなきものにはできない。

社会学と人類学を区別するために，社会学は自文化を対象にする学問，人類学は異文化を対象にする学問という言い方がある。この区別によれば，学問の自己言及性は社会学にしか成り立たないように見えるが，そんなことはない。人類学者は異文化社会に赴き，参与観察（participant observation）を行う。観察のなかには，ミラーガラスの外側から対象を観察するような非関与観察（non-disturbant observation）もあるが，透明人間にでもならない限り，そんなことは不可能だ。異邦人の存在は，それだけで社会的な磁場を変化させる。現地人たちはふだんとは違うふるまいをするかもしれない。したがって，観察者が立ち会わない場面で人々がどうふるまうかを，観察者はついに知ることができない。それが参与観察の限界である。

男性がひとり加わったときの場における，女性の変化を想像してみるとよい。裏返しに言えば，男性は男がいない女性だけの集団のなかでの女性のふるまいについて，伝聞や推測でしか，ついに知ることができない。フェミニズムの初期の頃，集会や取材から男性を排除したのは，理由のあることだった。権力者についても同じことが言える。権力者は，下位者が自分のいないところでどんなふるまいをするかを，ついに知ることがない。光のあたる場所を闇の側から見ることはできるが，光のあたる場所から闇を見ることがむずかしいのと同じ道理だ。マイノリティの当事者は，この闇の側にいる。

長い間，人類学者が情報提供者（informant）として選ぶのは，集団の長老やリーダーたち，多くは男性だった。エスノグラフィの神様と呼ばれ，彼が歩いたあとには，ぺんぺん草も生えないとさえ言われたブロニスワフ・マリノウスキーが記述したトロブリアンド諸島を，のちにマリリン・ストラザーンやアネット・ワイナーなど女性の人類学者が訪れたとき，彼女たちはマリノウスキーが見なかったもの，見落としたものを次々に発見した。性別隔離（gender segregation）

の大きい現地社会では，男は男の領域にしか入ることができないが，異邦人の女は，名誉男性として男の領域にも，また女として女の領域にも，共に参与することができたからだ。

　参与観察者が「出来事」として観察し記録するのは，彼／女の認知の網に情報としてひっかかったものだけである。観察者は透明人間でないばかりか，情報のスクリーニング装置である。別な言い方をすれば，人類学者はみずからを「観測器として」対象にアプローチしていることになる。そうなれば観測器の性能によって，観測結果が違ってくるのはあたりまえだろう。かくして人類学者は，異文化に対して「彼らは何者か？」という問いの背後に，「そういう自分は何者か？」という問いを抱かざるをえなくなった。他者の文化を研究するからと言って，「客観性」を標榜することなどできないのだ。

　力関係の異なる複数の関与者からなる異文化接触は，対等な関係ではない。もっぱら大きな変容を強いられるのは非西欧社会のほうだ。だがそれぞれの文化は，「他者の登場」をそれぞれの解釈装置にしたがって意味づけする。明治維新が，欧米列強にとっては軍事的圧迫を以てする極東の島国への「開国の強要」だったのに対し，日本にとっては「文明開化」であったように。ハワイの原住民はキャプテン・クックの訪問を，「外来王（stranger king）」の登場と捉えた。そこでは訪問者と原住民とのあいだに，まったく異なる物語が生きられており，これを人類学者たちは「ふたつの世界（two worlds）」と呼んだのだ。この関与者たちのあいだの埋めがたい認知のずれ（perception gap）も，マジョリティとマイノリティの出会いの場では，見慣れた風景である。セクハラや強姦体験をめぐる加害者と被害者の認知ギャップを思い起こせばよい。

　ポストコロニアリズムの登場によって，人類学は，それまで異文化接触を「新世界の発見」と呼んできた西欧中心主義（Eurocentorism）へ

の深刻な反省を迫られた。なぜなら，西欧人にとっての「新世界」には，すでに先住民たちがおり，彼らは独自の歴史と文化を持っていたからだ。

　その結果生まれたのが，反省的人類学（reflexive anthropology）であり，白人研究（whiteness studies）である。ポストコロニアリズムの白人研究が明らかにしたのは，異文化に対して「未開」や「野蛮」を読み取り自文化の優位を確かめたい進化主義的・人種主義的欲望や，異文化を扇情的にエロス化して誘惑者に仕立て上げたいオリエンタリズム（Orientalism）と呼ばれる欲望（劣位の異文化はつねに女性化される）など，西欧の自意識だった。スピヴァクと並ぶポストコロニアリズムのもうひとりの重要な理論家，エドワード・サイードが唱えたオリエンタリズムとは，「オリエント（東方）についての知」ではなく，「西洋の自意識」そのものだった。人類学者は民族誌のなかに，彼ら自身の自画像を見るほかなくなったのである。

　このような反省的な知は，当然にも学問を閉塞状況に追い詰める。人類学者はしだいに書けなくなっていった。彼らはジェイムズ・クリフォードのように，記述についての反省的なメタ記述にのめりこんでいった。

　その傾向はアメリカの人類学者にとりわけ顕著だった。若い人類学者の訓練の場として，もっとも身近にあった異文化は先住民社会だったが，アメリカ先住民は人類学が成立する頃にはすでに，豊かな土地から放逐されて隔離された居留地に閉じ込められ，貧困と差別に苦しみ，補償金でアル中になるという人種差別のただ中にあったからだ。異文化接触，というよりもっとあからさまに言えばヨーロッパ人による新大陸征服の後の先住民は，もはや伝統の保持者ではなく，植民地主義の被抑圧者だった。

　良心的な人類学者のなかには，先住民の実態を知って義憤や自省に駆られたり，また先住民

の自然と共に生きる知恵に感化されて現地化するひとびとがあらわれた。これをgoing nativeという。そうなれば人類学者はもはや研究者ではなく、社会運動家か生活者となる。他方、当事者自身が自らの社会や文化を研究する手助けをするひとびとも現れた。これが現地人人類学者（native anthropologist）である。異邦人が異文化を研究して「代表・代弁（represent）」するよりは、その社会に属する当事者が、自らを研究するほうがよい、という考えからである。

　だが、ことはそう単純ではない。人類学者は研究コミュニティに所属し、そこで訓練を受ける。人類学者の発信は、基本、対象となった異文化集団にではなく、自分が属する研究者コミュニティに向けて発信され、評価を受ける。現地人人類学者は、宗主国で教育を受けた植民地知識人と同じ位置に立つ。つまり、彼／女は、宗主国の言語で、宗主国国民に理解可能な話法で、自らの属する集団を「代表・代弁」しなければならない立場に立たされるのだ。善意からか戦略からか、植民地エリートに宗主国の教育を与えるのは、彼らを帝国主義的支配の有能な代理人に仕立て上げるだけでなく、現地人文化の無難な翻訳者・代弁者にするためでもある。

　わたしはここで人類学だけを論じているわけではない。宗主国に「男性」を、植民地に「女性」を代入してみればよい。男仕立ての教育を受け、男に指導され評価され、男のアカデミックな言語を学んだ第1世代の女性学の研究者たち（当時は大学にそれ以外の選択肢はなかった）は、植民地エリートと同じ位置にいることを、わたしはつねに苦い思いと共に感じてきた。「キミの書く論文は、名前を隠して読むと、女が書いたものとは思えないね」と、褒め言葉のつもりで指導教官が言うとき、どれほどの屈辱を味わったか。「あなたの本を読んで、初めて女房が何に不満を持っているかがわかりましたよ」と男性知識人が言うとき、男ことばに翻訳してやらな

いと、オマエたちは妻の訴えさえ理解しないのか、とどれだけ呪ったことか。

　人類学者の現地化か、現地人の植民地エリート化か……この二者択一のあいだに隘路はないのか？　という問いは、女性学の用語に翻訳すれば、田中美津の「わかってもらおうは乞食の心」か、女性学の学問分野での市民権の獲得にともなって「ミイラ取りがミイラになる」か、と置き換えることができる。わたしは男ことばを学習して、男ことばと女ことばのバイリンガルを自称してきたが、そしてそのあいだの通訳者を任じてきたが、ポストコロニアリズムはこの隘路にひとつの解を与えた。「強姦から生まれた子ども」たちは、父と母のあいだで引き裂かれながら、苦しみ抜いて、そのなかから知恵を産み出したのだ。それがスピヴァクの言う、「敵の武器をとって闘う」戦略である。

　インド生まれの知識人、スピヴァクは英語で論文を書く。英語は宗主国の言語であり、彼女はその言語で教育を受け、またその言語で教える立場にいる。英語で書かなければ、現地人の経験も知恵も、アカデミアの読者には届かない。彼女から英語圏で培われた教養や話法を取り去ることはできない。その意味で、彼女は真性な（authentic）インド女性ではない、という言い方も当たっているだろう。彼女がインド女性の経験を代理・表象し、もってそれを領有しているという批判もありうるだろう。だが、それがどうした、とスピヴァクなら言いそうな気がする。

　宗主国で教育を受けた植民地エリートは、宗主国の支配者にとって両義的な存在である。彼らは帝国主義支配のもっともよき代理人にもなりうるが、もっともてごわい獅子身中の虫にもなりうるからだ。それはちょうど徴兵制を植民地に布くかどうかという選択に伴う帝国の迷いと重なる。被支配者に軍事的訓練を与えることは、忠実な傭兵にもなると同時に、武装した反逆者を育てることにもなるからだ。

ポストコロニアル知識人たちは、「敵の武器をとって闘う」戦略・戦術を編み出した。最先端の知で理論武装し、支配者の知を撃った。そのめざましい現場を、わたしはこの目で目撃したことがある。ある国際会議で、フランスのジェンダー研究者が英語圏の研究者に、挑戦的にこう言い放った。「ジェンダー（フランス語でgenre）はもともとフランス語、英語にはない概念。それが英語圏やましてや日本語圏のあなた方に、一体何の関係があるのか」と。その場でこう言い返したスピヴァクの答えを忘れない。「どこで生まれた概念でも、使えるものはなんであれ使えばよいのだ」と。ポストコロニアル知識人の面目躍如である。

それだけでなく、ポストコロニアリズムは「敵の言語」のなかに、新しい概念を次々に付け加えていった。ディアスポラ、ハイブリッド、越境性、アイデンティティの複数性などなど。そしてそれらは、宗主国の言語を変えていった。

異文化接触はマイノリティだけを変えるわけではない。マジョリティもマイノリティとの接触によって変化する。マイノリティが沈黙しているときには、マジョリティの言語だけが「状況の定義権」を行使するだろうが、マイノリティが独自の言語で対抗的な「状況の定義権」を行使するとき、マジョリティはそれに困惑し、抵抗しつつも、部分的に受容しながら、適応せざるをえない。ミシェル・フーコーによれば、知は権力であり、「状況の定義権」こそ権力の行使にほかならない。そうやってマジョリティとマイノリティの関係は変わっていく。女性学・ジェンダー研究を例にとれば、そうやってわたしたちはジェンダーやセクシュアリティ、セクシュアル・ハラスメント、ドメスティック・ヴァイオレンス、家父長制、ミソジニーなどなどの新しい概念を、既存の言語のなかに次々と付け加えていったのだ。

当事者研究とアカデミズム

2003年に中西正司との共著『当事者主権』を書くことで「当事者」という概念に出会ったわたしは、フェミニズムもまた当事者運動であり、女性学こそ当事者研究だった、という発見にたどりついた。障害者運動と女性運動とは同時代を生きていたが、障害学が成立するより女性学の成立のほうがずっと早かったから、女性学は当事者研究のパイオニアとも言える。おそらくそれは、アカデミアに女性が参入するほうが、障害者が参入するよりも早かったからという事情によるだろう。裏返せば大学という学知の再生産の制度に障害者が参入するほうが、女性が参入するよりもハードルが高かったからとも言える。最初に知的レベルになんの問題もない視覚や聴覚障害者、身体障害者が参入し、次に言語レベルが高いにもかかわらず発話をまともにとりあってもらえなかった精神障害者が「当事者研究」を唱え、さらに発達障害や知的障害者、認知症高齢者などが、学問の世界に参加するようになった。

女性学はアカデミアの外で民間学として成立し、やがてアカデミアのなかに参入して市民権を得ていった。女性学の「制度化」は、女性学みずからが求めたものだった。当事者研究も同じ道をたどるのだろうか？

当事者研究は、「研究と名乗ってみました」というただのギャグなのだろうか、それとも「研究」という名にこめられたアカデミズムへの憧憬なのだろうか？　あるいは民間学としてのアカデミズムへの対抗なのだろうか、それともアカデミアの承認を求める欲望なのだろうか？

研究が研究であるためにはアカデミック・コミュニティの承認を得なければならない。そこには誰が（entitlement）、何を（agenda setting）、いかに（format）、誰に向けて（addressee）書くか、という基準がある。それらは強固に制度化

されている。当事者研究が制度化への道を歩む
とき，既存の概念や話法に回収されていくか，
それとも対抗的な概念や話法を提示していくか
のせめぎあいを，当事者研究の担い手は避ける
ことができないだろう。アカデミアの外に立て
ば，アカデミズムを揺るがすことはできず，ま
たアカデミズムによる領有を許すことになるだ
ろう。反対にアカデミアの内に参入すれば，「ミ
イラ取りがミイラになる」リスクが待ち受けて
いる。

アカデミアにおける当事者ポジションとは，
その両極の狭い隘路をたどるようなものだ。だ
が，わたしは悲観していない。女性学・ジェン
ダー研究とポストコロニアリズムを経過した学
問は，けっして後戻りすることがないだろうか
らだ。

ハームリダクションのダークサイドに関する社会学的考察・序説

四天王寺大学

平井秀幸

ハームリダクションの上昇

　近年の日本において，「ハームリダクション（Harm Reduction：HR）」と呼ばれる政治プログラムが薬物統治の新潮流として注目を集めている（古藤，2017a；田中ほか，2018）。

　国際NGOのHarm Reduction InternationalのHP（https://www.hri.global/）上に記載されている定義によれば，HRは「合法・違法にかかわらず精神作用性のある薬物について，必ずしもその使用量は減ることがなくとも，その使用により生じる健康・社会・経済上の悪影響を減少させることを主たる目的とする政策・プログラム・実践である」とされている。「健康・社会・経済上の悪影響」である「ハーム（害）」の内実は多様であり得るが，現代のHR実践は多くが公衆衛生上のハーム（例えば，HIV/AIDSやC型肝炎の拡大）を低減することに焦点化している。それゆえに「代表的なハームリダクション・プログラム」（古藤，2017a［p.6］）として挙げられるのは，「注射器（針）交換プログラム（Needle and Syringe Program：NSP）」「薬物注射施設（Supervised Injection Sites：SISs）」「オピオイド置換療法（Opioid Substitution Therapy：OST）」といった公衆衛生上の措置となっている（公衆衛生教育，カウンセリング，コンドーム配布，就労相談などを含める場合もある）。

　1980年代を端緒とするHIV/AIDS禍以降，諸外国で実践されてきたHRの試みは，これまで日本においても散発的な紹介がなされてきた。一部には保守的な論者からの揶揄的な紹介（「諸外国では，HRに頼らざるを得ないほどに薬物汚染が進行している！」）も散見されるが，それらの多くは以下の3点においてHRに対する肯定的な期待に基づくものだと言えよう。

- 薬物使用を一意的に敵視するものではないため，**使用者の脱スティグマ化やノーマライゼーション**につながるとの期待
- 保守的な厳罰政策に代わり得る，**リベラルな「薬物政策」**であるとの期待
- （特に近年の特徴として）長年草の根レベルで行われてきた，**薬物使用当事者による活動と共振するもの**であるとの期待

　上記の期待は多くの場合，HRをめぐる議論の前提として伏在するものであり，明示的に問われることは少ない。本稿は，HRの社会学的考察を通してこうした期待の妥当性を検討する。結果としてHRのいくつかのダークサイドに批判的まなざしを向けることになるが，それは決して保守的薬物政策を支持する立場から行われるものではない。本稿の主眼のひとつは，むしろ「厳罰政策（保守派）／HR政策（リベラル派）」という二項図式を相対化し，保守的立場（厳罰政策支持）以外のやり方でHRを批判することが

当事者研究と専門知　119

可能かつ必要であることを示す点に置かれている（Elliott, 2014）。

ハームリダクションを社会学的に解剖する

「犯罪モデル」へのオルタナティヴ？

　日本において上記の期待は、「ダメ。ゼッタイ。」に代表される司法中心の日本型「犯罪モデル」に反対する者を、立場を超えてまとめ上げるような象徴性をHRに付与しつつある。例えば、松本俊彦による「今日、国際的には薬物問題はもはや犯罪ではなく、健康問題とみなされ、規制・取り締まりではなく、公衆衛生的施策や支援の対象となっています。そして、そうした施策の中核的理念となっているのが、本書のテーマであるハームリダクションという考え方です」（松本, 2017 [p.ii]）という高らかな宣言から始まる『ハームリダクションとは何か』（松本ほか, 2017）は、内外の研究者、支援者、当事者、法律家、医療者、さらには刑務所職員までもを執筆陣に迎えた画期的な書であるが、そこにも薬物使用を「犯罪」とみなし、「刑罰」を用いて対応しようとする薬物統治へのオルタナティヴとしてHRを位置づけるまなざしが存在している。

　しかし、当該書に寄稿したみなみおさむが慎重にあとづけているように、HRが対立するのは「犯罪モデル」だけではない可能性がある。HRが、薬物使用当事者によるコントロール喪失の受容（底つき）を経由した完全な断薬を唯一の回復モデルとするような従来の医療的支援へのオルタナティヴでもあったことをふまえれば（みなみ, 2017 [p.72]）、それはある種の「医療モデル」にも対立するものだと言えよう。

薬物統治における3つのディスコース

　HRが「犯罪モデル」と「医療モデル」のいず

れとも異なるものとして特徴づけられるとすれば、そこでの差異は社会学的な観点からどのように説明すべきだろうか。その際に参考になるのが、O'Malley（1999）による薬物統治における3つのディスコースの区別である。O'Malleyは薬物統治のあり方を区別する鍵概念として、「乱用（abuse）」「嗜癖（addiction）」「使用（drug use）」という3つのディスコースに注目している。

　「乱用」ディスコースに基づく統治では、薬物使用は自由意志による逸脱＝「犯罪」とみなされ、薬物使用によって道徳的に頽落した使用者は事後的な非難と処罰の対象となる（犯罪モデル）。それに対して、「嗜癖」ディスコースに基づく統治では、薬物使用はコントロール喪失ゆえの逸脱＝「病気」とみなされ、薬物によって自由意志を奪われた使用者は事後的な治療と支援の対象となる。両ディスコースとも、統治上の標的は「薬物使用」そのものであり、統治上の中心目標は、個人レベルでは「断薬」、社会レベルでは「根絶」となる。

　言うまでもなく、3つのディスコースはあくまで理念型であり、現実の薬物統治実践においては複数のディスコースの特徴が共在すると考えるべきだろう。O'Malley自身も、「乱用」と「嗜癖」のディスコースは互いに「想像上の意志の連続体」（O'Malley, 1999 [p.191]）を構成すると述べている。また、薬物使用が「犯罪」であると同時に「病気」としても統治され得ることは、経験的研究においても確認されている（平井, 2015）。

「使用」ディスコースとハームリダクション——3つの分析軸

　「乱用」ディスコースが「犯罪モデル」、「嗜癖」ディスコースが「医療モデル」の薬物統治とそれぞれ親近性をもつのに対して、HRに対応するのが「使用」ディスコースである。その特徴は、「使用」「嗜癖」「乱用」を分かつ以下の3

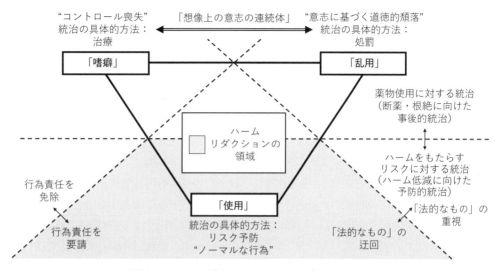

図1　ハームリダクションと3つのディスコース

つの分析軸を導入することで，よりクリアに整理することができる（図1）。

第一の軸は，「使用」ディスコースと「乱用」「嗜癖」の両ディスコースを区別する「統治上の標的」（薬物使用or（ハームをもたらす）リスク）である。

O'Malleyによれば，「使用」ディスコースにおいて薬物使用それ自体が根絶・断薬すべき逸脱とみなされず，ノーマライズされる。統治上の標的として問題化されるのは薬物使用がもたらし得るハーム（例えば，「HIVや肝炎ウィルスへの感染拡大」），ないし，より正確にはその「リスク」となり得るような特定の薬物使用（例えば，「薬物使用下での性交渉」「注射針の共有」）であり，HRはそのための手段（例えば，「NSP」）として位置づけられる。

「乱用」「嗜癖」の両ディスコースが共有する「統治の事後的性格」「統治目標としての根絶・断薬」「逸脱としてのスティグマ化」といったものは，「使用」ディスコースにおいては問い直されている。そこでの統治上の中心目標は，（使用者への事後的処罰・治療による根絶・断薬の達成ではなく）ハームをもたらすリスクを事前に予防・管理することに置かれる。当該ハームをもたらすリスクは，保険数理主義に基づいて客観的に計算・測定・評価可能な科学的エビデンスとして同定されると想定されている。

薬物使用それ自体はノーマルな行為として標的化せず，その根絶・断薬を目標化しないというだけでなく，「使用」ディスコースでは，安全かつ健康的な状況において「できるだけ危険の少ないやり方でドラッグを使用するように仕向ける」（Kuipers, 2001/2003［p.83］）ことはHR的統治にあたって望ましいものですらある（OSTを思い浮かべればわかるように，リスキーでなければ依存を伴うメタドン使用は推奨される）。「危険の少ない」薬物使用が許容されることでHR的統治にアクセスする使用者にとっての敷居が下がり（低閾統治），リスクの予防と管理がより効率化することも期待されている。

（HRにおいて）もし"過度な"薬物使用があるのなら，"過度でない"使用というのもまた，あり得るだろう。"ハームが多い"薬物使用があるのなら，"ハームが少ない"使用があるかもしれない。"不適切な"

薬物使用に対する，"適切な"使用が同様にあるはずなのである。[…]「断薬」とは異なる，「薬物に関連した健康的振る舞い（healthy drug related behaviour）」という統治的イメージを維持することすら可能になっている。　　　　（O'Malley, 1999［p.192］）

　第二の軸は，「乱用」ディスコースと「嗜癖」「使用」の両ディスコースを区別する「『**法的なもの**』の位置づけ」（**重視or迂回**）である。
　「乱用」ディスコースが「法的なもの」（合法／非合法薬物の区別）に準拠するのに対して，「嗜癖」ディスコースがそうでない（覚せい剤と，アルコールや処方薬などの合法薬物のあいだには「嗜癖」という観点から差異はない）ことは容易に理解できよう。「使用」ディスコースも，「法的なもの」を重視しない点では「嗜癖」ディスコースと同様である（リスキーな使用かそうでないかは，合法／非合法薬物の区別とはさしあたって無関係である）。
　とはいえ，「使用」ディスコースにおける「法的なもの」の位置づけは，「嗜癖」ディスコースにおけるそれと重要な点において異なってもいる。「使用」ディスコースでは，依存性や重症度ではなく，保険数理主義的なリスクのプロフィールに基づいてソフトドラッグとハードドラッグが区別され，前者が非犯罪化されるとともに後者がHRの主たる対象として設定されるのである。

　　ハームミニマイゼーションにとって，薬物や薬物使用における合法 – 非合法のカテゴリ化は副次的な重要性しかもたないのであり，特にそこでは，例えば健康的・社会的・経済的なハームに関連した統治的なリスク計算が行われる。ハームミニマイゼーション・プログラムは，合法薬物と非合法薬物とのあいだに機能的な区別を見出すこ

とを拒絶するか，もしくは，合法薬物と非合法薬物を区別するにしても，特に法的禁制によって構成される特徴的なリスクのプロフィールの観点から区別するのである。
　　　　　　　　　　（O'Malley, 1999［p.194］）

　ちなみにソフトドラッグの非犯罪化が通例意味するのは，法律上の罰則規定を残したままに法執行レベルの行政的統治行為（例えば，検挙や逮捕）を部分的に停止することであり，その意味で合法化を必ずしも意味しないことはよく知られている（野崎, 2005）。ただし後述するように，HRにおいても「法的なもの」は完全に失効するわけではない。リスキーな薬物使用を選択する者や薬物取引（trafficking）に携わる者に対する主権的統治（処罰や排除）のツールとして，「法的なもの」は再召喚され得る。
　第三の軸は，「嗜癖」ディスコースと「乱用」「使用」の両ディスコースを区別する「**行為責任**」（**要請or免除**）である。
　「乱用」と「嗜癖」の両ディスコースにおいて問題となるのはともに薬物使用の責任であるが，前者のディスコースにおいて責任が厳しく問われるのに対して後者においては問われないという違いがある（とはいえ，回復責任に代表されるように後者も完全な責任免除ではない（平井, 2015））。それに対して，前述のように薬物使用それ自体はノーマライズされているため，「使用」ディスコースにおいて問題となるのは薬物使用それ自体の責任ではない。「使用」ディスコースにおいても「乱用」ディスコースと同様に行為責任が要請されるが，そこで問題となるのはリ・ス・キ・ー・な薬物使用をするというリスクテイキ・ン・グ・行為（例えば，注射針を共有すること）であり，ネガティヴな帰結（例えば，HIVやC型肝炎への感染）に対する予・防・（とそれができなかった場合には結・果・）責任が問われることになる。
　ところで，こうしたリスキーな薬物使用をめぐ

ハームリダクションのダークサイドに関する社会学的考察・序説 ｜ 平井秀幸

表1　薬物統治における3つのディスコース

	「乱用」 (drug abuse) 【犯罪モデル】	「嗜癖」 (drug addiction) 【医療モデル】	「使用」 (drug use) 【ハームリダクション】
統治上の概念	犯罪	病気	薬物使用
行為の意味づけ	意志に基づく逸脱行為	コントロール喪失による逸脱行為	ノーマルな非逸脱行為
行為への対応	事後的な非難と処罰	事後的な治療と支援	事前的なリスク予防
統治上の標的 （と中心目標）	薬物使用（の根絶・断薬）	薬物使用（の根絶・断薬）	ハームをもたらすリスク （の予防によるハーム低減）
「法的なもの」の 位置づけ	「法的なもの」の重視	「法的なもの」の迂回	「法的なもの」の迂回
行為責任	（薬物使用の）責任要請	（薬物使用の）責任免除	（リスク予防の）責任要請
統治の合理性	主として保守主義	主として福祉国家自由主義	主として新自由主義

る責任は，HRの具体的実践においてどのように要請されていくのだろうか。実は，さまざまな論者によって，そのメカニズムは新自由主義のもとでの「責任化（responsibilization）」として理解されている（O'Malley, 2004 ; Zibbell, 2004 ; Fraser, 2004 ; McLean, 2011 ; Chen, 2011 ; Elliott, 2014）。これまでの議論を表1としてまとめたうえで，次節ではHRの代表的実践のひとつとして知られるNSPに即してこのことを論じてみよう。

新自由主義的統治としての
ハームリダクション

「安全な注射」キャンペーン

　オーストラリアにおける「安全な注射」キャンペーンをとりあげたFraser（2004）は，HRにおける薬物使用者に対する責任化と新自由主義との関連について論じている。「安全な注射」キャンペーンは，C型肝炎・HIV/AIDS予防政策を目的としたHRプログラムのひとつであり，一般的にはNSPとして知られるものである。しかし，そこには単に清潔な注射器や注射針の交換・配布だけにとどまらない，以下のような多様な実

践が含まれているという（Fraser, 2004 [p.205]）。

① 注射薬物使用者への「安全な注射技術（safe injecting technique）」の伝達：使用者自身が感染しないよう「注射針を共有しないこと」を要請するほか，共有せざるを得ない場合は「自分の針を使う／他人の針を洗浄して使う方法」などを伝達する。

② 「注射器具の適切な廃棄（proper disposal of injecting equipment）」の教授：使用者に対して，コミュニティに感染の恐れをもたらさないよう「適切なやり方で洗浄した後で定められた場所に注射器具を廃棄すること」を知識として教育する。

③ 「注射実践についての思慮と沈黙（discretion and reticence around injecting practice）」の勧奨：「キャンペーンの存続や予算支出に影響する使用済み注射器具の返却率向上に協力すること」「薬物使用体験について公共の場でむやみに発言しないこと」「他者に薬物使用（の準備）をする姿を見せないこと」といった倫理的振る舞いを使用者に要請する。

当事者研究と専門知　123

注意すべきは，①〜③の情報・知識・スキル提供を受けた薬物使用者にとって，それに違背する行為（例えば，注射針の共有）をするかどうかは，ノーマライズされた薬物使用者個人の選択行使（choice making）の問題として理解されるということである。それゆえに「安全な注射」キャンペーンでは，適切な情報・知識・スキルを手に入れた薬物使用者であれば安全な薬物使用を選択するのは当然であり，にもかかわらずリスキーな薬物使用を選択するとすれば，その帰結に対して司法的措置（例えば，逮捕，退去命令，治療処分）を含めた強制的介入が正当化されることになる。

　加えてFraserは，「安全な注射」キャンペーンでは，薬物使用当事者がサービス受給者としてではなくサービス提供者としても期待・想定されていることを指摘している。例えば，「当事者は，自らがサービス・ネットワークの重要な一員であることを自覚すること」「注射針を共有する自分以外の使用者仲間に，安全な注射をするよう説いてまわること」「薬物使用者以外のコミュニティに対して，リスキーな薬物使用の危険性を伝達すること」といった，自身への責任を超えてコミュニティへの責任を担う倫理的役割が①〜③と同様のやり方で規範化されるという（Fraser, 2004［p.204］）。

ハームリダクションのダークサイド

　こうした「安全な注射」キャンペーンの諸相は，これまであまり指摘されることのなかったHRのダークサイドとも言うべき点にわれわれの目を向けさせてくれる。概括的ではあるが，以下4つの論点について検討してみたい。

新自由主義的規律を通した薬物使用者の責任化

　上述のように「安全な注射」キャンペーンでは，（薬物使用そのものではなく）C型肝炎やHIV/AIDSの拡大という公衆衛生上のハームにとっての「リスク」＝「不安全な注射薬物使用」を予防することが目標化され，さまざまな場面（例えば，NSP，健康教育，メディアキャンペーン）を通して，そのために必要な資源，情報，知識が薬物使用者に提供されていく。こうした教育的介入は個人の変容を重視する規律的テクニックのひとつであり，社会構造レベルの問題（例えば，所得不平等，貧困，失業）への目配りは後景化している（Friedman & Touze, 2006）。

　薬物使用者は，「安全な注射」に関連する適切な資源・情報・知識を活用してリスクを回避していくことができる／べきである，と想定されており，その意味でリスク回避的薬物使用を奉ずる慎慮的主体として「責任化」されていると言えよう（平井，2015）。Fraserは，こうした「安全な注射」における責任化が，「社会構造や政治構造ではなく，個人の『振る舞い』に対する規律」→「自律的・自己統治的・起業的（enterprising）な個人の生産」→「行為に対する個人への帰責」という新自由主義的合理性のもとでの主体形成をトレースするものであることを指摘している（Fraser, 2004［pp.200-201］）。

「安全な薬物使用者」と「リスキーな薬物使用者」の分断統治

　「安全な注射」キャンペーンが特定の新自由主義的主体像（安全な注射を心がける慎慮的薬物使用者）を規範化するための規律に重点を置いていることは，HRが「安全な薬物使用者」と「リスキーな薬物使用者」を選別する分断統治として機能していることを示唆する。慎慮的主体を構成するための規律は，必ずやそれと同時に慎慮的主体足り得ない／足ろうとしない薬物使用者を可視化させる。そして，後者の非慎慮的主体（リスキーな薬物使用者）は，「法的なもの」に基づく主権的統治（処罰や排除）の対象として設定されるのである。

それゆえ，我々は以下のように主張することができる。SISsや，その他のハームリダクションに見出される善意のテクノロジーは，処罰的手段を置換するのでは全くなく，「健康的な自己変容」のための新たな機会を享受することができないか，享受しようとしない（いまだ多数に上る）薬物使用者に対して向けられる抑圧的手段の維持，もしくは増加すらも実際に可能にし，正統化する。また，言い方を換えれば，そうしたテクノロジーは，周縁部に位置づけられたこうした人口の内部に，「喜んでする者」と「そうでない者」，「より善い者」と「より悪い者」のあいだの境界を引いてみせるのである。　　　（Fischer et al., 2004［p.363］）

この点は，「寛容政策」や「脱スティグマ化」といった，冒頭でも触れたHRへの肯定的期待に対する慎重な吟味を要請する。リスキーな薬物使用者に対して，HRは寛容な姿勢を見せることは決してないばかりか，安全な薬物使用を選択しなかった責任を厳しく問う（そもそも，規律的統治に関しても「効果がある」とのエビデンスがあるから採用されているだけであり，「寛容」な政策だから採用されているわけではない。極論ではあるが，仮に厳罰政策にハームを低減させる効果が認められるならば，HRは喜んで厳罰モデルを採用するだろう（O'Malley, 2008））。また，HRは薬物使用それ自体の「ノーマライゼーション」に寄与するのは確かだが，それは薬物使用者の「脱スティグマ化」を保証するものではない。薬物使用者を「安全な薬物使用者」と「リスキーな薬物使用者」に分断したうえで，後者に対するこれまで以上のスティグマ化を正当化していくのである。

倫理政治への当事者の"参加的"動員

HRでは薬物使用当事者のプログラム参加が

コミュニティへの倫理的責任として積極的に推奨されているが，HRに関する経験的研究の多くは，HRが当事者にリスク回避的薬物使用（「リスキーな薬物使用をしないこと」）をはるかに超えるライフスタイル上の責任を要請するとともに，皮肉にも分断統治それ自体に当事者が動員されていくことを批判的に論じている。

Fraserが分析した「安全な注射」キャンペーンでも確認されたことであるが，McLean（2011）は，アメリカ合衆国におけるNSPにおいて，当事者が「安全な注射」の重要性や「リスキーな薬物使用」の危険性を当事者仲間やコミュニティにメッセージして回る「ピア・エデュケーター」の役割を期待されていることを指摘している。また，Dechman（2015）は，カナダのNSPにおいて，エビデンスに裏づけられながら同様の役割を担う当事者を「第二の実務家」と呼び，かれらが結果として第一の実務家役割をはるかに超える裏役割（例えば，オーバードーズの初期対応，薬物検査の実施，処方薬の保管と使用者への譲渡，ピア・カウンセリングの提供）を余儀なくされることを明らかにしている。

むろん，そこでの参加は決して字義通りの意味で強制的なものではないだろう。しかし，当事者にはプログラム参加を通して自分の慎慮性を証明する（リスキーな使用者としてのスティグマ化／排除を避ける）という動機づけがある以上，参加は限りなく動員に接近したものとならざるを得ない。重要なのは，慎慮性の証明はリスク回避的薬物使用に従事するだけでは十分なものとならない，という点だろう。Chenは，コミュニティやプログラムが要請する市民性にすすんで同調し，"善き当事者"としてのライフスタイルを引き受ける当事者を「シティズン・アディクト」（Chen, 2011［p.186］）と呼び，そのシティズンシップが権利というより倫理的義務となっていることを指摘している。

加えて，「シティズン・アディクト」の責任

を引き受ける当事者は，そのライフスタイルを引き受けない別の当事者に対して批判的なまなざしを振り向ける可能性がある。当事者を含むHR関係者が会するカンファレンスでの参与観察を行ったZibbell（2004 [p.62]）は，粗野で少しばかり騒がしい振る舞いをした当事者に対して，（政府の役人，実務家，カンファレンスの司会のいずれでもなく）別の当事者が「かれらは私たちを悪く見せる」と厳しく叱責する様子を書き留めている。当事者による自己統治が倫理政治を媒介に他者統治へと反転することで，HRの新自由主義的分断統治を加速化させてしまうのである。

薬物政策を超えるハームリダクション

最後に，HRは狭義の薬物政策にとどまらない射程を有しており，薬物使用者以外の被排除層（リスク層）を生み出し得るという点に触れておこう。

しばしば耳にするHR擁護論のひとつに，「確かにHRは完全ではなく，リスキーな薬物使用者を排除してしまう側面がある。しかし，安全な薬物使用者が包摂され，必要な支援にアクセスできるという点で『ダメ。ゼッタイ。』の時代に比べればはるかにましな政策である」というものがある。この議論はリスキーな薬物使用者の排除を等閑視している点で問題であるが，それ以上にHRの射程をめぐる看過できない誤解を含んでいる。例えばHIV/AIDSやC型肝炎の拡大を低減すべきハームとして設定する公衆衛生的HRでは，仮に薬物使用者以外であってもハームをもたらすリスクテイキング行為（例えば，セクシュアルマイノリティのセックスワーク，不衛生なホームレス，同性間性交）を行う者はリスク層としてスティグマ化／排除され得る。

東（2009）は，東南アジアにおいて政府主導で実施された「100％コンドーム政策」と呼ばれるHRにおいて，HIV感染率を大きく下げる効果

をもたらした反面，営業登録や性感染症検査・治療の義務化に抵抗するセックスワーカーや経営者が廃業に追い込まれる（タイ），検査や治療の過程でセックスワーカーが医療従事者から差別を受ける（カンボジア）といった事態が生じたことを報告している。また，河西ほか（2015）は，HRに基づくサンフランシスコのホームレス対策について，路上にいるすべての者の権利を積極的に保障するものではなく，振る舞いが悪い（例えば，「周囲に危害を加える」「支援プログラムを妨害する」）と"判断された"者は，シェルターや医療サービスから排除され得ることを明らかにしている。

HRは「薬物問題に対する，あるひとつの社会的選択」（松本ほか，2017）にとどまらない広範な射程を有している。そして，「ダメ。ゼッタイ。」的な厳罰政策が理論的にすべての薬物使用者を排除するとすれば，HR政策は理論的にすべてのリスクテイカーを排除する。どちらがましであるかの議論は困難であるばかりか，控え目に言ってもおぞましい。

2つのリスクモデル

ここまで，（主として現代の公衆衛生的）HRと新自由主義との接合関係を確認してきた。しかし，「乱用」「嗜癖」ディスコースに基づく薬物統治が反新自由主義かと言えば決してそうではない。両ディスコースが新自由主義と接合するメカニズムを理解するなかで，われわれは2つの異なる「リスクモデル」の存在を確認することができる。

平井（2015）は，日本の刑務所における薬物統治のあり方を経験的に論ずるなかで，認知行動療法（CBT）に代表されるリスクのテクニックを大々的に活用しながら，受刑者に対して「薬物使用をもたらすリスク（再使用の引き金や危険サイン）」を慎慮的に回避するようなライフスタイルが規律化されていく様子を書き留めている。

表2　2つのリスクモデル

	日本の刑務所処遇	海外の公衆衛生的HR
ディスコース	「乱用」「嗜癖」	「使用」
統治上の標的 （と中心目標）	薬物使用をもたらすリスク （の予防による薬物使用の根絶・断薬）	ハームをもたらすリスク （の予防によるハーム低減）
統治の合理性	主として新自由主義	主として新自由主義
テクニック	リスクのテクニック エビデンスに基づく保険数理主義	リスクのテクニック エビデンスに基づく保険数理主義
責任化される自己像	リスク回避的ライフスタイルの自己統治 慎慮主義的自己	リスク回避的ライフスタイルの自己統治 慎慮主義的自己

平井（2015）が論じた日本の新自由主義的規律も本稿で論じたHRの新自由主義的規律も，「エビデンスに基づく保険数理主義／リスクのテクニックの重視」「リスク回避的ライフスタイルの責任化」といった共通性を有する一方で，前者において薬物使用は決してノーマライズされておらず「犯罪」「病気」とみなされている（「乱用」「嗜癖」のディスコースに依拠している）点など，看過できない差異も見られる。特に重要なのは，日本の新自由主義的規律が統治上の中心目標を根絶・断薬に置きつつも，統治上の標的を「薬物使用」それ自体から「薬物使用をもたらすリスク」へとシフトさせている点だろう。リスクのテクニックに基づいて慎慮主義的自己を規範化する点において，平井が論じた日本の事例も本稿が論じたHRの事例も主として新自由主義的合理性に接合する一方で，統治上の標的を前者が「薬物使用をもたらすリスク」に定めるのに対して，後者は「ハームをもたらすリスク」に定めている。ディスコースと統治上の標的を異にするが，合理性・テクニック・責任化のメカニズムを共有する——この2つのリスクモデルは，想像以上に近い距離にあるのかもしれない（表2）。

ハームリダクションをめぐる
日本の薬物使用当事者との仮想対話

当事者活動への問い

冒頭でも述べたように，近年の日本におけるHRへの注目はダルクをはじめとする当事者活動の動向と密接に関連している。『ハームリダクションとは何か』（松本ほか，2017）の共編著者にはダルク女性ハウス代表の上岡陽江が名を連ねているし，もう一人の共編著者である古藤吾郎は，"断薬をめざすプログラムのなかで実践されるHR"として，ダルクの活動に強い期待を表明している（古藤，2017a［p.11］）。

本稿の議論をふまえれば，HRにコミットする当事者活動（およびそこに関わる人々）に対して，HRのダークサイドに関する以下の問いを発してみたくなる。「HRにおける新自由主義的規律や責任化をどう評価するのか」「分断統治によってスティグマ化されるリスキーな薬物使用者や，薬物使用者以外の被排除層のことをどのように考えるのか」「HRの分断統治に当事者が参加する（動員される）こととその帰結をどのように捉えるのか」——。日本の当事者活動がHR的側面をもつのだとすれば，それは本稿で論じたようなダークサイドをHRと共有しているということになるのだろうか。

当事者研究と専門知　127

なぜダルクの実践を「ハームリダクション」と呼ばなければならないのか？

実のところ，筆者にとってそのように断じるのは大いにためらわれる。なぜなら，草創期ダルクをはじめとする過去の当事者活動は，分断統治や（参加的）動員に対して徹底的かつ巧妙に距離を置いてきたように思われるし，かれらは薬物使用者に限らず社会的被排除層と連帯し，ときには包摂すらしてきたように思われるからだ（平井，2013，2017）。

草創期ダルクに強い影響を与えたロイ神父による美しい概念——「回復的再使用（therapeutic slip）」は，ダルク入寮中のリラプスを肯定的に意味づけるうえで重要な役割を果たしたが，そこにはダルク利用者内部にいかなる分断や階層性も認めないという強い決意が秘められていた（Assenheimer, 1991/1997）。そして，アルコール依存を抱えたホームレスなど，薬物使用者かどうかとは無関係に，望む者はすべて快くダルクに受けいれていたと語るダルク創設者による言葉は，草創期ダルクにおける社会的保障が薬物使用者に限定されたものではなかったことを示唆している（近藤，2000［p.168］）。

だとすれば，問いは反転する。日本の当事者活動（およびそこに関わる人々）が自らの実践をHRと名指すとき，かれらは本稿で見た公衆衛生的HRとは異なる別の何かを展望しているのではないか。上岡が「実はどの国にもその国なりのハームリダクションがある」（上岡，2017［p.121］）と書いたときに念頭に置かれていた日本のHRは，現存する海外のHRとは看過できない差異を有するものなのではないか。そして，そうだとすればなぜ，かれらは自らの実践をあえてHRと称するのだろうか——。

生を支援するハームリダクション

HRに言及する当事者たちは，自らの実践のいかなる側面をHRと捉えているのだろうか。上岡は，アルコール依存者の回復施設であり，かつてダルク創設者も在籍したマックの草創期におけるエピソードをとりあげ，「生きていくためのハームリダクション」（上岡，2017［p.120］）について論じている。山谷マックでは，当初ホームレス一人ひとりに声かけをしてミーティングに連れ立っていたのだが，ある日の声かけの際に「明日行く」と答えたホームレスが翌朝亡くなるという事件に遭遇した。それをきっかけに，支援のあり方を「マックに来た人が1日で逃亡しようが，2，3日でいなくなろうが，『とにかく，生きるということを中心にすることにした』」（上岡，2017［p.120］）のだという。また，三重ダルク代表である市川岳仁は，依存症の回復から「生きることの支援」への転換をHRと捉えながら，そこでのダルクの実践を「虐待」「障害」「差別」といった社会的問題を抱えながらも生きのびるために薬物を必要とした人たちのしんどさに目を向けるものであると述べている（市川，2017［pp.32-33］）。

ここで想定されているハームは公衆衛生上の問題ではなく，想定されているリスクも不潔な薬物使用ではない。人が生きることを困難にさせるような状況がハームであり，そうした生を脅かす状況をもたらさないようにする（ハームをもたらすリスクに介入する）のが当事者活動だと理解されている。（もはや仮想対話を超えて当事者たちの気持ちを忖度することになるが）こうした実践をHRと呼ぶ当事者たちは，われわれの知る公衆衛生的HRとは異なるHRがあり得ることを自らの実践を通して可視化させ，それをより望ましい薬物統治として言上げしようとしているのではないか。

ハームリダクションを書き換える

もしそうなら，その場合のHR（以下，公衆衛生的HRと区別するために〈HR〉と表記しよう）はいかなる特徴を備えたものとなるだろうか。拙

見によれば、〈HR〉は「減らすべきハーム」と「ハームの減らし方」という2つの観点からHRを大きく書き換えるものとなる。

O'Malley（2008）やSmith（2012）が指摘するように、HRをめぐる議論では「そもそも低減すべきハームとは、いかなる理由で、何であるべきなのか？」をめぐる価値的議論が意外なほどに少ない。HRでは、古藤（2017b）も示すように、理念上は公衆衛生的なハーム以外にもさまざまなハームが想定されており、そのなかには貧困、孤立化、スティグマ、拘禁など、薬物使用者個人のQOLに焦点化したハームが含まれている。しかし、それらの低減がHRにおいて第一義的なイシューとなることは例外的である。

こうした状況下において、「ハームの定義権を取り戻し、『減らすべきハーム』を公衆衛生的なものから別のものへと変えていく実践」として〈HR〉を位置づけることはできないだろうか。みなみ（2017）が述べているように、薬物使用を生きづらさに対する自己治療の試みと捉えるならば、薬物使用それ自体が生きづらさというハームに対するHRに他ならない。だとすれば〈HR〉は、（薬物使用がもたらす公衆衛生的ハームではなく）薬物使用をもたらす個別具体的なハーム──差別、暴力、貧困、孤立化、スティグマ、拘禁……──へと照準するものとなるだろう。むろん、薬物使用がHRである以上、〈HR〉的統治を受けるなかでも（リスキーな）薬物使用を選択する者がゼロになることはない。しかし、〈HR〉的統治はそうした人を分断・排除することなく「生きることの支援」を継続していくはずである（そのなかには、薬物使用というHRは「いずれ行き詰り」（みなみ、2017［p.78］）を迎えることに気づき、薬物使用から離れていく者もあらわれるかもしれない）。

とはいえこうした〈HR〉を、ダルクをはじめとする当事者活動のみが担うことはおそらく不可能であり、また、望ましくもない。平井（2013）

は、草創期ダルクにおけるアイデンティティの承認と生活の保障に向けた支援について論じるなかで、そうした支援がダルクの外部（退所後）において調達困難となることを指摘している。畢竟、〈HR〉における「ハームの減らし方」については、できる限り社会化されるべきだということになろう。経済的格差や差別・スティグマなどの社会問題は立法・行政・司法レベルの全社会的改革を必要としており、薬物使用者個人に対する規律（例えば、スキル教育、エンパワメント、向社会的アイデンティティの規範化）と責任化のみによってとりくまれるべきではない。

このように、〈HR〉において「ハーム」が個人化されるのに対し、「リダクション」の方法は社会化されていく。加えて興味深いことに、成功裡の〈HR〉は公衆衛生的HRの統治目標をも満たす試みとなるかもしれない。リスキーな薬物使用がもたらし得るハーム（感染症罹患や依存症発症）も、治療制度、社会保障制度、脱スティグマ政策が発達すればそもそも当該個人（感染者や依存症者）にとってハームとして感受されない可能性があるからだ。〈HR〉の根底には、既存の（多数派による）社会的秩序や社会的価値を脅かすものをハームとして設定するのではなく、それらこそが薬物使用者を含む統治される者を脅かすハームだと捉える視点が存在する。それゆえに、薬物使用者に対する規律や責任化と距離をとり、薬物使用者の承認と保障という多様な「生」に対する社会的支援の重要性を強調するのである。

「もうひとつのハームリダクションは可能である」

そもそもHRは、当初はユーザー主導型、グラスルーツモデル、権威抵抗的、社会構造変革志向といった特徴を有していたが、1980年代のHIV禍によって、ネットワーク型、政策連携モデル、権威同調的、個人のライフスタイル管理志向

として制度化・脱政治化されてきた歴史がある（Smith, 2012 ; McLean, 2011）。佐藤哲彦はワークフェアと結びついた近年のアムステルダムにおけるHRをレヴューしながら，HRの力点が個人のQOL重視から公衆衛生重視へと変化しつつあることを論じている（佐藤，2013［p.133］）。

こうしたことが示唆するのは，至極平凡な言明だが「HRは変化し得る」ということだろう。HRは，複数の統治テクニックの集積からなる，たかだかひとつの政治プログラムに過ぎない。そして，HRは必ずしも新自由主義的合理性のもとに配置されるとは限らず，だとすれば新自由主義以外の合理性へと接続するHRとして〈HR〉を想像することは決して不可能ではないはずだ。

ハームの意味を書き換え，より社会化されたやり方でそれを低減しようとする実践は，現存する公衆衛生的HRにおいてもさまざまなかたちで試みられている（Gowan et al., 2012）。そして，おそらくこうした「概念を共有しつつ，意味を想像／創造する」と言うべき戦略は，日本の当事者活動が歴史的に得意としてきたものでもある。上岡は，オーストラリアにおけるHRの重鎮であるAlex Wodak医師が日本を訪れた際に，自らを「アディクト（嗜癖者）」と紹介する日本の自助グループメンバーに対して「アディクトはとても自己卑下的な言葉です。お願いだから，ドラッグ・ユーザー（使用者）と言ってください」（上岡，2017［p.113］）と迫るシーンを書き留めている。「使用」ディスコースを奉じるWodakの立場からは理解できる言動だが，まさにそれゆえに，彼には「想像／創造」ができなかったのだ。日本の当事者活動が，「アディクト」や古くは「依存者」「ヤク中」という「自己卑下的」なネガティヴ・ラベルを一般社会や近代医療と共有しつつも，その意味内容をドラスティックに書き換えてきたことを。そして，当事者たちがその言葉によって，誇りを込めて自己をポジティヴに同定してきたことを──。

日本における公衆衛生的HRの未来を予測するのは難しい。台湾のようにHIV/AIDS問題を契機に導入が進むかもしれないし（樽井，2017），そもそもこれまで通り定着などしないかもしれない。しかし，HRのダークサイドを真剣に受け止めるならば，〈HR〉に向けた「想像／創造」力を今から鍛えておいた方がよい。そのためのヒントは，日本の当事者活動の過去と現在のなかに溢れているはずだ。

◉文献

Assenheimer R［吉岡 隆 訳］（1991/1997）リハビリ施設の四つの条件．In：ダルク編集委員会 編：なぜ，わたしたちはダルクにいるのか．東京ダルク，pp.16-24.

Chen J (2011) Beyond human rights and public health : Citizenship issues in harm reduction. International Journal of Drug Policy 22 ; 184-188.

Dechman MK (2015) Peer helpers' struggles to care for "others" who inject drugs. International Journal of Drug Use 26 ; 492-500.

Elliott D (2014) Debating safe injecting sites in Vancouver's inner city : Advocacy, conservatism and neoliberalism. Contemporary Drug Problems 41-1 ; 5-40.

Fischer B et al. (2004) Drug use, risk and urban order : Examining supervised injection site (SISs) as 'governmentality'. International Journal of Drug Policy 15 ; 357-365.

Fraser S (2004) 'It's your life!' : Injecting drug users, individual responsibility and hepatitis C prevention. Health 8-2 ; 199-221.

Friedman S & Touze G (2006) Policy benefit of research or theory : A failure of harm reduction science. International Journal of Drug Policy 17 ; 133-135.

Gowan T et al. (2012) Addiction, agency, and the politics of self-control : Doing harm reduction in a heroin users' group. Social Science and Medicine 74 ; 1251-1260.

東優子（2009）HIV予防対策と接近困難層──ハーム・リダクションの事例に学ぶ．社會問題研究58 ; 87-101.

平井秀幸（2013）「承認」と「保障」の共同体をめざして──草創期ダルクにおける「回復」と「支援」．四天王寺大学紀要56 ; 95-120.

平井秀幸（2015）刑務所処遇の社会学──認知行動療法・新自由主義的規律・統治性．世織書房.

平井秀幸（2017）ダルクは本当に「司法の下請け」にな

ろうとしているのか？──刑の一部執行猶予制度とダ
ルクの関係性をめぐる社会学的試論．現代の社会病理
32；67-81.

市川岳仁（2017）依存症からの回復から"生きること"の
支援へ．アディクションと家族33-1；31-34.

上岡陽江（2017）「生きていなければ始まらない」──
そのための居場所づくり：ダルク女性ハウスの歩み.
In：松本俊彦, 古藤吾郎, 上岡陽江 編著：ハームリダ
クションとは何か──薬物問題に対する，ある一つの
社会的選択．中外医学社, pp.110-121.

河西奈緒ほか（2015）ハームリダクション理念に基づく
米国サンフランシスコ市のホームレス支援──成果主
義型政策と貧困地域における包摂的な支援活動のあり
方に関する一考察．都市計画論文集50-1；81-88.

近藤恒夫（2000）薬物依存を越えて．海拓社.

古藤吾郎（2017a）はじめてのハームリダクション──今,
世界で激論中．In：松本俊彦, 古藤吾郎, 上岡陽江 編
著：ハームリダクションとは何か──薬物問題に対す
る，ある一つの社会的選択．中外医学社, pp.2-17.

古藤吾郎（2017b）薬物依存症支援とハームリダクショ
ン．精神科治療学32-11；1471-1476.

Kuipers J［松井完太郎 訳］（2001/2003）多角的な麻薬対
策の必要性．In：東海大学平和戦略国際研究所 編：ド
ラッグ──新しい脅威と人間の安全保障．東海大学出
版会, pp.76-93.

松本俊彦（2017）はじめに．In：松本俊彦, 古藤吾郎, 上
岡陽江 編著：ハームリダクションとは何か──薬物
問題に対する，ある一つの社会的選択．中外医学社,
pp.i-iv.

松本俊彦, 古藤吾郎, 上岡陽江 編著（2017）ハームリダ
クションとは何か──薬物問題に対する，ある一つの
社会的選択．中外医学社.

McLean K（2011）The biopolitics of needle exchange in
the United States. Critical Public Health 21-1；71-79.

みなみおさむ（2017）ハームリダクションを医療者・医療
ユーザーに伝える──カナダ・トロント市での実践か
ら．In：松本俊彦, 古藤吾郎, 上岡陽江 編著：ハーム
リダクションとは何か──薬物問題に対する，ある一
つの社会的選択．中外医学社, pp.71-83.

野崎託之助（2005）麻薬問題に対するハームリダクショ
ン政策──オランダモデル．Sociologica 29-1, 2；
161-178.

O'Malley P（1999）Consuming risks：Harm minimization
and the government of 'drug-users'. In：R Smandych
（Ed.）Governable Places：Readings on Governmentality
and Crime Control. Hants：Dartmouth, pp.191-214.

O'Malley P（2004）Risk, Uncertainty and Government.
London：The GlassHouse Press.

O'Malley P（2008）Experiments in risk and criminal
justice. Theoretical Criminology 12-4；451-469.

佐藤哲彦（2013）薬物問題に対する欧州アプローチと脱
犯罪化統制の現在──ハーム・リダクションの動向と
その含意．犯罪社会学研究38；124-137.

Smith C（2012）Harm reduction as anarchist practice：
A user's guide to capitalism and addiction in North
America. Critical Public Health 22-2；209-221.

田中増郎ほか（2018）グローバリゼーションにおける依
存症の治療実践──日米英の3か国を中心とした治療
の現状と発展．臨床精神医学47-2；147-153.

樽井正義（2017）保健問題としての薬物使用．In：松本
俊彦, 古藤吾郎, 上岡陽江 編著：ハームリダクション
とは何か──薬物問題に対する，ある一つの社会的選
択．中外医学社, pp.18-26.

Zibbell JE（2004）Can the lunatics actually take over the
asylum？：Reconfiguring subjectivity and neo-liberal
governance in contemporary British drug treatment
policy. International Journal of Drug Policy 15；56-65.

言葉と組織と回復
当事者研究・自助グループと対話

特定非営利活動法人リカバリー
大嶋栄子

「それいゆ」と当事者研究のはじまり

2002年9月,「それいゆ」と名づけたグループホームと,精神障害者小規模作業所を北海道札幌市に開設してから16年が経過しようとしている。立ち上げた任意団体はその後NPO法人となり,現在は「障害者総合支援法」を根拠法とした3つの事業(共同生活援助,就労継続支援B型,相談支援)をおこなっている。これまで支援対象を「さまざまな被害体験を背景にもつ女性」としてきたが,2018年6月から通所事業(就労継続支援B型)において,男性の受け入れを始めた[註1]。

開設当初の利用者は,その大半が被害体験を引き金とする多くの精神症状,他者への根深い不信感に苦しみ,そこから生き延びる手段として,さまざまな嗜癖[註2]を使っていた。しかし生き延びるための嗜癖それ自体が次第に生命と生活を脅かすようになり,彼女たちの多くが安全な行き場を探していた。「それいゆ」はソーシャルワークの手法を駆使して暮らしを丸ごと支えながら,嗜癖に逃げ込むのではなく,女性たちが生活に必要な言葉と知恵を獲得する作業を年単位でおこない,社会に再び居場所を見つける支援を続けてきた。

そのなかで,彼女たちが「自分のことでありながら,自分にはリアルなものとして感じられない"困りごと"に,結局はいつも翻弄されてしまう現実」と出会った。初めはソーシャルスキルズトレーニング(SST)の手法を使い,困ったとされる場面を切り抜けるロールプレイングをやってみるが,しばらくすると"切り抜ける"ではうまくいかないことに気づいた。何故ならば,「どのように」という"切り抜けのスキル"では対処できない何かがそうした場面にはあって,その"何か"がより深く解明されない限り事態は変わらないということが,グループで共有できたからだ。

また,メンバーから提示される場面は違えども,実はその背景に同じ困難さがあるということも次第に明らかとなった。その経過のなかで,個人の困りごとは,やがてメンバーに共通する困りごととして認知され,それを「共同研究する試み」として2005年に始まったのが,「それいゆ」の当事者研究である。

当事者研究と対話

ある日の当事者研究で,「どうしても相手にNOが言えない」という困りごとを取り上げた。断れない背景には,①自分が相手との関係性で,つねに劣位に置かれていると感じてしまうこと,②自分が他者に必要とされる場合は,たとえ苦痛でも自分が犠牲となるのはやむを得ないと考えがちである,という2つが提示された。①に関しては,家族のなかで,職業で,つねに女性

が男性より軽んじられる体験を背景にしており，②は緊張感の強い夫婦関係を見ながら育つなかで，自分の欲求は後回しになるといった体験などが影響を与えていることが共有された。いずれも極端に低い自己尊重感が育まれてしまう体験であり環境であった。いつものことだが，研究テーマは一人のメンバーによる研究動機によって提起されるが，テーマがもつ問題性やメカニズムを検証していくプロセスのなかで，いつしか共同研究の様相を呈するのが特徴である。

このときファシリテーターに求められることは，「そうそう」という，参加者相互に湧き上がる共感をかき分けながら，「そこでは何が起こっているか」「そのように感じてしまうのは個人の責任なのか」といった"違和感"や"素朴な疑問"を，グループのなかに投げ入れることだ。そうすることで一瞬だが沈黙が生まれ，場は再びファシリテーターの問いかけを受けて，対話が始まる。そうしていくうち，さまざまな場面で無意識的に他者への同調を繰り返してきた人たちの語りは，次第に他者との違いを認め合いながらも，自分の存在を「無視されていいわけではないものとして」承認していくことができるのだ。

筆者は精神科病院で，そして民間カウンセリングルームで，多くの暴力被害者の援助を行ってきた。その後に「それいゆ」を立ち上げるのだが，援助者がどんな言葉を駆使しても，過酷な（特に暴力の）被害体験を生き延びた本人の自己肯定感を引き上げることは難しいと感じてきた。しかしNOが言えないという困りごとの共同研究を通じて，参加者は自身のなかに深く根を張った，自分を否定する感覚と出会う。彼女たちはいつもなら，そこから「一人語り」を始め，「自分がダメだからこうした扱いを受ける」「自分さえ我慢してやり過ごせたらなんとかなる」などの無限ループに入り込み，相手の要求にはYESと反応して，その反動で自分を傷

つける。しかし当事者研究では，相手の要求に無意識かつ自動的に反応するのではなく，対話を通じて自分をグループの場で確認し，異なる感覚と出会い，自分に照らし合わせ，自分の考え・感覚・行動を脅かされることなく検証していく。その途上には，自分と仲間をそのままの存在として承認していく作業がある。他者から受け容れられる体験の積み重なり，他者との相違を含めてそれを受け止める体験によって，まさに「問題は解決しないが解消する」。つまりNOを言えるか言えないかではなく，NOを言いたいと思う自分の発見であり，本当にNOが言いたいときに言えるようになる[註3]。こうした変化を生み出していくことが，当事者研究の醍醐味である。

対話の土壌としての自助グループ

しかし2010年を過ぎた頃から，グループにおける対話のスピード感に変化が現れた。同時にメンバーが，自分の感じていることや考えを表す言葉選びに苦労する場面が増えていく。このような変化の背景には何があるのだろうか。

ひとつは利用者の多様化，若年化である。先述したように「それいゆ」開設当初のメンバーの大半が嗜癖を抱えていたのだが，次第に親世代に嗜癖のある（未治療を含め）その子ども世代が，強い対人緊張や社会場面への不適応で引きこもり状態となり，「それいゆ」につながる事例が増えた[註4]。また軽度の知的障害，あるいは発達障害が見過ごされるなかで，学校からの早期離脱や，度重なる転職などで原家族からの支援もなく生活困窮に至る，DV被害に遭うなどして紹介されるなど，生き難さの表出が多様化している。もちろんこのような困難さを抱えると暴力の被害を体験しやすいことは，これまでのメンバーと同じである。しかし，物質使用障害などの嗜癖を伴わない人が，利用者の半数を占

めるようになったのだ。

　酔った勢いで危険な行動へ向かうという，ある意味での「わかりやすさ」はなく，じっとして動かず，何を感じ，考えているかがつかみづらい。寝る時間は定まらず，食事も不規則で，お菓子やジュースなど，とりあえず空腹が満たされるものがあればよいといった感じである。他者との会話が苦手，あるいは言葉通りに受け取り前後の文脈が頭に入らないために，周囲との軋轢が生じやすい。その結果，さらなる引きこもり状態に陥るか，唐突に援助関係を切断して孤立する。自分から助けを求めることはせず，ただ時間だけが経過する場合も少なくない。「どうしたいのか」聞かれるのは苦手で，こちらが提案したことをやってみて気が進まないときは，約束の時間になっても現れない。お気に入りのDVDを見てゲームなどをしている時間には，かすかに「生きている感じ」を醸し出すのだが，それ以外には，話しかける援助者の言葉だけが，静かに彼女たちを通過していく感じである。当事者研究の場へ招き入れたとしても，なかなか対話にならない。

　もうひとつ，私が当事者研究における対話の不発に関して考えるうちに行き着いたのが，対話を支える土壌として，嗜癖の自助グループが重要な役割を果たしてきたということだ。

　これまで嗜癖を抱えるメンバーは，素面の一日を過ごすため，「それいゆ」のプログラムに参加するだけでなく，ほぼ毎日のように自助グループのミーティングに通っていた。嗜癖に関する自助グループとしては，米国で1935年に二人のアルコール依存症者が始めたAA（アルコホリクス・アノニマス）があり，日本では1975年から日本語でのミーティングがスタートした。2018年現在，日本では約600以上のグループが存在し，メンバー数は7,500人を超えると推定されている[註5]。AAでは回復の12ステップ，グループ運営に関する12の伝統に基づき，“ミーティング”と呼ばれる，当事者が集まり自分の体験を話して仲間の話を聞くという時間が，活動の核となっている。なおアノニマスとは「匿名性」を意味し，自分の素性に関して自己開示することは求められない。むしろミーティングにおける，率直で真摯な体験の自己開示が奨励される。AAの活動は，やがて依存対象を薬物（合法・非合法）とするNA（ナルコティクス・アノニマス），ギャンブルとするGA（ギャンブラーズ・アノニマス）の活動へと広がり，現在に至る[註6]。

「○○依存症の，○○です」

　ミーティングでは，話し始めに自分をこのように定義する[註7]。12 & 12のミーティングではありふれた風景だが，ここで重要なのは，他者から名づけられるのではなく，自らを嗜癖当事者と認識して「名乗る」ことである。そして，その場に集う参加者は「Hi，○○」と応答する。

　過去に自分がどのように嗜癖対象を使い生き延びてきたか，そして今どうであるかなど，体験だけでなく，それに伴って狂っていた自分の考えや行動，そのときの感情なども分かち合う。そして，個人が話された内容に対してフィードバックしないのが，「言いっぱなし，聞きっぱなし」と言われるミーティングのルールである。参加者は，そこで話された内容を「他の場所へ持ち出さない」（つまり秘密を守る）ことを約束し，そして「持ち帰りたいものは持ち帰り，そうでないものは会場に置いていく」よう勧められる。

　ところで，日本では未だに嗜癖に関する多くのスティグマが伴う。アルコールのような合法薬物は，多くの人が上手に利用しており儀式にも欠かせない。したがって，嗜癖のような状況にまでなるのは，個人の失敗である。また覚せい剤はそもそも違法薬物であって，にもかかわ

らず自己使用するのは犯罪である。したがって，厳重に処罰されてしかるべき恥ずかしい行為なのだ。また，近年多くの公金横領事件の背景にギャンブルの問題があると報道されるが，最終的に個人的問題と片づけられる。しかし，日本を除く多くの先進国は，嗜癖を公衆衛生の重大な課題と捉え，国をあげて疾患としての治療体制を充実させ，予防教育に力を入れる。同時にコミュニティにおける就労支援など，再発リスクである孤立を防ぐためのリハビリテーションに多くの予算を割いている（大嶋，2017a，2017b）。

しかし，世界のこうした潮流とは全くかけ離れた状況が日本にはある。だからこそ，自助グループは「当事者による，当事者のための居場所と相互援助」を掲げて，アンダーグラウンドに活動してきた。そこでは少なくとも，社会生活のさまざまな場面で演じ分けている役割（職業，家庭内，コミュニティ等々）に縛られる必要はない。ただ「ありのままに」自分の姿を晒しても，蔑まれることがない。むしろ仲間の語りの率直さを自分の体験と重ね合わせて，自分の弱さを開示することが尊重され，そのような語りにしばしば参加者はお互いを嗤う。そして悲惨な体験の語りに触れ，今の自分が素面で生かされていることへの感謝を見つけ出し，参加者が，互いにその歩みを続けていくことの意味をそれぞれに確認する場でもある。

当時の「それいゆ」メンバーたちは，それぞれが自助グループのミーティングを通して，自分の体験を言葉にしていた。そして多くの仲間の語りに繰り返し触れることで，ある状況や心情に"言葉が与えられる"瞬間を体験するなかから，言葉を覚えた。フィードバックはないが，当事者研究に必須である言葉と，分かち合いの体験が，身体的感覚としても浸透していたといってよい。また，「それいゆ」が今よりずっと利用者も少なく，「居場所」としての機能が高かった頃には，プログラムの前後にたくさんの「おしゃべり」があった。だらだらと，何をするでもなく，その日のあれこれを思うままに言葉にしてしゃべっているメンバーたちがいた。時にはスタッフの周りでおしゃべりが続くことも多かったのである。そうした場も，今となっては自助グループ的な存在だったと感じている。

こうしたミーティングの魅力は，当事者研究発祥の地である「浦河べてるの家」でも継承されていた。当時，日赤病院に勤務していた川村敏明医師は，次のようにべてるにおけるミーティングの始まりを回想する。

べてるの家では，精神科を退院してきた人とべてるで生活している人たちを中心に，毎週ミーティングをしていました。そこでは，退院してきた人たちがその時の入院・退院の経験を披露してくれるのです。入院前の状態の悪いときの状況をみんなが知っていて，「あの状態が悪い時って，いったい何が起こっていたの？」というようなことをみんなが本人に聞いて，それに応えて本人の言葉で説明するわけです。そこでまわりは，あのときのさまざまな奇妙な行動や失敗は，そういうことだったのかと……。和やかな雰囲気のなかで本人による実話を聞くと，面白くっておかしくて。

ところが，こういう話は治療のなかでは出ないですよ。生活の場でのミーティングに僕がたまたま参加したから聞くことができたので，病院における先生対患者の一対一の診察場面だったら，そんな話はまず出ない。非常に豊かな話題，興味尽きないエピソード，そして何よりみんなの表情が生き生きとしていて，聞く人たちが聞き上手で，すごい盛り上がり。だから，語るということの下地がずいぶんできていて，あのミーティングの場面でパッと花開くような感じですね。僕はそのミーティングでわく

わくしていました。いま，すごいことが起きてるって。　　　（向谷地・川村，2012）

　改めて振り返ると，今現在私たちが向き合っているメンバーは，「困りごと」が自分のことになるための時間や体験を，圧倒的に欠いているのだと思う。他人事のように，周囲で起こる出来事を，あたかも遠いところで起こっていることにして，やり過ごしていくしかなかったとも言える。しかし児童虐待やDV被害者への支援法が整備され，障害に関しても早期の療育から支援学級での学習支援，そして成人期の就労支援とシームレスな援助体系が確立されるなかで，支援者が問題に気づき，私たちのもとに送られてきた。それは幸いなことであると同時に，「困っているのは本人ではなく周囲の大人」という難点がある。その意味で，彼女たちはいわば支援のルートに乗っかったモノ状態のようであり，自分の内側から言葉を発して関係を紡ごうとする気配がないように見える。多くの困難をすくい取れるように制度が整ってきたはずなのに，むしろ暮らしを支えるフィールドの最前線には，こうした現実がある。

当事者研究の前に

　論考をまとめるにあたって，この間に当事者研究で取り上げたテーマや，研究成果の発表スライドなどを見直し，気づいたことがある。これまでさまざまなことを取り上げ対話し研究するなかで，彼女たちは自分がどのようであるかを発見していくだけでなく，これまで専門職によって定義されてきた知によって，いわば狭められてきてしまった症状がもつ本来のダイナミクスを再定義してきたといってよい。

　たとえば「摂食障害の当事者研究」では，特に過食嘔吐で苦しむメンバーが中心となって食べ吐きのメカニズムについて掘り下げた。大量

過食のスイッチがどのようにして入るのか，そして一見ブレーキの壊れた状態にも見える一連の行動を，終始冷静に見守る人格を彼女たちが内包しているくだりなどは，まさに「目からウロコ」，初めて知ることばかりだった。嘔吐に使う大量の水，一連の動作に要する時間管理，トイレを詰まらせないための注意事項など，当事者にとってはどれも必要な情報であるが，共有されることは少なかったはずだ。そして過食嘔吐という「動物的な態」がもたらすのは一瞬の解放だという発言は，彼女たちが"何から解放されたいのか"を再考するきっかけとなった。研究の途中で，一人のメンバーが「主治医に聞かせたい」とつぶやいた。もう何年も通院しているが，自分のこうした状況を事細かく話したことはないし，話したいと思ったこともないという。何よりも，自分のやっていることを一人ではとても直視できなかったので，症状を外に出してみんなと一緒に眺めてみたときに，ようやく自分の姿が見えたのだという。それが何をもたらすのかはわからない。ただ全員が口を揃えて言ったのは，「症状だけが消えることに意味はない」ということだ。それは，その後も摂食障害を抱える人と付き合うときに，私自身がわきまえておくべきこととして，今も生きる知恵である。

　　「当事者研究しようか」

　今までならメンバーから持ち込まれる困りごとを聞くたびに，そう持ちかけてきた。メンバーを募って研究が始まると，いつもは聞いているだけの人が意外な観察眼を披露してみなを驚かせる，話がかみ合わないと思ったらテーマが次へと移ったことに気づかない人がいてまた驚く。なかなか結論にたどりつかないこともあれば，思考が迷路に入り込んでみんなの集中力が途切れたため，途中のままで壁に貼られた研究もあ

る。しかしどの研究も，症状にせよ回復にせよ，多様で個別性の高いものであると同時に，普遍的な要素を湛えたものであると当事者研究を通じて教えられた。何より浦河べてるの家から発せられた「自分自身で，共に」のスローガンは，自分の苦労を人に明け渡さず，弱さの情報開示を通して仲間とつながることでこの社会を生き延びようというメッセージだ。その意味で当事者研究は問題解決の手法を超えた，サバイバルのためのコンセプトとも言える。

「何が起こっているのかな」

現在は，朝になっても身体が動かない，お腹が空かない，気持ちが沈んで活動できる感じがしない等々のメンバーが抱える現実を前に，まずはそう問いかけて返ってくる言葉を待つ。何も返ってこないときには，さらに短い言葉で質問を重ねるか，しばらく一緒に作業をしてみる。メンバーの話を聞くというより待つ時間，こちらが話していく時間が増えた。ほとんど言葉を発することがなかった人も，数年の後に「あのとき，何が起こっていたのか」を話してくれることがある。現実を遠くに感じて生きるしかなかったメンバーにとって，言葉を獲得することは容易ではない。

法人では2018年4月より当事者研究のプログラムを休止している。代わって始めたのが「それいゆミーティング」と称した「言いっぱなし，聞きっぱなし」のミーティングだ。毎回テーマは出されるが，メンバーの「いま，ここで」の語りを自由にしてもらう。担当する若手スタッフも同じように自分の話をする。当事者研究の前に，言葉が生まれる土壌を耕す作業が必要となった。自分の語りを聞き取られる，受け止められるという体験が乏しいなかから，自分のありのままを映し出す言葉を紡ぎだすのは難しい。フィードバックが怖いと感じるメンバーは，目

を閉じて話すこともあると聞く。ちょっとした周囲の表情の変化を，自分が話した内容と結びつけて不安になるのだ。

法人の事業は暮らしを丸ごと支えることに特徴がある。かつてはメンバーたちの衣食住を整えていくなかで嗜癖が止まり，怖れはありながらも他者との関係が構築され，社会活動への関心と結びついて新しい居場所へと移行した。しかしメンバーの多くが自分を現す言葉をもたないまま，他者との対話が収縮してしまうなかで，目の前の暮らしは荒廃した状況にある。そのため社会へと送り出すための支援の期間が，徐々に長期化している。

一方，根拠法によるサービス内容と対価は毎年のように改定され，当事者のニーズを綺麗にパッケージ化することが評価される傾向にある。そのような状況にあっても，やはり暮らしに着目し，言葉が生み出されるための時間と関わりの手応えを保証することなしに，メンバーたちの変化は起こらないと感じる。

「とりあえず話そうよ」

今は言葉を惜しむ時ではない。きょとんとされても，沈黙があっても，わからないことを聞いていく作業を続けることだと考えている。そして，聞いているという佇まいを大切にしていくことだ。ひとりのメンバーと話していくうちに，その場で自然と話の輪が広がる時を幾重にも積み重ねる先に，再び当事者研究の扉が開かれると思っている。

▶註
1 法人の詳細に関してはホームページを参照されたい（http://www.phoenix-c.or.jp/~recovery/）。
2 嗜癖（アディクション）とは，物質・プロセス・関係への過剰なのめり込みによるコントロール喪失の状態をいう。また社会生活に重大な影響が現れるにもかかわらず，自分の力で元の状態に戻ることができな

いという特徴がある。日本では「依存症」という言葉が使われており、ほぼ同義語。

3 私たちは社会生活のなかで、自分は〜だと思うしそのように行動したいが、そうはいかない多くの場面を体験する。つまるところ、どこで、どこまで自分の思いや考えを表現するかを自分で決めている。しかし彼女たちは、その「自分で決めていい」ところのずっと手前にいて、自分に何が起こっているかをつかめない（思考を停止することで生き延びることはめずらしくない）という困難さを抱えている。

4 自分の生き難さが親との関係に起因すると自認する人をアダルトチルドレン（AC）という。日本では斎藤学、信田さよ子などアルコール依存症臨床に関わった専門職らによる著作が多く出版されている。

5 AA日本ゼネラルオフィスのサイトを参照（http://aajapan.org/introduction/）。

6 NAの活動は1985年頃、GAの活動は1987年から始まったとされる。詳細はAAと同様に日本のゼネラルオフィスのホームページを参照されたい。

7 のめり込む対象は物質だけではなく、複数の嗜癖対象を抱えることもあり、「アディクトの○○です」という名乗り方をすることもあり、多様である。

◉ 文献

向谷地生良, 川村敏明 (2012) 弱さがもたらす豊かなコミュニティ——浦河べてるの家の降りていく挑戦. In：田中望, 山田泉, 春原憲一郎 編著 (2012) 生きる力をつちかう言葉——言語的マイノリティーが "声を持つ" ために. 大修館書店.

大嶋栄子 (2017a) オーストラリアでハームリダクションを学ぶ（前編）. 精神看護20-1；65-69.

大嶋栄子 (2017b) オーストラリアでハームリダクションを学ぶ（後編）. 精神看護20-2；160-164.

「ゆるゆる組織」のエビデンス
当事者運営組織と高信頼性組織研究

明治大学
中西 晶

はじめに

　本稿は，専門家研究としての高信頼性組織研究（HRO：High Reliability Organization）を紹介し，当事者研究および当事者施設運営との接点を探るものである。緊急性と正確性が求められる組織に必要な条件を検討する高信頼性組織研究は，文字通り複数の人々から構成される「組織」についての研究である。その点で，個人を出発点とする臨床心理学的な当事者研究とは分析視点として異なる部分がある。しかしながら，本特集の責任編集者でもある熊谷晋一郎（2018年3月14日付メール）によれば，薬物依存症からの回復を目指す当事者たちが集うダルク（DARC）において，以下のような高信頼性組織の特徴と共通する行為や現象が認められたという。

　同メールによれば，「当事者研究会議」のなかで，ダルクにおける次のようなエピソードが紹介されたという。

　　みずからも元薬物依存症である施設責任者が，定刻に事務所にいない，誰にも告げずにひとり草むしりをしていた，気づくと街にふらりと出かけているなど，他のスタッフからすると不可解な「ゆるやかな働き方」をしている。

　さらに，次のような仮説が提示されたのである。

　　この「ゆるやかな働き方」は，同時にたくさんの，しばしば命に関わる予測不可能な案件が横入りし，それらに迅速に対応し続けなくてはならないダルク施設長というポストに必要とされる条件なのだ。

　これらの当事者運営施設のあり方や施設長の働き方に対して，高信頼性組織研究からの解釈と知見を提供し意見交換することは，当事者研究においても高信頼性組織研究においても重要なことであると認識する。

高信頼性組織とは何か

　たしかに，高信頼性組織研究は，いつ想定外の事態が発生するかがわからないような，絶えず変化する状況のなかで，「ダイナミックな無風状態（dynamic non-events）」（Weick & Sutcliffe, 2001, 2015）をキープする組織を対象とする。高信頼性組織での働き方を象徴するものとして，「世界で最も危険な4.5エーカー」と呼ばれる原子力空母の甲板上で作業を行なうオペレーション・チームがある。以下の元海軍兵の言説に見る実際の甲板上での日常的実践は，「ダイナミックな無風状態」の維持がいかに困難なものかを象徴している。

大都市の空港がうんと小さくなって，とても混雑している様子を思い浮かべてほしい。滑走路は短いものが一本だけ，タラップやゲートも一つずつしかない。複数の飛行機を，横揺れする滑走路に普通の空港の半分の間隔で同時に離着陸させるんだ。朝発進した機はすべてその日のうちに帰艦させなければならないし，空母の各種装備も戦闘機自体もシステムとしてギリギリの状態にあって余裕などまったくない。それから，発見されないようにレーダーのスイッチを切り，無線に厳格な統制を課し，エンジンをかけたままの戦闘機にその場で給油し，空中にいる敵には爆撃やロケット弾を命中させる。海水と油ですっかり覆われた甲板に，二十歳前後の若いクルーたちを配置する。半分は飛行機を間近で見たことのない連中だ。ああ，それからもう一つ，死者を一人も出さないようにするんだ。

（Weick & Sutcliffe, 2001 ［邦訳，pp.36-37]）

高信頼性組織研究のルーツ

　高信頼性組織研究は，1980年代後半，米国カリフォルニア大学バークレー校（UCB）の研究者たちを中心に始まったので，これをバークレー・グループと総称する場合もある。バークレー・グループ最大の特徴は，経営学，政治学，社会心理学，工学など，多様性に富む学問領域に属する研究者たちがそれぞれの問題意識を有しながら一つの調査グループとして結集し，同じ組織を調査したことにある。

　そのバークレー・グループの初期の代表的な研究対象は，前述の原子力空母をはじめ，原子力発電所，潜水艦，航空管制システム，配電施設，そして国際的な銀行といった組織であった。これらは複雑な技術システムを取り扱い，多様な関与者の要求のなかで，わずかなミスやトラブルが大きな危機につながりかねない組織であり，そもそも失敗することが許されない組織である。その後，医療分野や重要インフラの分野を中心に高信頼性組織研究は展開していく。

　ここで強調したいのは，高信頼性組織研究はグランドセオリー（grand theory）に基づく規範的研究ではなく，組織のなかでの実践の詳細な観察から生まれてきたグラウンディッド（grounded）な研究だということである。文化人類学者の福島（2010）は，事故研究のような事後的な研究では，文献調査や関係者インタビューによる遡及的な再構成という方法に限定されるため，当事者（ここでは，文字通り組織実践の現場で「事に当たる人々」）が気づかないさまざまな組織的実践の特徴や性格について具体的に知ることが難しいのに対して，高信頼性組織研究は具体的に活動する組織のあり方をリアルタイムに観察できると指摘している。また，通常のフィールド調査のもつ利点，つまり研究者の外的な視点（etic）と当事者の内的な視点（emic）を複雑に対話させながらより深い理解を続けていくことが可能になることにも言及している。その意味で，高信頼性組織研究は，「当事者の知」と「専門家の知」の「あいだ」を往来する研究アプローチをとる。

高信頼性組織研究で使用される概念

　次に，高信頼性組織研究において使用される諸概念を紹介する。すでに指摘した通り，高信頼性組織研究においては多様な学問領域からのアプローチがあり，それらをすべて紹介することは非常に難しい。ここでは，当事者研究との距離が比較的近いと思われる組織論者カール・ワイクの提示する概念を中心に紹介する。

組織化（organizing）

　ワイクは，高信頼性組織に限らず，広く「組

織化（organizing）」を研究対象とする。これは，一般的な組織論が静的な「組織（organization）」を対象としていることに対するアンチテーゼであり，詳細は著書『組織化の社会心理学 第2版 (The Social Psychology of Organizing. 2nd Ed.)』(Weick, 1979/1997) の頃から議論されている。われわれは常に組織「し（続け）ている（-ing）」という現在進行形での組織観，「流れ（flux）」としての組織観は，共著者サトクリフとともに高信頼性組織について議論した近著『想定外のマネジメント——高信頼性組織とは何か（Managing the Unexpected. 3rd Ed.)』(Weick & Sutcliffe, 2015/2017) においても継承されている。こうした「現在進行形を生きる」という視点は，当事者研究や当事者施設運営においても共通するものではないだろうか。

また，ワイクは，「多義性の削減こそが組織化の過程であり，多義的な情報は組織化の引き金となる」とする。また，組織化とは協調に関することであり，一般化，すなわち異種の項目を包括的なカテゴリーに包含することだという説明もしている。そして，そこで行われるのが次に紹介するセンスメイキングなのである。あるいは，組織化とはセンスメイキングのプロセスにほかならない。

組織化とセンスメイキングは，高信頼性組織研究のみならず，ワイクの組織論に特徴的な概念である。今後さらなる議論が必要であろうが，特集号において依頼されたタイトル「ゆるゆる組織」という表現は，当事者運営施設において多義性をしながらもゆるい組織化が絶えず行われている様子を想像させる。

センスメイキング（sense making）

センスメイキング，すなわち「意味を形成する」という概念は，「組織化」の概念とともにワイクの理論の中核をなしている。こちらについては，『センスメーキング イン オーガニゼー

ションズ (Sensemaking in Organizations)』(Weick, 1995/2001) において詳述されている。

ワイクは，この書籍の冒頭で，小児科医が当初実親による「幼児虐待症候群」という事象を認識できなかった例を提示している。幼児虐待を「発見」したのは，日頃子どもと接触のない放射線科医であった。幼児の突然の理由不明な外傷は多義的である。実は「不慮の事故だった」と偽る親から虐待を受けた結果だと認知され，両親が刑罰の対象とされるまでにかなり長い年月を要した。当時の小児科医にとって，実の親が実の子どもを虐待するという事態は全くの想定外であったのである。ワイクは，専門家としての小児科医が「もしそのような現象が実際に生じたとしたら，自分たちこそそれを知りえたハズで，その確率も高いと思い込んでいる」と指摘しつつ，幼児虐待症候群のセンスメイキングのプロセスを紹介したのである。

センスメイキングの別の例として，同書ではアルプス山脈で遭難したハンガリー軍の偵察隊のエピソードも用いられている。アルプスで遭難した偵察隊が行方不明になって3日目，彼らは無事に発見された。隊員の一人が地図を持っていたため，偵察隊はその地図に従って山を下りることができたという。しかし，確認してみると偵察隊の命を救ったその地図は，アルプスではなくピレネー山脈のものであった。遭難という想定外の事態において，間違った地図であっても「われわれはどこへ行けばよいかわかっている」というセンスメイキングが偵察隊の行為を促し，最悪の結果を免れたというのである。

別書『想定外のマネジメント——高信頼性組織とは何か』(Weick & Sutcliffe, 2015/2017) において，ワイクとサトクリフは，センスメイキングとは行為しながら考えることであり，「自分が話していることがわかってはじめて，自分の考えていることがわかる」という秘訣を実行することだと説明する。あるいは，センスメイキン

グとは，最初の直感に疑問を投げかけるデータを探しつつ，しばしば行為によって，もっともらしい物語のアップデートを行うことであるとしている。このようなセンスメイキングの考え方は，本特集の問題意識における「こまったこと」への対処の経験によって「当事者になる」という言説とも共通するものである。

同書ではまた，センスメイキングを「流れ（＝境遇）についての経験を編集し，短縮し，単純化し，分類する社会的なプロセス」と定義している。また，センスメイキングは，哲学者バートランド・ラッセルのいう「直知（知覚）による知識（knowledge by acquaintance）」によって発達するとしている。この「直知による知識」は能動的な探索に基づく。そして，能動的な探索とは，「行動するための，知覚に基づいた，実践的で詳細な認知プロセス」であると説明している。そのうえで，高信頼性組織では，記述のみで編集された会話（「直知による知識」に対する「記述による知識（knowledge by description）」に基づく会話）よりも直知による会話を促進することが重要だと指摘する。

マインドフルネス（mindfulness）

ワイクとサトクリフは著書『不確実性のマネジメント』（Weick & Sutcliffe, 2001/2002）において，心理学者ランガー（Langer, 1989）が人間の注意の働きや情報処理スタイルに関して提唱した概念を拡張し，高信頼性組織にみられる特徴として論じた。そして，高信頼性組織におけるマインド，あるいはマインドフルネスを以下のように説明している。

現状の予想に対する反復的チェック，最新の経験に基づく予想の絶え間ない精緻化と差異化，前例のない出来事を意味づけるような新たな予測を生み出す意志と能力，状況の示す意味合いとそれへの対処法に対

する繊細な評価，洞察力や従来の機能の改善につながるような新たな意味合いの発見，といった要素が組み合わさったもの。
（Weick & Sutcliffe, 2001, p.42［邦訳，p.58］）

すなわち，高信頼性組織におけるマインドフルネスとは，「今どういう状況なのか」「何が問題なのか」「どのような対処策があるか」など，妥当と考えられる解釈を継続的に更新し，深めようとする状態を指す。なお，当初は，「集合的マインドフルネス（collective mindfulness）」と称され，組織成員間で共有された心理状態として論じられていた。これまでの高信頼性組織研究の文脈からすれば，個人レベルのみならず，組織レベルにおいてもマインドフルネスが求められることになることが理解できるだろう。

高信頼性組織の実践

中西（2007ほか）は，ワイクをはじめとする高信頼性組織研究の概念を利用しながらも，より実践に近い表現を用い，「組織行動」「組織マネジメント」「組織文化」の三層構造で高信頼性組織に求められる条件を説明している。前提となっている研究対象は電力や情報通信などの重要インフラであるため，本特集で紹介される「ゆるゆる組織」と対照的な強い階層構造をもつ「がちがち組織」に見える。しかし，高信頼性組織化のためには，「がちがち」の背景に「ゆるゆる」な組織の動きがある，あるいは，「がちがち」の上に「ゆるゆる」がオーバーレイされている状態をキープしなければならない。すなわち，階層型の指揮命令系統をとる体制がある一方で，ゆるく組み合わさった実践のネットワークがあり，不測の事態が発生した際には，現場の状況対応に最も適した人間あるいはチームが意思決定の権限を握るという形になっているのである。それが可能となるのは，組織メンバー

が「今どのような事態か（平時か，有事か）」と
いった「モード」についての共通認識をもち，
マインドフルに組織化されているからである。

　高信頼性組織の組織文化としてしばしば言及
される概念に，シドニー・デッカーのいう"just
culture"がある。これを上記の中西（2007）は，
「正義（倫理）」の文化と呼んでいるが，翻訳が非
常に難しい言葉である。デッカーの著書"Just
Culture : Balancing Safety and Accountability"
（2008）を『ヒューマンエラーは裁けるか──安
全で公正な文化を築くには』（2009）というタイ
トルに訳した心理学者の芳賀潔は，同書の「監
訳者による解説とあとがき」のなかでこのこと
を議論している。

　"just culture"とは，失敗に学ぶとともに，失
敗に対する説明責任を果たそうとする組織文化
である。これを可能とするためには，闇雲に失敗
を非難し，断罪することを避けなければならな
い。こうした考え方は，航空や医療の分野を中
心に発展してきた。航空会社における「ヒュー
マンエラー非懲罰」の動きはこれに相当する。
また，熊谷（2017）はイギリスのメンタルヘル
ス専門のNHSトラストであるマーシー・ケア視
察報告において，"just culture"の概念が使われ
ていることを指摘している。具体的には，以下
のようなマインドセットを推奨していることを
紹介している。

1. 個人や組織に対して説明責任はもたせる
  が，うまくいかないときに非難したり責任
  を押し付けたりしない（誰が問題なのかで
  はなく，何が問題なのかに注目する）
2. 相互にオープンに敬意をもち，良いことも
  悪いことも話し合う
3. 失敗を話すことが安全につながり，スタッ
  フが快適に過ごせることがユーザーの快適
  さにつながる
4. 規律的行動より文化のほうがよりよい規律

をもたらす

当事者施設運営と高信頼性組織研究

　以上，ここまで紹介してきた高信頼性組織研
究の知見は，当事者施設運営において何か示唆
を与えることができるだろうか。本特集の責任
編集者である熊谷（2018年3月14日付メール）が
提示した視点から検討してみたい。

　第一の視点として，ピアワーカーの存在との
関係がある。近年，医療や福祉など，対人支援
の現場において，国内外で，当事者性を活用し
て支援を行うピアワーカーの重要性が注目され
ていることは，本特集からも周知の事実であろ
う。熊谷によると，その背景には，当事者性の
ない支援者では，当事者の逸脱的に見える行動
の理由を共感的に理解できず，予測可能性や対
処可能性の低いそうした行動を，拘束などの物
理的な強制力で抑制するという習慣が，特に精
神病院などで常態化していたという現実がある。
このような状態に対して，ピアワーカーが，逸
脱的に見える行動の背後にある気持ちや文脈を
非当事者のスタッフに通訳することで，共感的
な理解と対話を促進するアプローチが拘束を減
らすといったエビデンスが報告されはじめてい
るという。

　これを高信頼性組織の視点から検討すると，
不測の事態には，状況を最もよく知る者（＝ピ
アワーカー）が問題の対処にあたるという実践
を実現しているというエビデンスであり，ピア
ワーカーの通訳を介することによって組織（＝
マーシー・ケア）としてのセンスメイキングが可
能となっている事態のエビデンスであると解釈
することができる。

　第二の視点として，当事者活動のなかで，分
野を越えて目下大きな問題になっている，世代
交代と継承の課題が提示された。高信頼性組織
研究においては，失敗を少なくしようとするあ

まり，システム化やマニュアル化，自動化が進むことで，組織メンバーがトラブルに対処する機会が格段に減少し，学習機会が失われることになるというジレンマが指摘されている（福島，2010）。

現在，ダルクでは世代交代が起きており，何もないところからたくさんの失敗を経てダルクという組織を築き上げた世代と，行政の支援なども得られるようになり，それゆえコンプライアンスにも敏感にならざるを得ず，システム化が進んだ世代との間に，一定の距離が生じているようである。熊谷のメール（2018年3月14日付）によれば，システム化以降の世代からは，「先行世代は一見のらりくらり，あっちにいったりこっちにいったり，何をしているのかわからない。コンプライアンスなどに関する相談をしても，ダルクは危ないやつがいるくらいでちょうどいいなど，深刻さが伝わらない」というコメントがなされたのに対して，先行世代は，「ダルク施設長の仕事は，常に横から重大案件が横入りし続け，それに対して，安全第一で対処し続けるためには，生真面目にルールを守るような態度ではなく，半覚醒状態を維持しなくてはならない」というように応答したということである。

「常に重大案件が横入りし続ける」という現在進行形のなかで，固定観念や価値観を緩め，気を張り続けないが情報は取り続ける「半覚醒状態」という先行世代の言説は，冒頭に紹介した「世界で最も危険な4.5エーカー」での事象に対応し，これまでの検討から，熊谷の指摘する通り，安全を維持するとともに，メンバーと組織双方の健康と学習可能性をキープするマインドフルネスの概念に相当するものと判断して差し支えないだろう。

第一の視点，第二の視点ともに，高信頼性組織研究の知見が当事者施設運営を見る際にもある程度貢献できることが予想される。な

お，世代間の差異については，高信頼性組織研究でも注目されるサイバーセキュリティ対応チーム（CSIRT : Cyber/Computer Security Incident Response Team）にも見られるのであるが，これについては稿を改めたい。

おわりに

本稿は，高信頼性組織研究の一部を簡単に紹介したものに過ぎない。だが，事故研究のネガティブな印象と対照的な「高信頼性組織」という言葉は，また，さまざまな行為を可能にする。髙木・星・中西（2012）は，「高信頼性組織」という言説が，経営者にとっては正統性獲得のための武器であり，技術者にとっては上司と戦うための武器であり，研究者にとってはリサーチサイトへの介入のための武器であるということを指摘している。当事者研究あるいは当事者施設運営の実践においても，高信頼性組織研究が何らかの意味をもつものとなることを信じたい。

◉文献

Dekker S (2008) Just Culture : Balancing Safety and Accountability. Ashgate.（芳賀潔 監訳（2009）ヒューマンエラーは裁けるか——安全で公正な文化を築くには. 東京大学出版会）

福島真人（2010）学習の生態学. 東京大学出版会.

熊谷晋一郎（2017）当事者性とエビデンスの合流による精神保健サービスのパラダイムシフト——英国視察から学んだことと考えたこと. 未発表.

Langer EJ (1989) Minding matters : The consequences of mindlessness-mindfulness. Advances in Experimental Social Psychology 22 ; 137-173.

中西晶（2007）高信頼性組織の条件. 生産性出版.

髙木俊雄，星和樹，中西晶（2012）高信頼性組織再考——「高信頼性組織」を用いることによって可能となる行為. 日本情報経営学会誌 33-2 ; 83-95.

Weick KE (1979) The Social Psychology of Organizing. 2nd Ed. Reading, Addison-Wesley.（遠田雄志 訳（1997）組織化の社会心理学 第2版. 文眞堂）

Weick KE (1995) Sensemaking in Organizations. Sage Publications.（遠田雄志，西本直人 訳（2001）センス

メーキング イン オーガニゼーションズ．文眞堂）

Weick KE & Sutcliffe KM (2001) Managing the Unexpected. Michigan.（西村功 訳 (2002) 不確実性のマネジメント．ダイヤモンド社）

Weick KE & Sutcliffe KM (2015) Managing the Unexpected : Sustained Performance in a Complex World.

3rd Ed. Wiley.（中西晶 監訳，杉原大輔ほか高信頼性組織研究会 訳 (2017) 想定外のマネジメント──高信頼性組織とは何か．文眞堂）

Weick KE, Sutcliffe KM & Obstfeld D (1999) Organizing for high reliability : Processes of collective mindfulness. Research in Organizational Behavior 21 ; 81-123.

食生活と回復のメカニズム
精神栄養学の立場から

国立精神・神経医療研究センター神経研究所疾病研究第三部

功刀 浩

はじめに

　精神栄養学とは，精神疾患や精神機能に関連する栄養学的要因や食生活習慣などについて明らかにする学問領域である。臨床的には精神疾患患者の栄養学的異常や食生活習慣の問題点について明らかにし，診断や治療に有用な知見を得ることを目的とする。

　現代の食生活は，ヒトが文明化する前の狩猟採集社会において行っていた食生活とはかけ離れており，非常に特殊な食生活に曝されているといってよい。それは主として，①食物過剰摂取／摂取エネルギー過剰の問題，②食事の欧米化／製品化に由来する栄養バランスの偏り，という2点に集約される。現代は飽食の時代といわれるが，人類は本来，飢餓に耐えられるような遺伝子をもつ者が自然淘汰によって生き残ってきたはずである。飽食に対処するような遺伝子は備わっていないと考えられ，それによって種々の生活習慣病（糖尿病，高血圧，心筋梗塞，脳卒中，がんなど）が生じることがわかったのは20世紀の話である。主として2000年以降の研究により，うつ病や認知症といった精神疾患も一種の生活習慣病であるととらえることができることを支持する研究結果が積み重ねられている。また，近年，統合失調症や双極性障害においても，食事や運動が経過を大きく左右することも知られるようになった。

　本稿では精神疾患，特に統合失調症や気分障害における栄養学的問題について概観し，その対処法とそれによる回復のメカニズムについて述べる。なお，精神栄養学に関しては，本誌において別の機会に詳しく述べたので，興味のある読者は参照されたい（連載「こころの栄養学」全12回・『臨床心理学』第13巻第4号〜第15巻第3号）。また，うつ病を中心にした精神栄養学については，功刀（2015）に詳しく述べた。

飽食／エネルギー過剰摂取の問題

　双極性障害や統合失調症において肥満やメタボリック症候群を併発している患者の頻度は高い。Hennekens et al.（2005）によれば，一般人口の平均寿命が76歳であるのに対し，統合失調症の平均寿命は61歳であり，20％程度寿命が短いという。これは自殺率が高いことに加えて，非健康的な食生活や運動不足によって肥満，メタボリック症候群，糖尿病などの生活習慣病に罹患することにより，心筋梗塞ほか心血管疾患に罹患するリスクが高くなることによる。食生活の管理は，統合失調症患者の生命予後を大きく左右する。統合失調症患者の食事に関する過去31研究のメタアナリシスによれば，統合失調症患者は健常者と比較して，飽和脂肪酸の摂取量が多く，食物繊維や果物の摂取が少なかったという報告が多く，食生活は概して非健康的

であることが指摘されている（Dipasquale et al., 2013）。うつ病も，肥満，メタボリック症候群，糖尿病など，一般にエネルギーの過剰摂取が主因となって引き起こされる病態と双方向性の関連があることが指摘されている。

近年，このような肥満が精神疾患の生命予後のみならず精神症状の重症度と関連するというエビデンスが増えている。特に，認知機能低下との関連が強く，これと軌を一にして，カロリーの摂取過剰がアルツハイマー病などの認知症のリスクを高め，特に，糖尿病が認知症リスクを高めることはよく知られるようになった。

筆者らは，大うつ病性障害患者のなかで肥満（Body mass index［BMI］が30以上）を呈している者とそうでない者を比較したところ，肥満者はそうでない者と比較して，作業記憶，実行機能，巧緻運動速度などの認知機能が低下していることを見出した。さらにMRIによる脳構造との関連をみたところ，肥満患者では非肥満患者と比べて，前頭葉，側頭葉，および視床灰白質の皮質体積が減少しており，白質（内包と左側視放線など）の神経結合が低下していることを見出した（Hidese, Ota et al., 2018）。これは横断的な検討であり，因果関係については明らかでないが，少なくとも一部のうつ病患者では認知機能が低下しており，それは症状が軽減しても社会復帰の妨げとなるが，栄養指導などによって肥満を解消すれば，認知機能が改善し，社会復帰が容易になる可能性が示唆される。

統合失調症でも同様に，メタボリック症候群や糖尿病は認知機能低下と関連することが最近のメタアナリシスにおいても指摘されている（Bora, Akdede & Alptekin, 2017）。

統合失調症における運動療法の効果

近年の研究によって，統合失調症を対象とした運動療法は精神症状や認知機能を高めること

が，おおむね確立されたといってよい。先駆的な研究としてはPajonk et al.（2010）による報告があり，統合失調症を対象に有酸素運動を用いた運動療法を行い，海馬体積の変化や記憶テストスコアの変化を検討している。その結果，運動療法を行った患者は海馬体積が平均12%増加したが，サッカーゲームを行った対照患者群の海馬体積については有意な変化がみられなかった。運動療法群における海馬体積の増加は，体力の増加（最大酸素摂取量の増加）や治療前後の短期記憶テストのスコアの変化とよく相関したという。

その後，統合失調症を対象とした運動療法の介入研究も多数なされるようになり，そのメタアナリシスも報告されている。Dauwan et al.（2016）は，運動療法の効果を検討した29の研究（1,109人の患者を含む）を分析した結果，重症度スコアの合計得点，陽性症状，陰性症状，総合精神病理尺度のいずれをみても統計的に有意な改善効果をもっていたことを指摘している。さらに，生活の質，総合的機能，うつ症状に対しても改善効果をもっていた。また，Firth et al.（2017）は，認知機能をアウトカムにした運動療法の研究（合計385人の患者を対象とした過去の10研究）を対象として解析した結果，有酸素運動は総合的認知機能を有意に改善したことを報告している。運動量が多いほど効果が大きく，専門家による指導を受けた場合のほうがそうでない場合に比べて認知機能改善効果が高かった。とりわけ作業記憶，社会的認知，注意・集中力に関する有意な効果があった。

栄養不足

飽食の時代といわれる一方で，栄養不足も頻繁にみられることは精神科臨床では意外に注目されていない。特にうつ病は種々の栄養素不足との関連が指摘されている。

n-3系（ω-3）多価不飽和脂肪酸のうち，エイコサペンタ塩酸（EPA）やドコサヘキサエン酸（DHA）は，魚から摂取しなければ不足することが指摘されており，これらが心疾患のイベントの予防に有効であるというエビデンスは確立している。近年，欧米においては魚の摂取量が少ないことや，血中n-3系多価不飽和脂肪酸濃度の低下とうつ病リスクとの関連が指摘されている。また，EPAやDHAは抗うつ薬の効果を増強するというメタアナリシスの結果も報告されている（Sarris et al., 2016）。

ビタミンでは，B1，B6，B12，葉酸，Dなどとうつ病との関連が指摘されている。特に，エビデンスが多いのは葉酸であり，うつ病患者における葉酸摂取量の低下，血中葉酸濃度の低下，葉酸補充療法の効果などが報告されている。筆者らの調査でも，葉酸が低い値（＜4.0ng/mL）を示した者の頻度は，うつ病群に有意に多かった（25% v. 10%，p=0.001）（功刀・古賀・小川，2015）。近年，うつ病とビタミンD欠乏との関連を示唆する知見も蓄積されている。25（OH）Dの血中濃度が低いとうつ病のリスクが高まることを示す疫学的所見や，ビタミンDのサプリメントがうつ症状改善に有効であることを示唆する臨床研究結果，抗うつ薬の増強療法としてうつ病への有用性を示したランダム化プラセボ対照比較試験の結果などが報告されている（功刀，2018）。

アミノ酸については，不可欠アミノ酸であるトリプトファンは，神経伝達物質であるセロトニンや睡眠を誘発するメラトニンの原料となる。トリプトファンが減少すると，うつ病患者やうつ病の素因をもつ者は気分の落ち込みを引き起こす可能性が古くから指摘されている。また，うつ病患者では，健常者と比較して血中トリプトファン濃度が低下しているという報告も多く，筆者らはメタアナリシスでこれを確認した（Ogawa et al., 2014）。

ミネラルでは，鉄，亜鉛，マグネシウムの不足などとうつ病との関連が指摘されている。これらは，現代の食生活において不足しがちなミネラルであることもあり，不足している場合は補充することが重要である。筆者らは，インターネットを用いた大規模調査によって，鉄欠乏貧血とうつ病との関連を見出した（Hidese, Asano et al., 2018）。

現代で不足しているものとして食物繊維があり，現代の日本人は戦前に比べて食物繊維の摂取量が半分以下に減少したとされる。これは脂質異常や肥満などのリスクを高めるほか，抗生物質の多用などとあいまって腸内細菌叢の質の低下を来たしていると考えられる。筆者らは，大うつ病患者では健常者と比較していわゆる善玉菌といわれるビフィドバクテリウム（Bifido-bacterium）やラクトバシラス（Lactobacillus）が少ない傾向があることを見出した（Aizawa et al., 2016）。さらに，大うつ病患者に対するプロバイオティクスのカプセル（Lactobacillus acidophilus, Lactobacillus casei, Bifidobacterium bifidum）のランダム化比較対照試験も行われ，プロバイオティクスのうつ病への有効性を示唆する報告もなされている。

腸内細菌叢と関連することとして，精神疾患では過敏性腸症候群（明らかな腸の器質的障害はみられないにも拘わらず，下痢や便秘，腹部違和感，腹痛を慢性的にくり返す病態）を合併している者が多いことを指摘されている。大うつ病でおよそ30%，不安障害で35〜50%に合併するという（Garakani et al., 2003）。過敏性腸症候群の病態には腸内細菌叢（腸内フローラ）が関与すると考えられている。

栄養学的問題の評価

栄養学的検査

上述の通り，精神疾患の診断・治療において，食事と関連する他の生活習慣病について把握し

ておくことは重要である。Body mass index（体重（kg）／［身長m]^2），腹囲，血圧については定期的に記録すべきである。血液検査では，通常の血液・生化学・尿検査によって肝機能，腎機能，脂質異常症や糖尿病の有無などをみるだけでなく，ビタミン（特に葉酸）やミネラル（鉄，亜鉛）などの微量栄養素の欠乏についてチェックしておくべきである。脂肪酸分析によってn-3系多価不飽和脂肪酸濃度やEPA/AA（アラキドン酸）比をみておくことも有用である。なお，脂質異常や肥満などがある場合には，尿糖，空腹時血糖，HbA1Cなどにおいて異常を示していない場合でも，糖負荷試験を施行すると異常が見出されることが多い。

食事歴調査

　食生活の内容（何を食べているか）を調べることによって，栄養をバランスよく摂取しているかどうかを明らかにできる。実際の栄養指導に際しては，管理栄養士が食事内容を聴取し，栄養摂取量と各種栄養素の過不足について計算したものに基づいて行われる。エネルギー摂取との関連で，運動習慣について聴取することも必須である。

　何を食べているかだけでなく，いつ，どこで，どのように食べているのかも重要である。食事は空腹を満たすためのものだけではなく，家族や仲間と食卓を囲み，喜びを共有することのできるひとときである。食卓での力動を知ることによって，その人の家族関係や人間関係，精神病理を理解するための核心的な情報を得ることもできる。孤食や早食い，朝食の欠食，夜食や間食についての情報には特に注意すべきである。最近，筆者らはインターネットを用いた調査によって，朝食の欠食はうつ病と関連し，夜食や間食の頻度が高いことがうつ病と関連することを確認した。夜型生活を送っていては，朝食を欠食しがちとなることもあり，朝食をきちんと食べる生活パターンを整えることは，生活指導の重要なポイントとなる。

治療

薬物療法

向精神薬と食欲・肥満

　抗精神病薬に肥満やメタボリック症候群，糖尿病などのリスクを高める副作用があることはよく知られている。このような副作用は，投与量に依存しない可能性が指摘されていることから，当該薬物の減量で解決しない場合は，薬物を変更すべきである。いずれの抗精神病薬も体重を増加させる可能性があるが，臨床的に問題になる程度の体重増加を来たすか否かという点からみると，第一世代の抗精神病薬より，第二世代の抗精神病薬のほうがメタボリック症候群を来たしやすく，第二世代のなかでは，特にクロザピン，オランザピンが体重増加を来たしやすく，耐糖能異常，脂質異常症のリスクも高める。クエチアピンとリスペリドンは中等度ないし軽度の体重増加作用があり，耐糖能異常や脂質異常についてははっきりしない。アリピプラゾールには体重増加作用は少なく，耐糖能異常や脂質異常症に関する報告はない（Newcomer, 2005）。

　抗うつ薬にも食欲／体重を増加させやすいものとそうでないものがある（Serretti & Mandelli, 2010）。患者の状態（食欲の低下／亢進）に合わせて使い分けるのも一法である。特に運動不足のうつ病患者に対して体重増加の副作用を放置するとメタボリック症候群や糖尿病を誘起し，予後悪化につながるので要注意である。

　気分安定薬でも炭酸リチウム＞バルプロ酸の順に体重増加を来たし，カルバマゼピンやラモトリギンの体重増加作用は少ないとされる。

栄養素の補充

　上述の栄養学的検査において，不足が明らか

になった場合，それを補充することが有用である。ビタミン剤や鉄剤，亜鉛製剤は日常臨床で用いられる医薬品として存在する。ただし，漫然と補充を続けるのでなく，定期的に検査を行い，モニターしながら補充するべきである。n-3系多価不飽和脂肪酸の補充にはEPA製剤（エパデール®）やEPAとDHAの配合剤（ロトリガ®）があり，脂質異常症などに適応がある。EPAやDHAのサプリメントも多数販売されている。脂質異常症などのこれらの適応症を合併している患者に対しては，投与を積極的に考慮してよいであろう。

腸内細菌叢の改善

過敏性腸症候群を合併している場合には，抗不安薬や選択的セロトニン再取り込み阻害薬（SSRI）の投与にとどまらず，ビフィズス菌やラクトミン製剤，酪酸菌などの活性生菌製剤（ビオフェルミン®やラックビー®など）の使用を積極的に考慮するとよいかもしれない。腸内細菌叢の改善はストレス応答全般を緩和するとされる。

栄養指導

上述のように精神疾患においては，栄養学的問題が深く関与することから，管理栄養士と連携して栄養指導を行うことも効果的である。うつ病や認知症などの病名で栄養指導料を算定することはできないが，精神疾患患者には，脂質異常，高血圧，糖尿病，肥満など栄養指導料を算定できる病気を合併しているケースが多いこともあり，筆者は管理栄養士と連携し，栄養指導を積極的に行っている。

なお，精神疾患患者に対する栄養指導に際しては，①食生活改善に関する動機づけが重要（精神疾患と食生活は関係ないと思っている患者が少なくない），②指導に時間がかかるほか，栄養学的知識が著しく不足している場合も多いこと，慢性経過をたどることなどから，長期的な関与が必要（半年から年単位），③カロリー計算を使用するなど難しい指導は行わず，習慣の是正に力点を置くこと，④食生活指導を守れなかったとしても叱ったりせず，できたことだけを褒めるように努めること，などの留意点がある。うつ病の患者さんなどに対してエネルギー摂取制限などの指導をすると，「食べる楽しみを減らして精神症状に悪影響を与えないか」と危惧する管理栄養士もいるが，本稿で述べたように，健康的な食生活は療養生活上極めて重要であるため，栄養指導は積極的に行うべきである。

筆者が勤務する国立精神・神経医療研究センターでは，肥満患者に対して積極的に栄養指導を行っており，統合失調症患者でも時間はかかるものの，肥満に対する栄養指導は効果があることが示されている（阿部ほか，2017）。すなわち，40例のBMI ≧ 25の患者に対する栄養指導（おおむね月に1回の指導）を行ったところ，12カ月後に平均3.5kgの体重減少，BMIで1.2kg/m2の低下がみられた。この結果は，統合失調症患者への栄養指導は，長期にわたって継続的に行うことが効果的であることを示唆している。

デイケアの活用

うつ病や統合失調症において，生活習慣の問題が大きいとするならば，デイケアのポテンシャルは大きい。デイケアは毎日通所することから生活リズムの改善に役立つほか，認知行動療法などのプログラムに加えて料理教室，スポーツを用いたレクリエーションなどを組み込むことができる。これは運動療法や食育の恰好の場となろう。

回復の脳内メカニズム

肥満は，内臓脂肪の蓄積を招き，脂肪細胞からIL-6などの炎症性サイトカインの放出量が増加する。これは全身の軽度慢性炎症状態（low grade chronic inflammation）を誘起し，種々の生活習慣病の要因となる。

腸内細菌叢の質の低下は，腸の透過性を増大させ，「漏れる腸（leaky gut）」となり，"悪玉菌"の菌体成分などの毒素の体内侵入を招来し，やはり腸の炎症から全身への炎症へと波及する炎症性サイトカインは，脳血液関門の破壊から脳内の炎症（神経炎症）を誘発（ミクログリアの活性化）する。筆者らは統合失調症やうつ病の脳脊髄液においてIL-6濃度が増加していることを示し（Sasayama et al., 2013），この所見はその後のメタアナリシスによって確認されている（Wang & Miller, 2018）。また，炎症性サイトカインはトリプトファンからキヌレニンへの代謝経路を活性化し，キヌレニンは，脳血液関門を比較的よく通過して脳内に入り，キノリン酸などに代謝されると脳内でNMDA受容体を介した興奮毒性を示し，うつ病発症を誘起すると考えられている。

以上から，肥満の解消や腸内細菌叢の改善は，炎症の軽減に寄与し，神経炎症の軽減，トリプトファン−キヌレニン経路の活性化を抑えると考えられる。このトリプトファン−キヌレニン経路についての詳細は別の機会に述べたので参照されたい（寺石・功刀，2016）。

また，運動は海馬などでの脳由来神経栄養因子の発現上昇，神経新生促進効果，海馬体積の増大などの効果があることが報告されており，それによって認知機能の改善がもたらされるものと考えられる。

◉ 文献

阿部裕二，今泉博文，瀬川和彦，吉田寿美子（2017）肥満を合併した外来統合失調症患者に対する栄養食事指導の効果．New Diet Therapy 33；3-11.

Aizawa E, Tsuji H, Asahara T et al. (2016) Possible association of Bifidobacterium and Lactobacillus in the gut microbiota of patients with major depressive disorder. Journal of Affective Disorders 202；254-257.

Akkasheh G, Kashani-Poor Z, Tajabadi-Ebrahimi M et al. (2016) Clinical and metabolic response to probiotic administration in patients with major depressive disorder : A randomized, double-blind, placebo-controlled trial. Nutrition 32；315-320.

Bora E, Akdede BB & Alptekin K (2017) The relationship between cognitive impairment in schizophrenia and metabolic syndrome : A systematic review and meta-analysis. Psychological Medicine 47；1030-1040.

Dauwan M, Begemann MJ, Heringa SM & Sommer IE (2016) Exercise improves clinical symptoms, quality of life, global functioning and depression in schizophrenia : A systematic review and meta-analysis. Schizophrenia Bulletin 42；588-599.

Dipasquale S, Pariante CM, Dazzan P et al. (2013) The dietary pattern of patients with schizophrenia : A systematic review. Journal of Psychiatric Research 47；197-207.

Firth J, Stubbs B, Rosenbaum S et al. (2017) Aerobic exercise improves cognitive functioning in people with schizophrenia : A systematic review and meta-analysis. Schizophrenia Bulletin 43；546-556.

Garakani A, Win T, Virk S et al. (2003) Comorbidity of irritable bowel syndrome in psychiatric patients : A review. American Journal of Therapeutics 10；61-67.

Hennekens CH, Hennekens AR, Hollar D et al. (2005) Schizophrenia and increased risks of cardiovascular disease. American Heart Journal 150；1115-1121.

Hidese S, Asano S, Saito K et al. (2018) Association of depression with body mass index classification, metabolic disease and lifestyle : A web-based survey involving 11,876 Japanese people. Journal of Psychiatric Research 102；23-28.

Hidese S, Ota M, Matsuo J et al. (2018) Association of obesity with cognitive function and brain structure in patients with major depressive disorder. Journal of Affective Disorders 225；188-194.

古賀賀恵，服部功太郎，堀弘明ほか（2013）緑茶，コーヒーを飲む習慣と大うつ病との関連．New Diet Therapy 29；31-38.

功刀浩（2015）肥満と精神疾患．ホルモンと臨床63；133-137.

功刀浩（2016）こころに効く精神栄養学．女子栄養大学出版部．

功刀浩（2018）ビタミンDとうつ病．食と医療（印刷中）．

功刀浩，古賀賀恵，小川眞太郎（2015）うつ病患者における栄養学的異常．日本生物学的精神医学会誌26；54-58.

Newcomer JW (2005) Second-generation (atypical)

antipsychotics and metabolic effects : A comprehensive literature review. CNS Drugs 19 ; 1-93.

Ogawa S, Fujii T, Koga N et al. (2014) Plasma L-tryptophan concentration in major depressive disorder: new data and meta-analysis. Journal of Clinical Psychiatry 75 ; e906-e915.

Pajonk FG, Wobrock T, Gruber O et al. (2010) Hippocampal plasticity in response to exercise in schizophrenia. Archives of General Psychiatry 67 ; 133-143.

Sarris J, Murphy J, Mischoulon D et al. (2016) Adjunctive nutraceuticals for depression: a systematic review and meta-analyses. American Journal of Psychiatry 173 ; 575-587.

Sasayama D, Hattori K, Wakabayashi C et al. (2013)

Increased cerebrospinal fluid interleukin-6 levels in patients with schizophrenia and those with major depressive disorder. Journal of Psychiatric Research 47-3 ; 401-406.

Serretti A & Mandelli L (2010) Antidepressants and body weight: a comprehensive review and meta-analysis. Journal of Clinical Psychiatry 71 ; 1259-1272.

寺石俊也, 功刀浩 (2016) キヌレニン経路. 分子精神医学 16 ; 273-275.

Wang AK & Miller BJ (2018) Meta-analysis of cerebrospinal fluid cytokine and tryptophan catabolite alterations in psychiatric patients : Comparisons between schizophrenia, bipolar disorder and depression. Schizophrenia Bulletin 44 ; 75-83.

「いっしょにつくる当事者共同研究」の
その後

4

「知の共同創造と再配置」のための編集後記

「当事者共同研究」への応答

東京大学先端科学技術研究センター

熊谷晋一郎

本特集の趣旨

　『臨床心理学』増刊第10号「当事者研究と専門知——生き延びるための知の再配置」は，当事者研究の歴史・理念・方法・実践例を概観した，いわば当事者研究の「自己紹介」であった『臨床心理学』増刊第9号「みんなの当事者研究」の続編として編まれた。本特集内の編集会議や座談会でも指摘されている通り，依存症，発達障害，精神障害，身体障害，難病，聴覚障害など，複数の領域へと広がる当事者活動において，今，「制度化」の波が押し寄せている。当事者活動が，病院や大学などの専門機関に取り込まれるという意味での制度化だけではない。地域社会のなかでも，この制度化は急速に進んでいる。これらは，当事者活動にとってある面では追い風であると同時に，後述するような新しい課題を突き付けている。

　「知の共同創造のための方法論」でも述べた通り，こうした制度化を乗りこなすうえで必要なのはまず，各グループ内の多様性を前提とする，障害や困難の種類を超えた連帯，いわゆる「クロス・ディスアビリティ」と，これまで各領域で積み上げられた理念と実践を縦の系譜として記述し，継承すべきものと更新すべきものに分け，法や制度の変革へと水路づける「研究＝運動」という2つの作業といえるだろう。そして「みんなの当事者研究」でも述べたように，

依存症や身体障害，精神障害など，異なった障害分野の理念や実践が合流して誕生し，加えて運動的な要素をも併せ持つ「当事者研究」というフィールドが，そうした2つの作業を行うプラットフォームになるのではないか——これが本特集の着想である。

　本特集号では，各分野の当事者による編集会議と座談会のなかで，クロス・ディスアビリティ，縦の系譜の批判的継承という2つの作業を行い，当事者のなかに蓄積された獣道としての知の全体を概観することを試みた。そして，その総体のなかに専門知を再配置するために，当事者の経験知のみでは十分でない課題に関して，さまざまな専門領域の研究者に執筆を依頼した。本特集号の意義は，掲載された論考の内容にのみあるのではなく，上記のような共同創造のプロセスそのものにも宿っていると感じている。

本特集の編集方法

　この未完のプロジェクトをするために採用した方法が，依存症，発達障害，精神障害，身体障害，難病，聴覚障害などのクロス・ディスアビリティを象徴する編集委員会の組織だった。上野千鶴子による論考「アカデミズムと当事者ポジション」で引かれたスピヴァクの言葉の通り，待ったなしに襲ってくる日々の困難を前に，当

事者の多くは「使えるものは何でも使う」「専門家という敵の武器でも使う」といったリアリティを生きている。しかし当事者研究は、はじめから困難の解釈や対処法を専門家に丸投げするのには限界があること、自身の困難の解釈と対処の主役になることが重要であるという認識から出発している。したがって当事者研究においては、拙速な困難の解消を求める態度は慎重に回避され、当事者は困難の意味や対処法を探求しつづける責任を引き受けることになる。それと同時に当事者研究では、当事者も支援者も専門家も、それぞれの無知の知を自覚するところに切り拓かれる研究的な態度を重視する。当事者も専門家も、十分な知識をもたないという自覚があるからこそ、共同が可能になるのである。

　編集会議での議論は、多様な困難とともに生きる当事者を編集委員に迎え、「言いっぱなし聞きっぱなしの「当事者研究会議」」として収録された。それは、自助グループのメソッドと雰囲気のなかで進められ、当事者たちの優先課題が当事者主導で確認・探求されている。ただしこれは決して本特集号編集委員会起源の発想ではなく、編集委員・上岡陽江が主宰するダルク女性ハウスにおいてすでに実行されていた方法論でもある。①ダルク女性ハウス・メンバー独自のミーティングによる研究と、②メンバーだけでは解決できなかった課題について外部協力者（専門家＝研究者）に意見を求める作業を通じて、ダルク女性ハウスは専門家との共同を通じた当事者研究を進めてきた[註1]。「当事者研究会議」は、この方法論をクロス・ディスアビリティの方向へと拡張したものと言えるだろう。

　さらに編集委員会では、自助グループにとどまらず、当事者運動の縦の系譜にも目配せをしている。「自己決定・社会変革志向」の当事者運動と「自己コントロール放棄・反社会運動志向」の自助グループ、当事者研究はこの一見対立するかに見える両者を「生みの親」としている。当事者運動のなかにあって自己決定・社会変革の論理だけでは不十分だった精神障害の人々（浦河べてるの家）や、自助グループのなかにあって複合的な差別にさらされ、ゆえにエンパワメントと社会運動を必要とした女性や民族的少数派、重複障害者（ダルク女性ハウス）によって、当事者研究が産み落とされたのは偶然ではない。平井秀幸による論考「ハームリダクションのダークサイドに関する社会学的考察・序説」が慎重な筆致で鋭く指摘する内容は、「社会運動志向をもった自助グループ」の存在がいかに必要であるかを示しており、当事者研究が継承すべき理念や方法は、この両者から受け取られなくてはならないだろう。

この時代この社会の共通課題
——ポスト制度化時代の諸問題

　編集会議と座談会では、領域を超えてポスト制度化時代の諸問題が何度となく指摘された。1960年代から本格的に推進されてきた障害当事者運動と自助グループ活動は、何も頼るべき資源のないところから、同質な仲間と手を取り合い、理想と定めた世界の実現を目指し、それぞれのルートを開拓してきた。規模の大小を問わず続けられてきた行政交渉は、やがて国政を動かし、法制度や福祉制度を勝ち取る。そして不自由な収容施設を飛び出し地域生活を送るうえで必要なサービス提供システムが、少しずつ整備されてきた。先人たちの遺産が形を成したポスト制度化時代の今日、しかし当初は想像もしなかった新たな課題が押し寄せつつある。不自由を解消するはずだった制度の充実が、逆説的にも「もうひとつの不自由」を招き寄せはじめている。「もうひとつの不自由」は、当事者運動と自助グループの内部で体感されている日々の実感であり、この時代この社会の共通課題でもある。

では，ポスト制度化時代における「もうひとつの不自由」としての共通課題とは，具体的に何を指すのか。ここでは編集会議と座談会で語られた内容をもとに，制度化のメリットとデメリットを整理しておきたい。

制度化のメリットについては，福祉サービスの安定的提供により，安定した自立生活・地域生活が約束され，当事者運動および自助グループの持続可能性は飛躍的に上昇したことが挙げられる。それゆえにこそ，最低限の生活が保障された次の段階——就職，修学，恋愛，余暇など——に向けて，**より豊かで個性的な生活を求める新しい運動**の必要性も浮上してきている。一方デメリットとしては，①制度による管理強化，②グループ内メンバーの多様化，③適応的選好と縦の系譜・横の連帯の分断，という3点が挙げられるだろう。順を追って説明しよう。

①制度による管理強化については，たとえば自立生活センターやダルクでは，法人格取得による社会的責任の増大ゆえ，法令順守をより強く求められるようになった。管理された不自由な暮らしではなく，自由を求めて地域に出たにもかかわらず，そこでの生活は管理される度合いを増してきている。制度から一方的に管理されないためには，制度改善を求める運動（アドボケイトやロビイング）を戦略的に行っていく必要がある。

同時にこの社会的責任の増大は，**②グループ内メンバーの多様化**も引き起こしている。かつては，困難やモチベーションの同質性に基づいて集まる自発的グループだった自立生活センターやダルクは，制度化以降，本人のニーズではなく，周囲の人々や社会のニーズに応えて，モチベーションや困難を共有できないメンバーを受け入れる期待と責務が増してきている。大嶋栄子による論考「言葉と組織と回復」も，メンバーの希望や嗜好とは無縁のまま，新たなタイプの人々を受容することが求められはじめている自

助グループの実態を知らせてくれるものだ。それは，ともすれば価値観・生活様式に至るまで共有してきた古参（オールドタイマー）のメンバーとは異なる，サービスユーザーとしてのメンバーを新参（ニューカマー）として迎え入れることを意味する。

メンバーの多様化は，縦の系譜として継承してきた理念やプログラムがうまくはまらないという事態を生じさせる。新たな理念や回復プログラムの導入は，たしかにグループを活性化させる面もあるだろう。しかし一方で，拠って立つべき縦の系譜が薄まった状態は，つねに，「これでよかったのだろうか」という慢性的な不安を，現役世代にもたらしもする。その不安は拙速な解決の希求となり，十分に吟味しないまま，専門家による「新しいプログラム」の売り込みに応じてしまうとしても無理はない。

たとえば全国に広がるダルクでは，各施設単位でユニークな実践がバラエティ豊かに展開されている（ダルク，2018）。それ自体は好ましいことであるが，クロス・ディスアビリティが伴わなければ危うい面もある。たとえば，これまでには見られなかった新しいタイプのメンバーに発達障害という医学的診断が付与され，発達障害の専門家と連携して依存症支援が行われることもあるという。ここに，仲間同士の了解的理解の断念と，説明的理解に基づく包摂が作動しているとしたら，それは自助グループの敗北といえるだろう[註2]。発達障害の自助グループの蓄積がまだ歴史的に浅いため，長期的スパンの提案にならざるを得ないものの，発達障害者同士の分かち合いを通じた了解的なナラティヴが蓄積した暁には，依存症自助グループと発達障害自助グループとの連携を通じた，新しいタイプの仲間の了解的な包摂が可能になるのではないか。自立生活センターもまた，身体障害とトラウマ，依存症，精神障害，発達障害をあわせもつ新しいメンバーや，理念やモチベーションを共有しないメンバーの参入を前に，拙速な

医学モデルの回帰を経験している。

　制度化はまた，運動を通じた横の連帯と縦の継承を不要なものとし，分断された当事者が仲間に出会うことなく，一人暮らしのアパートで支援サービスに囲い込まれるという事態を引き起こす。③適応的選好と縦の系譜・横の連帯の分断とも要約できるこうした状況も，本特集のトピックのひとつとなっている。

　制度化から二次的に派生してきたこれら諸問題が，ダルクや自立生活センターにおいて同時的に発生していることは決して偶然ではなく，まさにポスト制度化時代の「共通課題」と呼ぶ所以でもある。

当事者主導による専門知の再配置

　無知の知を前提に置く当事者研究は，つねに外部の知を必要としている。それは，他領域の自助グループの知であったり，狭義の専門知であったりする。しかし，「苦労を専門家に奪われない」という態度を貫く当事者研究は，困難の解釈や対処法に関する最終的な責任を，当事者自身に置く。当事者研究における当事者は，自分の無知を自覚しているがゆえに外部の知に開かれつづけているが，同時にそれらを鵜呑みにすることはなく，吟味し，取捨選択し，再配置する研究者なのである。

　当事者主導研究（user-led study）[註3] をはじめとする当事者と専門家の共同研究を巡っては，かつて上岡陽江と私的対話を交わしたことがある。ダルクを新たな観察研究のフィールドとするため，最新プログラムの効果を検証するため……動機や思惑は異なるものの，みずからが信じる研究が優先されて，当事者における意義は二の次とされ，研究成果は無益ではないまでも，労力に見合わない徒労感をもたらす出来事が繰り返されたという。それまで見向きもしなかった専門家たちが，自助グループに押し寄せる事態がすでに，自助グループに相応の社会的責務が科されつつあるポスト制度化時代の徴候ともいえるだろうが，専門家との脆弱な信頼関係のもとで一方的に収奪される状況では，徹底して専門家から離れるか，むしろ専門家に取り込まれるか，極端な二者択一に陥りかねない。

　専門家がみずからの研究課題・関心を優先し，当事者の利害・関心が後回しにされる状況は，当事者固有の苦労が当事者から奪われていく，当事者研究以前の当事者と専門家との関係の再来を意味する。当事者にとっての優先課題と，そのための解決策こそが研究において重視されるべき，という理念が当事者主導研究の骨子である。当事者を中心に置く全体像のマッピングが未完成のまま，ともすれば専門家のひとりよがりな欲望から選択されたプログラムが乱立する事態は避けなくてはならない。

　知の再配置を行うのは専門家ではない。地図製作者は当事者である。そして専門家との共同作業は一時的協力関係であってはならない。ある研究やプログラムが選択されるか否か，選択されるとしたらどのような位置にどれくらいの重さで置かれるべきかの基準は，数量的エビデンスによってのみ導かれるものではなく，つまるところ，尾上浩二が言うように，「どのように生きたいか」という，当事者にとっての「価値」に基づいている。

*

　当事者から「悩む権利」も「問う権利」も奪うことなく，当事者の価値基準によって再配置される知のマッピングのなかで，専門家と共同しつづける回路は，本特集号において，決定主体を当事者とした合議制により，専門家に対して当事者にとっての優先課題の解明を「発注」^{オーダー}するアイデアとして試行されている。「遺産継承」「スティグマ」「当事者性と専門性／当事者性の専門性」「回復──言葉・集団・健康の視点

から」という4つのセクションに寄せられた専門家からの応答に再応答してみたい。

ポスト制度化時代の世代間継承

縦の系譜の批判的継承という問題は，脳性まひをもつ身体障害者として当事者運動を牽引した尾上浩二との対談「継承すべき系譜①——運動」，川合千那未，川﨑良太，白井誠一朗，廣田喜春を迎えた座談会「世代間継承①——身体障害・難病編」，秋元恵一郎，楳原節子，上岡陽江，倉田めば，美郷を迎えた座談会「世代間継承②——自助グループ編」において，詳細に描かれている。

尾上浩二との対談では，制度化以前の制度が爛熟していく軌跡が，当事者運動の歴史を知る証人の証言として語られる。まだまだ完全参加と平等という理念の達成には程遠い現状があるということ，運動は目的ではなく手段であること，あくまでも「どのように生きたいか」を自分に問うことが大切であること，しかしその作業は，微温的なパターナリズム囲いの外にいる他者との出会いなしには成し遂げられないことなど，尾上のメッセージはどれも制度化以降の世代が重く受け止めなくてはならないものばかりだった。そして座談会「世代間継承①——身体障害・難病編」に集った同世代たちの肉声が告げる，制度化がもたらした正の遺産と負の遺産，ポスト制度化時代の共通課題は5つのテーマ——「歴史の継承」「継承すべきではない遺産」「分断統治と適応的選好」「反優生思想」「新しい場所」——へとたばねられる。座談会「世代間継承②——自助グループ編」では，自助グループを導いてきた第一世代と第二・第三世代により，メンバーと共に回復を志向するスタッフによる組織運営という課題が討議され，回復－組織論という新たな問題が提起されている[註4]。

せめぎあう垂直と水平——自助グループと当事者研究のダイナミズム

当事者研究は，当事者運動と並ぶ「生みの親」である自助グループから何を継承したのか。当事者研究と自助グループの共通点・相違点はどこにあるのか。野口裕二による論考「継承すべき系譜②——自助グループ」は，自助グループと当事者研究をつなぐ系譜を編んでいく。

「変えられるもの／変えられないもの」を峻別すること，変えられない自己の身体・自己の過去という「有限性」を負いながら生きること。自己とハイヤーパワーという垂直装置に媒介されながら「変えられないもの」を確認し，飲酒や薬物使用に対して無力な自分のセルフコントロールを手放すこと。こうした垂直性を志向する自助グループに対して，野口によれば当事者研究は水平性を志向する。ある問題を自己の外に置いて仲間と共有する「外在化」の水平性は，仲間との平等な対話を通じて問題と解法を書き込むホワイトボードに象徴されている。

　　自助グループは神に向かう上向きの矢印を束ねて支え合い，当事者研究は自分の行く手を阻む問題に対する横向きの矢印を束ねて支え合っている。いずれも，ひとりでは折れてしまうかもしれない矢印，あるいは，倒れてしまうかもしれない矢印を束ねることで安定させている。問題に個人で立ち向かうことの困難を，自助グループは「垂直モデル」で乗り越えようとし，当事者研究は「水平モデル」で乗り越えようとする。

上述の野口の言葉を受けて，しかしより微視的に観察すれば，垂直志向の自助グループと水平志向の当事者研究それぞれのなかに，逆向きの志向性もあることに気づく。垂直軸を志向する自助グループでは，ハイヤーパワーと自己と

の関係，スポンサーとスポンシーとの関係が垂直軸を象徴する一方，その垂直性を媒介にして，「新しい仲間が一番偉い」などの標語が象徴するような水平な「平場（ひらば）」を創出する仕掛けも工夫されてきた。一方，水平軸を志向する当事者研究には，研究のなかで蓄積されてきた仲間の知の総体を垂直方向に引用，世代間継承していくという側面もある。さらに外在化には，ヴィクトール・E・フランクル（2016）の言う精神的次元（研究する自分）と身心次元（苦労を抱える自分）という垂直な二重構造も想定されており，「精神的次元と身心次元の分離（垂直）」が「精神的次元での仲間との連帯（水平）」と同時に起きるという点は，当事者研究のなかで極めて重要なポイントのひとつでもあろう。

向谷地生良ならば「ホワイトボード・ファシリテーター・発言者」という水平な三角形と，「みんなの知・ファシリテーター・発言者」という垂直な三角形の両者を意識した当事者研究のファシリテーションを強調し，当事者研究における垂直軸と水平軸の両立を描くだろう[註5]。さらに自助グループの代名詞「言いっぱなし聞きっぱなし」にも，メンバーによる多様なナラティヴをディスプレイしていく方法に応じて，水平軸と垂直軸の拮抗が現われる。綾屋紗月が主宰する「おとえもじて」の当事者研究では，前半の「テーマ研究」は「言いっぱなし聞きっぱなし」で平場志向の水平軸を追求し，後半の「個人研究」では対話の応酬と先行く仲間の知恵の伝承を通じて問題をまとめあげる垂直軸を追求する（綾屋，2017）。

抵抗する言葉——アンチスティグマ

薬物依存症患者を受け入れる医療者は，通報義務は「ない」が，守秘義務は「ある」。木村草太による論考「差別されない権利と依存症」における，平成17年の最高裁判例を典拠とした「法的義務」を巡る立論は，自助グループが今後，権利擁護運動をしていくうえで極めて有効なツールとしての知識を提供している。仮に受診してきた薬物依存症患者を警察に通報した場合，守秘義務を解除した行為が適切なものだったという理由を「弁明」しなくてはならない。関係者協議の有無など，相応のプロセスと理由がなければ，医療者による通報は適正とされないのである。

「薬物依存＋同性愛＋HIV陽性」という多重スティグマを抱えた人々を医療者との関係から分析した，新ヶ江章友による論考「多重スティグマ②——依存症・セクシュアリティ・HIV/AIDS」は，医療者によるスティグマが患者を特定のラベルで暴力的にカテゴライズするとともに，患者とのコミュニケーション回路の限定に至る実態を描写している。さらには真摯に患者と向き合ってきた医師ほど，突然の治療中断を予測不能な「裏切り」と認識し，「傷つき」を経験するという。恐怖による患者の拒絶も患者への傷つきも，多重スティグマの帰結であり，また多重スティグマを補完する契機には違いない。だがこの傷つきは，多重スティグマを抱える人と接近するための好機でもある。この多重スティグマの論点は，平井秀幸の論考における，ハームリダクションが薬物使用を脱スティグマする一方で，HIVのスティグマを増大させかねないという指摘とも関連する。

熊倉陽介による論考「医療者の内なるスティグマ」は，医師になっていくプロセス，精神科医になっていくプロセス，当事者と共同で仕事をしていくプロセスにおいて，スティグマが漸進的に内面化されていく過程を自伝的エスノグラフィとしてつぶさに語る。だがスティグマの形成は，ある種の葛藤を伴いながら，これに抵抗するアンチスティグマの価値形成とつねに相即している。たしかに医療者の内なるスティグマについて，すべてを語ることはできない。し

かし「語りえない」ということについて語ることから、当事者と専門家＝医療者の対話は可能になるのではないか——熊倉によるこの問いかけは、当事者研究と専門知の架橋の新たな可能性を予感させるだけでなく、精神科医自身の当事者研究の必要性を示唆するものである。

ふたたび木村草太の論考に戻ろう。「正しい事実を認識させれば解消する」性質にもとづいて「偏見」と「差別」を区別する法学的定義は、精神保健領域におけるスティグマの表現型としての偏見とは異なる定義を偏見に与える。この点については、樫原潤と石垣琢麿による論考「多重スティグマ①——精神障害と恥」におけるスティグマ研究レビューをともに参照すべきだろう。ここで詳細に論じられた、公的スティグマ（public stigma）と自己スティグマ（self-stigma）の相互循環と、介入点としての公的スティグマの優先性、不利益の循環が社会構造によって維持される構造的スティグマ（structural stigma）の概念、顕在的（explicit）スティグマと潜在的（implicit）スティグマの分類などは、いずれも精神保健領域で使われているスティグマ概念を理解するために必須の前提知識を提供している。また、還元主義的な知識啓発によるアプローチではなく、健常者と障害者の連続性を強調した「連続性教育」の重要性を指摘している点も注目すべきである（Schomerus et al., 2013）。連続性の実感を付与するためには、「健常者も、いつ障害者になるかわからない」といった疫学的な知識を提供する以外に、自分とは異なる当事者のナラティヴのなかに、自分の経験と共通するスクリプトを発見するという「了解的理解」を目指すアプローチがある。本論考の最後には、熱意ある当事者の語りがもつ危うさについても指摘があるが、しかし、これに関しては若干の補足が必要かもしれない。

精神障害や薬物依存症に対する公的スティグマ低減効果を検討した一連の研究によれば、

最も有効な介入法のひとつは、「異議申し立て（protest）」や「教育（education）」ではなく（Corrigan et al., 2001）、当事者の自伝的なナラティヴに触れるcontact-based learningである（Martínez-Hidalgo et al., 2017）。後者には、特定の価値観やイデオロギーから自由に、みずからの経験を率直・正直に語るという特徴があるが、これはまさに、当事者運動ではなく、自助グループのナラティヴにおいて意識的に紡がれてきた語りの特徴と通底している。上岡も言うように、当事者研究では「門外不出」の自助グループの語りを、無理解な社会の聴衆に公開することで、公的スティグマ低減という運動的要素を実装した。浦河べてるの家のスローガン「弱さの情報公開」からも推測されるように、当事者研究のナラティヴは率直・正直に語られるだけでなく、それが公開されるがゆえに、社会に対してcontact-based learningの機会を提供しているともみなせるだろう。

本特集の論考「多重スティグマ③——依存症者の子育てとスティグマ」では、「依存症の母親とその育児」におけるスティグマの経験を当事者の視点から具体的に解説するとともに、アンチスティグマ戦略のいくつかを紹介している。

　　精神障害や薬物依存症に対するスティグマ低減効果を検討した一連の研究によれば、最も有効な介入法のひとつは、当事者の自伝的ナラティヴに触れる "contact-based learning" であるという。すなわち、ナラティヴに触れることは自己スティグマのみならず、公的スティグマの低減をももたらしうる極めて貴重な資源なのだ。

　　言葉を通じて経験そのものが他者へと伝播していくナラティヴ——それは当事者研究の要であり、人的環境を更新し、スティグマを縮減させていくポテンシャルに充ちた言葉でもある。

当事者性と／の専門性

　女性学，人類学，ポストコロニアルスタディを総復習する壮大なスケールの立論の前半に続き，上野千鶴子による論考「アカデミズムと当事者ポジション」の後半では，当事者研究への3つの問い──①価値中立性，②ポジショナリティ，③アカデミアへの憧憬と誘惑──が投じられる。それぞれに対して，応答を試みることにしたい。

　①価値中立性──研究者はタブラ・ラサ（白紙）として研究対象にアプローチすることはできず，研究は（ある価値体系に制限される）価値拘束性から決して解放されない。それは当事者研究もまた同じであり，むしろ，価値に拘束されたものとして，自伝的記憶などの各種知識を積極的に位置づけている。しかし同時に，当事者研究はある種の「価値中立性」への志向によって存立している。外在化を例に挙げよう。「放火をしてしまう困りごと」を巡る当事者研究では，外在化によって問題を行為主体から一度切り離し，倫理的判断を下すことも反省を強要することもなく，ただ「研究をしよう」と呼びかける。この呼びかけにおいて，放火に伴う世俗的な責任がいったん解除される。これはまさに，研究というタームがもつ「価値中立性」を最大限に活用した呼びかけであり，特定の社会的課題の解消を目指すがゆえに価値拘束性を避けられない当事者運動に対する，当事者研究特有のポジションを示している。

　②ポジショナリティ──若きアメリカ人類学者の訓練のフィールドだった先住民社会という異文化で，先住民は豊かな土地から放逐されて居留地に隔離され，貧困と差別とアルコール依存症に苦しむ人種差別の渦中にあった。異文化接触の客体としての先住民はすでに伝統の保持者ではなく植民地主義の被抑圧者であると知り，義憤や自省に駆られた「良心的な人類学者」の

なかでも，先住民に感化された研究者は「現地人化人類学者（going native anthropologist）」と呼ばれ，当事者でありながら研究者となってみずからの社会や文化の研究をした先住民の人々が「現地人人類学者（native anthropologist）」と呼ばれる。そしてその両者ともに，当事者の現実を当事者の言葉で語ることはできない。

　この状況は，編集会議で描かれる，縦の系譜を継承しないまま病院や大学に配置されるピアワーカーや，信田さよ子の論考「専門家と当事者の境界」において描かれる，当事者に対するロマンを抱きながら当事者の語りを剽窃する専門家の姿を彷彿とさせるものである。特に後者の依存症臨床において，医師はその当初から自らの無力を突き付けられてきた。アディクション・アプローチは，援助不要論・有害論と自助グループの役割の重視を柱としているが，ここから必然的に「アディクション臨床の専門家の存在意義はない」ということが導かれる。1960年代以降，精神薬理学の飛躍的な進歩とともに，精神病院のシステムが薬物による管理を中心に置くようになっていったが，その時代，投薬によって飼いならすことができなかったのが依存症者であり，いくつかの精神病院告発事件の火付け役はアルコール依存症者だったという信田の指摘は極めて重要だ。アルコール依存症者の存在は，大学闘争を経験した精神科医たちの自己批判・体制批判的な疾しさをくすぐり，彼らを「当事者化した専門家」，すなわちスピヴァクのいう「現地人化人類学者」に仕立て上げていったのかもしれない。

　現地人化人類学者と現地人人類学者の対比が喚起するこのジレンマからは，「敵の武器をとって闘う」（ガヤトリ・スピヴァク）というポストコロニアリズム戦略によって脱出できるかもしれない。これが，上野の出した暫定的な結論であった。今回の特集は，専門知を否定するのではなく活用するという意味では，スピヴァク

の戦略をなぞったといえるかもしれない。しかし，その手つきには繊細さを必要とする。なぜなら今や制度化は，病院や大学ではなく，当事者が住む地域社会のなかでこそ急速なスピードで進んでおり，当事者たちは制度に管理されながら，これまでに付き合ったこともない新しいメンバーとの付き合い方を模索しているからだ。そうした複雑な現状を前に，知は圧倒的に不足しており，専門家が十分な知をもっているというパターナリスティックな前提も，当事者が十分な知をもっているという当事者主義的な前提も，壊れてしまった。専門家も当事者も，自分たちが十分に知らないということを出発点にし，互いの知っているものを差し出し合う関係を模索していかなくてはならない。しかし，すでに何度も強調しているように，獣道としての当事者の知と専門知との関係は決してフラットなものであってはならず，前者を基盤にして後者を配置していくという当事者主導の理念が，本特集のコンセプトである。

③アカデミアへの憧憬と誘惑——「当事者研究は，「研究と名乗ってみました」というただのギャグなのだろうか，それとも「研究」という名にこめられたアカデミズムへの憧憬なのだろうか」という上野からの問いは，縦の系譜を継承しないまま病院や大学に配置されるピアワーカーが，ある種の「現地人人類学者」に変態していくのではないかという綾屋の危機感と共鳴している。松田博幸の論考「ピアワーカーの政治（politics）」によれば，2000年代から顕著になったピアワーカーの制度化が「日本ピアスタッフ協会」結成によって達成された今日，CBT（認知行動療法）やSST（ソーシャル・スキルズ・トレーニング）と並んで，形骸化した当事者研究が実施されることも稀ではない。ピアとしての本来的役割を見失わせて，支援者としての伝統的行動規範を強要してくる無言のプレッシャーを，皮膚感覚レベルで体感した事例を松田は紹介し

ている。そして目の前の人を一定の「枠」に押し込むのではなく，「枠」から自由になって相手と対等につながるピアサポートの「価値」を再確認しながら，セルフヘルプグループへの参加によって「枠」が解除されたエスノグラフィを以って，アカデミズムへの抵抗を探っている。この論点は，対等な横の関係ばかりが強調される当事者活動が，実はその対等な横の関係を維持させるためにこそ受け継いできた縦の系譜を前提にしているという，「縦の継承と横の連帯の相互依存性」という本特集の中心的なテーゼに深くかかわっている。

当事者グループの組織論
——研究的運営

ポスト制度化時代の自助グループでは，メンバーの多様化や社会的責務の増大を受けて，縦の系譜と横の連帯の両方が掘り崩されかねない状況にある。座談会「世代間継承②——自助グループ編」では，自助グループ第一世代に特有の「ゆるい働き方」が，第二・第三世代から重大な検証課題として討議されている。「ゆるい働き方」は単なる怠惰か，それともダルクという組織に必然的に発生した戦略なのか，という問いである。

中西晶による論考「「ゆるゆる組織」のエビデンス——当事者運営組織と高信頼性組織研究」は，決してミスが許されない高ストレスの職場環境を対象とする高信頼性組織研究をもとに，この問いにクリアな視点を提供している。断続的かつ偶発的に不測の事態に見舞われるダルクでは，失敗を減らそうとして，緊急事態に備えたマニュアル整備などシステム化が進行すればするほど，かえって失敗のリスクが高まるパラドクスに襲われる。座談会のなかで「半覚醒状態」と表現されたダルク第一世代の「ゆるい」働き方は，想定を緩めることで想定外の検出閾

値を下げ，全方位に注意を分散させるマインドフルネス状態にある。特定の行動規範に固着しないがゆえに想定外の出来事に対応できるのはそのためだ。

中西の論考で紹介された「ジャストカルチャー」「センスメイキング」「マインドフルネス」といったコンセプトは，ミスが許されない対人援助領域の組織運営のヒントになる。想定しえないデータも無視しない，到来する出来事への解読格子を更新しつづける——それは「研究マインド」そのものでもある。そしてこの研究マインドは，自助グループ的な意味における回復や，運動的な意味における公的スティグマ低減効果だけでなく，持続可能なグループ運営にとっても外せないポイントであることが示されたといえる。

しかし制度化は，「ゆるゆる組織」を必ずしも歓迎しない。制度による管理が，いったい誰にとって何の役に立つのか，引き続きさまざまな面から再検討し，過剰な制度化による管理に対しては，アドボケイトをしていく必要がある。

回復論——ナラティヴ・身体・運動

本人の希望ではなく近親者など周囲の要望によってグループに参加するニューカマー，他者から指摘された問題をそれと自覚していないメンバー——大嶋栄子による論考「言葉と組織と回復——当事者研究・自助グループと対話」は，グループホーム「それいゆ」における近年の傾向として，まさにこのポスト制度化時代の共通課題を紹介する。かつてはグループに訪れなかったメンバーのタイプとして，自分の問題を自分の言葉で語れない発達障害傾向をもつメンバーが挙げられている。

しかしすでに述べたように，自分の経験を言い当て共有するナラティヴ資源が，所属する文化圏のなかで流通していない場合，人は決して自分を語れない。ナラティヴのアーカイヴをもたないマイノリティは，したがって自分のことであるにもかかわらず，「ふんわり」としか語れない。そのため「それいゆ」では当事者研究プログラムを休止し，テーマは毎回提示されるがメンバーの「いま・ここ」のナラティヴがフリースタイルで公開される「言いっぱなし聞きっぱなし」のミーティング，いわば当事者研究の予備プログラムを実施しているという。

ここで，グループ「内」のダイバーシティに対応する新たな試みに，グループ「間」の横の系譜を張り巡らせたら，言い換えれば，綾屋らの発達障害当事者研究会で蓄積・流通しているナラティヴのデータベースを「それいゆ」に届けられたら，一体どのような化学反応が起こるだろう。実は，すでにその試みは徐々に始まりつつある。

尾上の強調した，「運動よりも，どのように生きたいか，が大切である」というメッセージを継承するうえでは，微温的な支援の囲いの外にいる他者との出会いだけでなく，自分自身の身体の声に耳を傾ける作業が不可欠である。私たちの意識は，しばしば自分の身体から発せられるメッセージを聞き逃し，イデオロギーや規範意識などを優先してしまいがちだ。たとえば，座談会「世代間継承①——身体障害・難病編」では，先行世代から受け継がれた価値観が，現役世代の「こう生きたい」を抑圧する状況が語られている。功刀浩による論考「食生活と回復のメカニズム——精神栄養学の立場から」は，たとえ精神症状であっても回復には必須の身体的ケアについて，精神栄養学という専門知から詳解する。

ハームリダクションのダークサイドへの批判的視点を掲げた平井秀幸の論考では，厳罰化を標榜する保守的言説に対抗するかに見えるハームリダクションが，差別や暴力や貧困など，社会に帰属されるべき原因を不問に付し，個人の

慎慮と決定の問題へとすり替える「新自由主義的統治」の手段として機能しかねない危険が詳細に論じられている。ハームリダクションを体現する「安全な注射」キャンペーンが，その意図とは裏腹に，薬物使用者の自己選択と責任化，「安全な薬物使用者」と「リスキーな薬物使用者」の分断と後者のスティグマ化，「善き当事者」としてのライフスタイルを否応なく引き受け伝道へと動員させられるシティズンシップの倫理的義務化などへと転用される，拡張するハームリダクションのダークサイドを稠密に論証していく。そして，ハームリダクションを一般に想定される公衆衛生的なそれとは異なるものへと「書き換える」戦略を，ダルクおよびマックにおける実践の伝統に探り当てていく。

　薬物使用が原因でハームが起きるのではなく，ハームが原因で薬物使用が起きる——薬物使用の「有意味性」を前提に置いたとき，ハームの指す内容は変わっていく。そして対応も，自己コントロールの領域から社会的な運動へと変わっていく。現状のハームリダクションとは異なる「来たるべきハームリダクション」を構想するための必読論文である。

▶註

1　ダルク女性ハウスに外部協力者として招かれた講演を再構成した，熊谷晋一郎「多重スティグマ③——依存症者の子育てとスティグマ」（本特集号掲載）の註6において，ダルク女性ハウス独自のメソッドを紹介している。

2　「了解（Verstehen）」はカール・ヤスパースが『精神病理学原論』において提出したモデルであり，「現象学ではいろいろの**性質**とか**状態**とかを心の中に描き出すのであり，それを**静的な了解**というが，今ここで述べているのは一つのものから他のものが**出てくる**ことがわれわれにわかるというので，これを**発生的な了解**という。現象学の静的な了解ではわれわれはいわば精神的なものの横断面がわかるのであり，

了解心理学の**発生的了解**では縦断面がわかるのである」と定義される。これに対して「説明」とは，脳神経機能や内分泌機能など生物学的知識にもとづく客観的因果論に終始して主観的経験を欠いたモデルを指す（ヤスパース，1971〔p.27〕）。

3　英国マンチェスター大学で開始された，当事者助言型でも当事者協働型でもない「当事者主導研究（user-led study）」については，田中・黒川・山崎（2017）を参照。

4　回復−組織論は討議のなかで高信頼性組織研究へと接続され，中西晶による論考として結実している。

5　浦河べてるの家の当事者研究におけるホワイトボードを活用したファシリテーションについては，綾屋（2017）を参照。

◉文献

綾屋紗月（2017）当事者研究をはじめよう！——当事者研究のやり方研究．In：熊谷晋一郎 編：臨床心理学 増刊第9号「みんなの当事者研究」．金剛出版, pp.74-99.

Corrigan PW, Edwards AB, Green A, Diwan SL & Penn DL (2001) Prejudice, social distance, and familiarity with mental illness. Schizophrenia Bulletin 27-2；219-225.

ダルク 編（2018）ダルク——回復する依存者たち．明石書店．

ヴィクトール・E・フランクル〔宮本忠雄・小田晋・霜山徳爾 訳〕（2016）神経症〔新装版〕——その理論と治療．みすず書房．

カール・ヤスパース〔西丸四方 訳〕（1971）精神病理学原論．みすず書房．

Martínez-Hidalgo MN, Lorenzo-Sánchez E, López García JJ et al. (2017) Social contact as a strategy for self-stigma reduction in young adults and adolescents with mental health problems. Psychiatry Research 260；443-450.

Schomerus G, Matschinger H & Angermeyer MC (2013) Continuum beliefs and stigmatizing attitudes towards persons with schizophrenia, depression and alcohol dependence. Psychiatry Research 209；665-669.

田中慎太郎, 黒川常治, 山崎修道（2017）当事者主導研究——User-led study の動向と未来について．In：熊谷晋一郎 編：臨床心理学 増刊第9号「みんなの当事者研究」．金剛出版, pp.169-173.

次号予告 『臨床心理学』第 18 巻第 5 号

加害と被害の関係性

橋本和明［編］

1 ─ 総論

対談 （大正大学）村瀬嘉代子・（花園大学）橋本和明

包括的視点から読み解く臨床 ── 被害と加害の循環という視点 （花園大学）橋本和明

関係性障害 （九州大学）黒木俊秀

2 ─ 臨床編

1 ─ 親密関係における加害／被害

「聖家族」の危険な関係 ── DV （原宿カウンセリングセンター）信田さよ子

罰せられるべきはだれか ── 性虐待と犯罪・非行 （東京少年鑑別所）門本 泉

子ども虐待から親に対する家庭内暴力へ （産業技術総合研究所／NPO 法人 Child First Lab.）髙岡昂太

加害と被害の世代間連鎖と世代内連鎖 （山梨県立大学）西澤 哲

「機能不全家族」の在宅介護問題 ── 高齢者虐待 （東北福祉大学）加藤伸司

2 ─ 閉塞状況における加害／被害

加害─被害─傍観のトライアングル ── いじめ （滋賀県立大学）松嶋秀明

閉鎖状況における困難 ── 児童養護施設で起こる暴力 （川和児童ホーム）内海新祐

妄想─暴走する男たち ── セクシャルハラスメント、パワーハラスメント、モラルハラスメントのトライアングルの要の位置にある男性性ジェンダー

（立命館大学）中村 正

3 ─ 社会に放たれる「傷つき／被害感情」

被害感情の表出としての自殺 ── 座間遺棄事件 （成仁病院）春日武彦

対人援助者のこころの健康と相模原事件 ── 被害者から加害者へ （獨協医科大学）井原 裕

傷つけられた自己愛の暴発 ── ヘイトスピーチ （立教大学）香山リカ

傷ついた「モンスター」── クレーマーではないかもしれない （大阪大学）小野田正利

対話を超えた和解 ── ルワンダ・ジェノサイド生存者・加害者の新たなる関係構築に寄り添って （サイモンフレーザー大学）南 昌廣

新連載

「はじめてまなぶ自閉スペクトラム」 （信州大学）本田秀夫

リレー連載

「臨床心理学・最新研究レポート シーズン 3」 （東京大学）西 大輔

「主題と変奏 ── 臨床便り」 （沖縄大学）吉川麻衣子

書評

鶴 光代・津川律子＝編『心理専門職の連携・協働』（誠信書房） （神戸百年記念病院）厚坊浩史

福田真也＝著『新版 大学生のこころのケア・ガイドブック』（金剛出版） （慶應義塾大学）平野 学

アーノルド・ブルーン＝著『EMP 早期記憶回想法マニュアル／記入用紙』（金剛出版） （Heart and Holistic Consulting）池内秀行

セシル・G・ヘルマン＝著『ヘルマン医療人類学』（金剛出版） （十文字学園女子大学）東畑開人

好評既刊 『臨床心理学』増刊第8号

やさしいみんなのアディクション

松本俊彦［編］

1－はじめに

心理士よ，アディクション臨床に来たれ！————————————————————————松本俊彦

2－アディクション臨床への誘い

アディクションと精神科医療————————————————————————————信田さよ子
ここが面白いアディクション臨床——ローズカフェの経験から————————————————伊藤絵美
私はこうしてアディクション臨床にハマった——————————————————————奥田由子

3－アディクションとは何か？

鼎談◉アディクション臨床の本質とは何か？————————————松本俊彦・藤岡淳子・熊谷晋一郎
脳の病としてのアディクション——————————————————————————舩田正彦
不適切な学習の結果としてのアディクション——————————————————————蒲生裕司
自己治療としてのアディクション—————————————————————————松本俊彦
関係性の病としてのアディクション————————————————————————水澤都加佐

4－心理士に知っておいてほしいアディクションの医学的基礎知識

依存症とはどんな病気か？／アルコール依存症患者の予後／薬物依存症患者の予後／処方薬依存のクライエントにはここに注意／危険ドラッグとは何か？／市販薬にも安心できないものがある［ほか］

5－治療・援助の実際

依存症のクライエントと向き合う際の心得／酔っているクライエントにどうかかわるか？／「俺は依存症じゃない」と言い張るクライエントにどう対応するか？／断酒を拒むクライエントにどう対応するか？［ほか］

6－アディクションの家族支援

アディクション支援における債務処理／アディクション臨床ではなぜ家族支援が大切なのか？／家族の説教や叱責は効果があるの？／境界線を引くこと，イネイブリングをやめること／家族は本人を24時間監視すべきなのか？［ほか］

7－さまざまなアディクション

ギャンブル障害の理解と援助／摂食障害に対するアディクション・アプローチ／インターネット依存／クレプトマニア（窃盗症）の理解と援助／買い物依存の理解と援助／ドメスティックバイオレンス（DV）の理解と援助／性依存症／アディクションとしての自傷

8－回復とその後

その後の不自由——アディクションを手放した後の生きづらさ————————————————上岡陽江
対談◉回復へのターニングポイントは何だったのか？————————————————松本俊彦・田代まさし

※目次からの一部抜粋となります。

※本体2,400円＋税

❗編集委員 (五十音順) ………… 石垣琢麿 (東京大学) ／岩壁 茂 (お茶の水女子大学) ／川島ゆか (福井少年鑑別所) ／熊谷晋一郎 (東京大学) ／
黒木俊秀 (九州大学) ／境 泉洋 (宮崎大学) ／橋本和明 (花園大学) ／妙木浩之 (東京国際大学) ／村瀬嘉代子 (大正大学) ／
森岡正芳 (立命館大学)

❗編集同人 (五十音順) 　伊藤良子／乾 吉佑／氏原 寛／大塚義孝／大野博之／岡 昌之／岡田康伸／神村栄一／亀口憲治／河合俊雄／岸本寛史／
北山 修／倉光 修／小谷英文／下山晴彦／進藤義夫／滝口俊子／武田 建／田嶌誠一／鑪幹八郎／田中康雄／田畑 治／津川律子／鶴 光代／
成田善弘／成瀬悟策／長谷川啓三／馬場禮子／針塚 進／東山紘久／平木典子／弘中正美／藤岡淳子／藤原勝紀／松木邦裕／溝口純二／
村山正治／山上敏子／山下一夫／山田 均／山中康裕／吉川 悟

❗査読委員 (五十音順) 　岩壁 茂 (査読委員長) ／安田節之 (査読副委員長) ／相澤直樹／青木佐奈枝／石井秀宗／石丸径一郎／石盛真徳／
伊藤正哉／梅垣佑介／大対香奈子／金子周平／坂爪洋美／末木 新／明翫光宜／能智正博／野田 航／野村理朗／別府 哲／松嶋秀明／本岡寛子／
山口智子／山根隆宏／湯川進太郎

当事者研究と専門知
生き延びるための知の再配置

臨床心理学 増刊第10号　2018年8月10日発行

定価 (本体 2,400 円＋税)

発行所………… (株) 金剛出版
発行人……………… 立石正信
編集人……………… 藤井裕二

〒 112-0005　東京都文京区水道 1-5-16
Tel. 03-3815-6661 / Fax. 03-3818-6848　振替口座 00120-6-34848
e-mail rinshin@kongoshuppan.co.jp (編集)
eigyo@kongoshuppan.co.jp (営業)
URL http://www.kongoshuppan.co.jp/

装丁…永松大剛　　本文組版…石倉康次
印刷・製本…太平印刷社

心理検査のご案内

■ 当社は日本心理検査協会・日本心理検査振興協会会員です。
「安心」「安全」をモットーに、心理検査専門発行／取扱所として責任をもってお引き受けいたします。心理検査の出版依頼・カタログや見本のご請求・心理検査のご注文など遠慮なくお申し付けください。電話／FAX／HPでお待ちしております。

最新刊 バウムテスト
著者：中村延江　対象年齢：小児～成人

自由に描かせた「木」から人格特徴の把握を試みる投影法心理検査。描き手の無意識の自己像やこころの在り方、プリミティブなパーソナリティを把握することができる。

ソンディ・テスト
原著者：Leopold Szondi　日本版著者：松原由枝　対象年齢：6歳～

レオポルド・ソンディにより考案された投影法検査。被検者の好みにより選ばれた顔写真を用いて無意識の欲求や衝動を分析する。一般的なカウンセリング場面にも活用可能。

小児AN エゴグラム
著者：赤坂徹・根津進　対象年齢：小学生～高校2年

小児期や思春期にある子ども達が理解できるエゴグラム。交流分析理論に基づき子供の性格特性や行動パターンを捉え、子ども達が自己への理解を深められるよう援助する。

図式的投影法
著者：水島恵一　対象年齢：小学校高学年～

円形コマや針金枠などの道具を用いて、ことばでは表現されにくい心の姿を視覚的に捉えるイメージ的技法。検査者との対話を通して、被検者の自己理解を促す。

MEDE 多面的初期認知症判定検査
著者：MEDE研究会　対象年齢：成人

認知症患者にみられる知的機能障害や、知的機能障害が原因となって引き起こされる日常生活の不適応状態を発見することを目的とする。早期・初期の認知症判定検査と有用。

NS 痴呆症状テスト
著者：清水允熙　対象年齢：成人

高齢者の現在の認知症状を、家族などの周囲の人の観察により確認する質問紙（145項目）。老化による精神機能低下レベルから認知症最重度までの10段階で判定。

CES-D うつ病（抑うつ状態）自己評価尺度
原著者：Ben Z. Locke / Peter Putnam　日本版著者：島悟　対象年齢：15歳～

一般人におけるうつ病の発見を目的に、アメリカ国立精神保健研究所により開発。簡便に使用できるうつ病の自己評価尺度として世界中で最も普及している検査のひとつ。

GSD グローバルうつ病評価尺度
著者：福西勇夫・福西朱美　対象年齢：15歳～

うつ病の重症度を測定し、その類型を判別する。30項目3件法。類型判別では「非定型うつ病」の診断が可能となっており、プチうつや新型うつ病の病像特定にも有効。

成人期 ADHD 検査 / ASD 検査
著者：福西勇夫　対象年齢：18歳～

DSM-5に準拠した大人のためのADHD／ASDスクリーニング検査。ADHD検査ではADHDの三大症状（注意散漫・多動性・衝動性）に関する20項目を含む35項目から構成。

日本版 ECBI アイバーグ子どもの行動評価尺度
原著者：Sheila Eyberg PhD　日本版著者：加茂登志子　対象年齢：2歳～7歳

子どもの行動上の問題と養育者の育児困難感を同時に評価することができる簡便な質問紙。ADHD、ASD、ODDなどの障害に対する診断治療のファーストステップとして有用。

幼児総合発達診断検査
著者：辰見敏夫・余語正一郎　対象年齢：3.0歳～6.11歳

幼児の日常の行動から発達の様相を捉え、保育・指導の手がかりを得ることを目的とする。運動、情緒、知的発達、社会性、基本的生活習慣、言語の6領域から構成。

日本版 DVSI DV 簡易スクリーニング尺度
原著者：Murray A. Straus PhD　日本版著者：石井朝子　対象年齢：成人

最近1年間のパートナーがとった暴力の回数を尋ね、受けた暴力被害の程度を測定する。DV研究の父といわれるStraus博士らによって開発されたCTS2を土台とする。

心理検査専門所　千葉テストセンター

〒167-0022 東京都杉並区下井草 4-20-18
TEL 03(3399)0194　FAX 03(3399)7082

・24時間受付／商品点数 800点
・お見積り／お問い合わせフォーム完備

検査内容の詳細については、右記QRコードよりHPにてご確認ください。

好評既刊

Ψ金剛出版 〒112-0005 東京都文京区水道1-5-16 Tel. 03-3815-6661 Fax. 03-3818-6848
e-mail eigyo@kongoshuppan.co.jp URL http://kongoshuppan.co.jp/

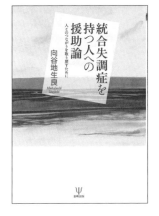

統合失調症を持つ人への援助論
人とのつながりを取り戻すために
[著]向谷地生良

人が生きる，現実に暮らすとはどういうことか。精神障害を抱える当事者たちの活動拠点「べてるの家」の設立に関わった著者は，独創的な当事者研究，SSTを取り入れた専門家としての手法，など，クライエントの側からの心理援助で知られている。精神医療に必要なのは，当事者の力を前提とした援助である。著者は，真に当事者の利益につながる面接の仕方，支援の方法をわかりやすく解説し，精神障害者への援助の心得を詳述する。精神保健福祉士，臨床心理士，福祉，看護の専門職等，心を病む人の援助に関わるすべての人へ。　　　　　本体2,400円+税

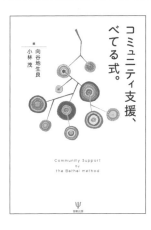

コミュニティ支援，べてる式。
[編著]向谷地生良　小林茂

「降りてゆく生き方」「弱さを絆に」の名の下に当事者主権を実現した当事者研究。「何の資源もない」浦河だからこその革命的活動。だからといって弱くて無力で前向きな支援者たちが何もしなければ何も生まれなかった。精神障害者が直面する生活上の困難を個人的な問題に矮小化せず，一人の地域住民の切実なニーズとして社会化すること，いわば「自分の苦労をみんなの苦労に」「みんなの苦労を自分の苦労に」のプロセスを重視して，コミュニティ全体に浸透する「共助」の理念に貫かれた，希望へと降りてゆく共生の技法の足跡がここに示される。　　本体2,600円+税

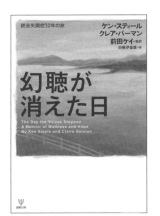

幻聴が消えた日
統合失調症32年の旅
[著]ケン・スティール　クレア・バーマン
[監訳]前田ケイ　[訳]白根伊登恵

ラジオを消しても追いかけてくる「声」。これが，ケン・スティールの32年にもおよぶ「幻聴」との闘いの始まりだった。「声」の命令のままに自殺願望を抱き苦悩するケンの病を両親は受け入れることができず，治療も受けさせてもらえず，17歳でケンは単身ニューヨークへ旅立つ。アメリカ中の精神病院を渡り歩き，ときにはホームレスになりながらも生き抜いたケンはある日，彼の人生を変える劇的な薬と出会う。　　　本体2,400円+税

好評既刊

Ψ金剛出版　〒112-0005　東京都文京区水道1-5-16　Tel. 03-3815-6661　Fax. 03-3818-6848
e-mail eigyo@kongoshuppan.co.jp　URL http://kongoshuppan.co.jp/

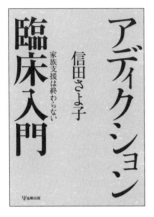

アディクション臨床入門
家族支援は終わらない
[著]信田さよ子

アディクション臨床における「当事者」とは誰か？ 「抵抗とともに転がる」とは何を意味するのか？ 「家族の変化の起動点」はどこにあるのか？ カウンセラーとクライエントの「共謀」とは何か？――DVや児童虐待をも視野に収める逆転の発想でアディクション臨床における心理職の役割を確立し，アダルトチルドレン，治療的共同体，被害者臨床を補完する加害者臨床などのコンセプトと実践を取り込む機動力でアディクション臨床とともに走りつづける臨床家の思想遍歴と臨床美学を一挙公開。藤岡淳子との初対談を収録したアディクション・アプローチの聖典！　本体2,800円＋税

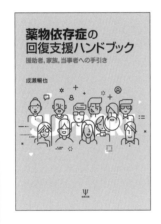

薬物依存症の回復支援ハンドブック
援助者，家族，当事者への手引き
[著]成瀬暢也

現在薬物依存症の患者は全国に10万人と言われ，覚せい剤事犯者の再犯率は6割を超える。このように近年深刻な社会問題となっている「薬物依存症」であるが，わが国においては一部の特定施設を除き，標準化された治療システムが見当たらず「無医村」的状況が続いている。本書は，「ようこそ外来」や「ごほうび療法」を実践する著者が，20年以上にわたる依存症臨床の経験から，患者や家族と向き合い，個別や集団での治療プログラムを使い，依存症者との信頼関係を構築することで依存症からの回復を目指すための指針を公開したものである。　本体2,800円＋税

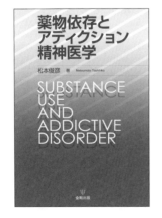

薬物依存とアディクション精神医学
[著]松本俊彦

近年わが国において急激に乱用が深刻化しつつある薬物とは，覚せい剤でもなければ大麻でもないのである。それは，精神科治療薬という「取り締まれない」薬物である。いうまでもなく，薬物依存から回復に必要なのは，罰ではなく，治療である。薬物依存は，WHOによって医学的障害と認められ，わが国の精神保健福祉法においても精神障害の一つとして明記されている，れっきとしたメンタルヘルス問題なのである。そしてメンタルヘルス問題である以上，その治療は，単に「薬物」という「モノ」をやめさせることではなく，その「ヒト」が地域で普通に暮らせるようになることを目標にしなければならない。　本体3,600円＋税

好評既刊

Ψ金剛出版 〒112-0005 東京都文京区水道1-5-16　Tel. 03-3815-6661　Fax. 03-3818-6848
e-mail eigyo@kongoshuppan.co.jp　URL http://kongoshuppan.co.jp/

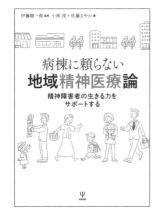

病棟に頼らない地域精神医療論
精神障害者の生きる力をサポートする
[監修]伊藤順一郎　[編]小林茂　佐藤さやか

浦河赤十字病院から浦河ひがし町診療所に舞台を移した川村敏明と，メンタルヘルス診療所しっぽふぁーれにおいて訪問医療を志向する伊藤順一郎による2つの対話。生活・仲間・就労のサポート，障害とともにある家族のケア，多様化するサービス。浦河をはじめとする地域の現状のレポート，そしてスタッフや市民との関係構築――「住む＝生きる」のケア，「家族＝環境」のサポート，「ケア＝サービス」の充実，「地域」の創生，そして「人材」の育成という5つの領域にフォーカスし，人々によるグラスルーツの実践と経験から，地域精神医療が目指すべきルートを探る。　　　本体3,600円＋税

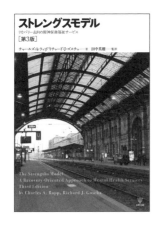

ストレングスモデル 第3版
リカバリー志向の精神保健福祉サービス
[著]チャールズ・A・ラップ　リチャード・J・ゴスチャ　[監訳]田中英樹

リカバリーの旅に同行する精神保健福祉サービス提供者の条件とは。心から望む意義ある重要な目標は，可能性に開かれた資源を通して達成されることでエンパワメントをもたらす。精神保健福祉システムを超えて展開するクライエントのリカバリーの旅は，ストレングスの宝庫である個人と地域を的確にアセスメントする実践者を得ることでより充実したものとなる。もはや古典ともいえる本書は，クライエントの希望と選択に導かれ，リカバリー志向の関係性を基盤とし，創造力を源泉とした精神障害者支援の今日的方向性を指し示している。　　　本体4,600円＋税

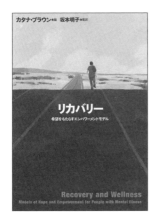

リカバリー
希望をもたらすエンパワーメントモデル
[編]カタナ・ブラウン
[監訳]坂本明子

精神疾患からの「リカバリー」とは，疾患を経験する前の状態に戻ることではなく，苦痛を経て，それでも夢や希望を携え，人生の舵をとる新たな自分に変化することである。本書は，精神障害者の当事者運動のなかで発生し，今や世界中の精神医療福祉政策にインパクトをあたえ続けている「リカバリー」の概念について，パトリシア・ディーガン，メアリー・エレン・コープランドら先駆者の議論や，ストレングスモデルで名高いカンザス大学の作業療法士（OT）たちの実践を集めた論集である。　　　本体3,000円＋税

好評既刊

Ψ金剛出版　〒112-0005　東京都文京区水道1-5-16　Tel. 03-3815-6661　Fax. 03-3818-6848
e-mail eigyo@kongoshuppan.co.jp　URL http://kongoshuppan.co.jp/

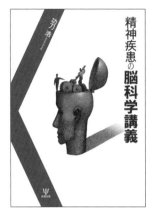

精神疾患の脳科学講義
[著]功刀浩

代表的な精神疾患といえる統合失調症と気分障害をとりあげ，統合失調症には，その認知機能から広範にわたる非特異的な高次脳機能障害があると捉え，その遺伝的そして環境的要因を述べる。また，「金閣寺炎上僧」を通じて，その発病過程に迫る。気分障害では単極性うつ病を中心に，その病因において重要な役割を果たす環境要因，とくに「ストレス」の脳科学的側面を解説する。ストレスに対する人体の反応から，うつ病はそのホルモン異常であるとし，その病的過程・治癒過程のモデルを提示する。医学・脳科学"非"専門家のための全12回脳科学講義。　　　　　　　　本体3,000円

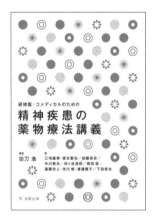

研修医・コメディカルのための
精神疾患の薬物療法講義
[編]功刀浩

薬を知るならこの一冊！――抗精神病薬，抗うつ薬，気分安定薬，抗不安薬，睡眠薬，中枢刺激薬，ノルアドレナリン再取り込み阻害薬，抗てんかん薬，漢方薬まで，精神科における必須薬物の知識と正しい使用法を名精神科医がやさしくレクチャーする講義形式ガイドブック。精神科薬物をはじめて学ぶ研修医とコメディカルにもわかりやすい，精神科医療従事者必携の精神科治療薬パーフェクトガイド！　　　　　　　　　　　　本体3,600円＋税

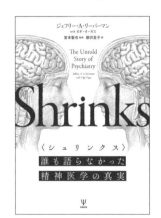

シュリンクス
誰も語らなかった精神医学の真実

[著]ジェフリー・A・リーバーマン
[監訳]宮本聖也　[訳]柳沢圭子

なぜ精神医学はかくも強烈な疑念や批判にさらされ，「医学の異端児」とされてきたのか？――精神医学に名を残す英雄と偉大な詐欺師の錯綜した物語（ストーリー），精神医学の光と影を成す歴史秘話（ヒストリー），精神力動的パラダイムと生物学的パラダイムとの抜き差しならない葛藤と相克，そして1980年の刊行とともに精神医学のパラダイムを一新した『DSM-III』特別委員会委員長ロバート・スピッツァーの行動と思惟が，膨大な文献と個人的体験を交えながら，一般の読者にも読みやすいトーンで語られていく。　　　　　本体2,800円＋税

好評既刊

Ψ金剛出版　〒112-0005　東京都文京区水道1-5-16　Tel. 03-3815-6661　Fax. 03-3818-6848
e-mail eigyo@kongoshuppan.co.jp　URL http://kongoshuppan.co.jp/

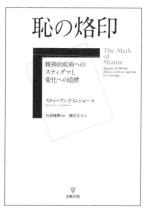

恥の烙印
精神的疾病へのスティグマと変化への道標

[著]スティーブン・P・ヒンショー
[監訳]石垣琢麿　[訳]柳沢圭子

社会一般からだけでなく，他の当事者や医療者からもスティグマが与えられてしまうという事実，さらに精神医療全体に対する社会からのスティグマは根強いが，2016（平成28）年に「障害者差別解消法」が施行されるなどスティグマ軽減のための法整備は進み，日本におけるアンチ・スティグマ運動は活況を呈している今，本書は精神医療および関連領域の初学者のテキストとなることはもちろんのこと，ベテラン臨床家や研究者が自らのポジションを問い直すうえでも極めて有用といえる。　　本体8,200円＋税

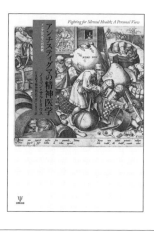

アンチスティグマの精神医学
メンタルヘルスへの挑戦

[著]ノーマン・サルトリウス
[訳]日本若手精神科医の会（JYPO）

過去の講演録と出版物から著者みずから厳選したものに，最新の見解を加筆した。本書を一貫して今日の精神保健活動の核心に迫る見解が示されている。すなわち，クライアント・ニーズの明確化，一般医療と開発途上国医療という二つの医療分野における精神医学の役割，といったわれわれが現在直面している精神保健の課題である。著者の洗練された知性・誠実さ・科学的バックボーンに彩られた本書は，精神科医療に山積する課題に立ち向かうすべての精神科医の座右の書となるであろう。　　本体4,600円＋税

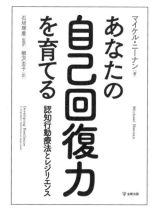

あなたの自己回復力を育てる
認知行動療法とレジリエンス

[著]マイケル・ニーナン　[監訳]石垣琢麿　[訳]柳沢圭子

壊れた生態系の復元，経済的低迷からの復活，災害からの復興など，さまざまな意味をもつ「回復力＝レジリエンス（resilience）」。マイケル・ニーナンはトラウマや喪失や逆境から立ち直る「心の回復力」にテーマを絞り，職場の対人関係や困った人への対処など，実例を紹介しながら解説している。回復力は，外から与えられるものではなく，わたしたち一人ひとりの経験の奥深くに眠っている。大切なことは，それに気づき，掘り起こし，日常生活に活かすことだ。早速ページを開き，認知行動療法家マイケル・ニーナンの水先案内とともに，あなただけの回復力を探しに行こう！　　本体3,400円＋税

好評既刊

Ψ 金剛出版　〒112-0005　東京都文京区水道1-5-16　Tel. 03-3815-6661　Fax. 03-3818-6848
e-mail eigyo@kongoshuppan.co.jp　URL http://kongoshuppan.co.jp/

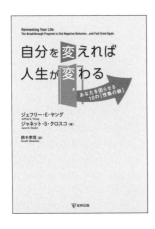

自分を変えれば人生が変わる
あなたを困らせる10の［性格の癖］
［著］ジェフリー・E・ヤング　ジャネット・S・クロスコ　［訳］鈴木孝信

「自分の自信のなさがバレたら誰も自分のことを受け入れてくれない」――このような人生を通じて繰り返されるスキーマ（思考・行動・感情のパターン）を本書では［性格の癖］と呼んでいます。［性格の癖］は，子どもの頃に見捨てられたり，過保護に育てられたりといった経験から作られていきますが，それは大人になってからも持ち続け，自信を持てなくなったり人生を楽しむことができなくなったり，心の病気に影響を与えることにもなります。あなたを困らせている［性格の癖］に向き合って，自分自身の人生を取り戻しましょう！　　　　　　　　　　　　　　　　本体3,200円＋税

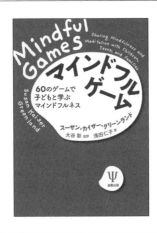

マインドフル・ゲーム
60のゲームで 子どもと学ぶ マインドフルネス
［著］スーザン・カイザー・グリーンランド
［監訳］大谷彰　［訳］浅田仁子

静まり返った空間での瞑想でもなく，長期間のリトリート（合宿）でもなく，ゲームを楽しみながらマインドフルネスが身につく!?――これまでには見られなかったゲームという画期的な手段を使って，判断をせず，ありのままを見つめ，自分にも他人にも思いやりをもって生きていくマインドフルネスを身につけよう！　親・養育者・教師が子どもといっしょに楽しく学んでいける，わかりやすくて，楽しくて，遊びながらもみるみる身につく，あたらしいマインドフルネス実践ガイド。　　　　　　　　　　　　本体3,000円＋税

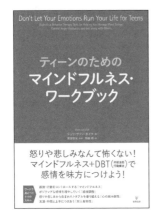

ティーンのための
マインドフルネス・ワークブック
［著］シェリ・ヴァン・ダイク
［監訳］家接哲次　［訳］間藤萌

感情トラブルに巻き込まれた人をサポートする技法として，マーシャ・リネハンによって開発された弁証法的行動療法（DBT）。本書では，10代の思春期・青年期の子どもたちが健やかに穏やかな日々を送るために，4つのDBTのコアスキルを多彩なワークで学び，感情と上手につきあう方法を身につけていく。こころもからだも楽になり，人間関係もスムーズに，健やかに穏やかな日々を送るためのマインドフルネス実践ガイド。　　本体2,800円＋税

好評既刊

Ψ 金剛出版　〒112-0005　東京都文京区水道1-5-16　Tel. 03-3815-6661　Fax. 03-3818-6848
e-mail eigyo@kongoshuppan.co.jp　URL http://kongoshuppan.co.jp/

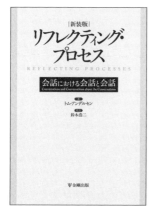

リフレクティング・プロセス 新装版
会話における会話と会話

[著]トム・アンデルセン　[監訳]鈴木浩二

オープン・ダイアローグを実践するための必読文献！　クライエント⇔セラピストとそれを観察する専門家チームがお互いに対話を繰り返すユニークな面接法。
「リフレクティング・チーム」とは，セラピストと観察者，そしてクライエントが互いに意見を反響させ，異なった循環を生み出すことで解決を図る技法である。そこから発生した「リフレクト」概念は単なる技法論にとどまらず，会話や解釈，言語そのものにまで連関し，ポストモダン・セラピーにも深い影響を与えている。　　　　　　　　　　　本体3,200円＋税

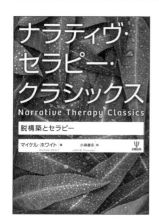

ナラティヴ・セラピー・クラシックス
脱構築とセラピー

[著]マイケル・ホワイト　[訳]小森康永

知／権力の体制と関係の政治学においてないがしろにされてきた人々の経験・事実・過去を言葉にする空間を創り出す。文化人類学，社会学の知見を取り込み，社会的差異と歴史性の省察を旨とするその独創的セラピーはオーストラリアから世界中に広がり，セラピーの慣習的概念を変容させ，精神病の理解を作り直し，悲嘆への新しい対処法を提供し，精神医学知識のヘゲモニーに挑戦し続けている。マイケル・ホワイトが遺した数多のテクスト／インタビューより厳選，「ナラティヴ・セラピー」の思想＝実践の核となる珠玉の8篇。　　　　　　　　　　　　　　　　　　　本体3,400円＋税

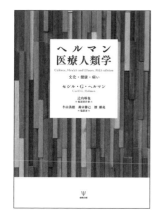

ヘルマン医療人類学
文化・健康・病い

[著]セシル・G・ヘルマン
[監訳責任]辻内琢也　[監訳]牛山美穂　鈴木勝己　濱雄亮

今日ほど健康と病いへの，そして医療への文化的，社会的要因の影響が注目される時代はない。医療人類学は，現代社会において医療従事者に求められる「文化を理解し対処する能力」の基盤である。「健康・病い・医療・文化」にかかわるあらゆる領域をカバーし，人類学の理論と世界各地の膨大な事例研究が平易な記述でまとめられた本書は，あらゆる臨床における患者理解の手引きとして，現代の医療と文化・社会を考えるための重厚な入り口として参照されるべき大著である。　　　　　　　　　　　　本体12,000円＋税

『精神療法』第 44 巻第 4 号

短時間の外来診療に精神療法を活かす

大野 裕［編］

特集

特集にあたって——精神科外来診療に精神療法を活かすヒント　大野　裕

短時間の外来診療に認知行動療法のエッセンスを活かす　藤澤大介

短時間の外来診療の中で精神分析のエッセンスを活かす　平島奈津子

森田療法のエッセンスと日常臨床　北西憲二・立松一徳・橋本和幸

短時間の外来診療に行動療法のエッセンスを活かす　中尾智博

短時間の外来診療のなかで対人関係療法のエッセンスを活かす　水島広子

外来精神療法に家族療法のエッセンスを活かす　中村伸一

薬物療法と認知行動療法の併用のコツ　菊地俊暁

精神療法的コミュニケーションのコツと学習法　堀越　勝

集団認知行動療法を使って効果を高める　北川信樹

精神療法の教育におけるインターネットの活用　中尾重嗣・中川敦夫

エッセイ

「小」精神療法のすすめ　笠原　嘉

短時間の外来診療に表現療法を活かす　山中康裕

日本精神神経学会精神療法委員会委員長という立場から　藤山直樹

短時間の外来診療における複雑性 PTSD への対応——「複雑性外傷記憶」概念を導入して行う心理教育と精神療法の試み　原田誠一

外来クリニックにおける心理士の役割　加藤典子

外来診療における公認心理師と精神科医の連携と協働　下山晴彦

アドラー心理学の理解を短時間の外来診療に活かすコツ　古沢信之

遠隔診療は対面診療に劣るか？——文献や自験例からの考察　山田成志・垂水沙梨・吉田和生・岸本泰士郎

連載

「精神分析の一語」（第 25 回）アンビヴァレンス　松木邦裕

「鞄に硯を携えて——私の墨汁一滴」（第 24 回）私の出会った病院長たち——山田悠紀男，川島保之助，石田衛先生ら　山中康裕

「精神療法家のひとりごと」（最終回）ひとりごと　成田善弘

リレー連載

「巻頭言」発達障害の診断カテゴリーたちも，もっと “social interaction” を　清水康夫

「シリーズ／ケースの見方・考え方」境界心性を背景にもつクライエントとの面接——溪蓀塾のケースカンファレンスより　中島登代子・山本幸代

「患者から学ぶ」片親疎外と指人形ジェノグラム　青木　聡

「Review of Books Abroad」Barbara Young : The Persona of Ingmar Bergman : Conquering demons through film　北村隆人

「海外文献抄録」　堀江桂吾ほか

「学会の印象」第 18 回日本外来臨床精神医学会学術大会　林　直樹

「てらぺいあ」時が重なる時——精神療法とポリフォニィ　市川光洋

［本体 2,000 円＋税］